JN304949

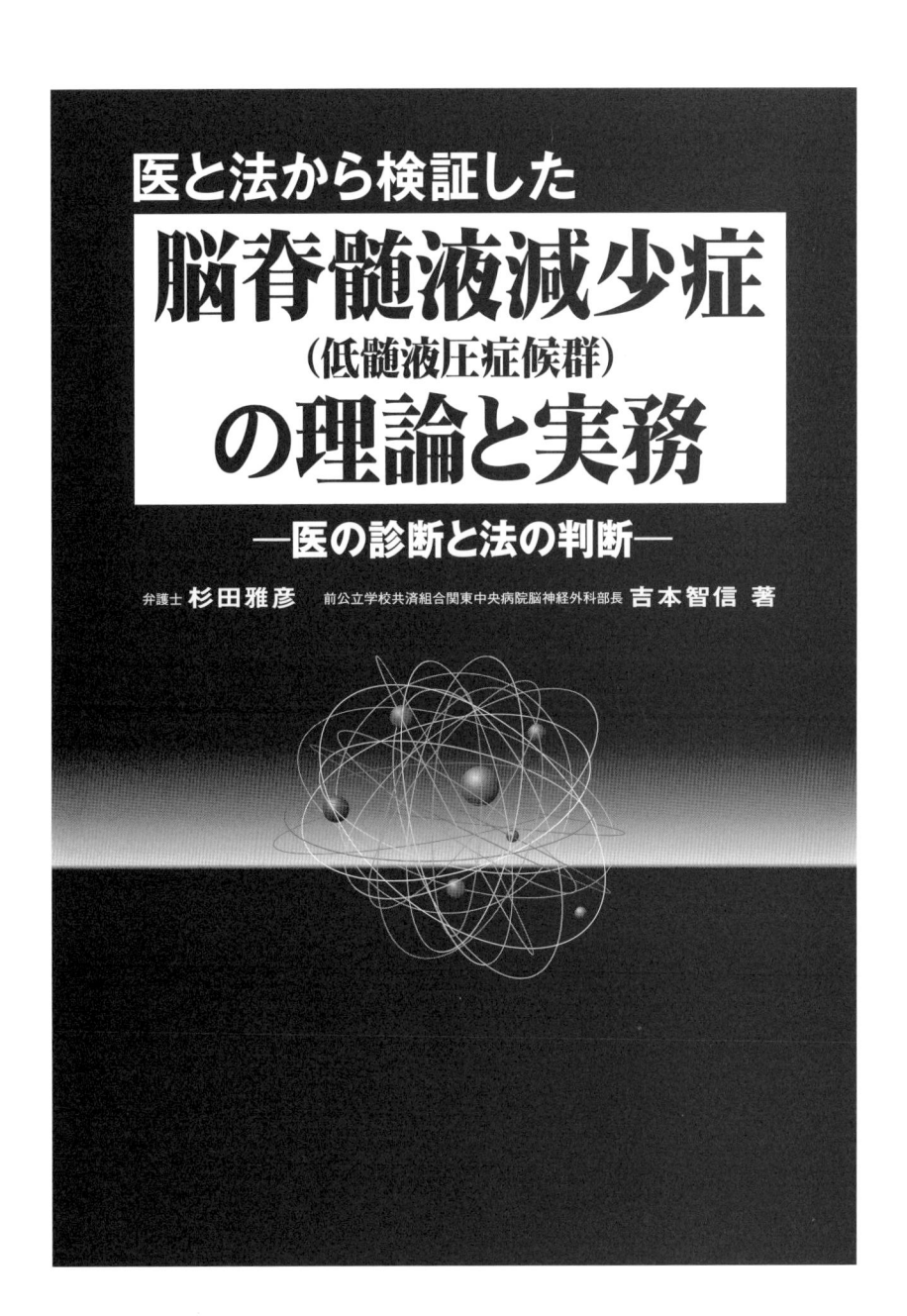

医と法から検証した
脳脊髄液減少症
（低髄液圧症候群）
の理論と実務
―医の診断と法の判断―

弁護士 **杉田雅彦** 前公立学校共済組合関東中央病院脳神経外科部長 **吉本智信** 著

発行 民事法研究会

はしがき

　篠永正道医師は、2001年頃、従来の低髄液圧症候群の概念を大きく拡大し脳脊髄液減少症（当時は低髄液圧症候群と呼称）を発表した。その内容は、むち打ち症で長期間苦しむ患者の多くが実は低髄液圧症候群で、年間1万人の新規患者が発生し、現時点で悩んでいる患者が10万人は下らないというセンセーショナルな内容だった。そして、その症状や所見が従来の低髄液圧症候群と大きく異なったことから、2004年に「脳脊髄液減少症」に傷病名を変更した。マスコミがこれを大々的に報道したことによって、訴訟も増加した。

　本書は、現在も大きな社会問題になっており、医療および法律実務の現場において混乱が生じているこの「脳脊髄液減少症」（低髄液圧症候群・脳脊髄液漏出症）問題について、医学的分野と法学的分野から検討を加え、解決の指針を考察しようとするものである。

　吉本は、平成18年10月、自動車保険ジャーナル社から『低髄液圧症候群〜ブラッドパッチを受けた人、または、これから受ける人へ〜』を出版し、杉田は、平成20年4月、民事法研究会より『脳脊髄液減少症（低髄液圧症候群）の判例と実務——大発見か暴論か——』を出版した。前者は医学的側面から検討を加えたものであり、後者は髄液漏訴訟について判例を中心として法的検討を加えたものであるが、各方面からそれぞれ想像以上に大きな反響があった。

　その後、脳脊髄液減少症をめぐる判決は、これを否定する傾向を示しつつあった。そして最近では、高裁判決によってさらに否定する方向を明確化している。それは、髄液漏の医学的知識について、裁判所が理解を深めたことによって顕著になったものと考えられる。

　加えて、平成23年、厚生労働省は脳脊髄液漏出症（厚生労働省の呼称案）について診断基準（案）を発表した。また、平成25年7月、IHS（国際頭痛学会）は、「国際頭痛分類〔第3版β〕」を発表した。これまで医学会は診断基準の変更を繰り返してきたが、この両者の診断基準の発表により医学的にも一応の目途がついたといえよう。

このように、医学的にも法学的にも決着の時が近づきつつあるように思われるが、なぜか訴訟は増加しているようである。そこで本書は、この問題に医学的・法学的に適切に対応するための理論・実務を踏まえた、実務的かつ教科書的手引書とすべく発刊するものである。

　第1編の医の部分は吉本智信が、第2編の法の部分は杉田雅彦が担当した。

　医（学）も法（学）も科学であるから、診断時・判断時の最新の基準により、診断・判断しなければならない。即ち、本症のような問題については医と法は両者の協力により、科学的に診断・判断しなければならないものと考える。

　なお、脳脊髄液減少症を支持する方々の熱意には敬意を表するものであるが、本問題の解決には、信頼できる基準による診断・治療と法的診断が求められることはいうまでもない。この問題を統一的に分析・考察した本書が、関係者の理解を深めるためにいささかでもお役に立つことができれば望外の幸せである。

　おわりに、民事法研究会の田口信義社長、編集部の都郷博英さんには大変お世話になった。厚くお礼申し上げたい。

　　平成26年7月

杉田　雅彦

吉本　智信

目　次

第1編　医学から検証した脳脊髄液減少症

序章 ………………………………………………………………………2

　Ⅰ　はじめに …………………………………………………………… 2
　Ⅱ　前　提 ……………………………………………………………… 6
　Ⅲ　主たる文献と本文中の用語の説明 ……………………………… 7

第1章　低髄液圧症候群（脳脊髄液減少症）の歴史・沿革・現状 ……………………………………………………11

　Ⅰ　脳の構造 ……………………………………………………………11
　Ⅱ　低髄液圧症候群の基礎 ……………………………………………12
　Ⅲ　低髄液圧症候群の概念の変遷と現在の診断基準 ………………17
　Ⅳ　低髄液圧症候群の症状と所見 ……………………………………28
　Ⅴ　低髄液圧症候群の一般的な治療法とブラッドパッチ …………41

第2章　脳脊髄液減少症説（脳脊髄液減少症研究会の考え方とその批判） ………………………………………46

　Ⅰ　低髄液圧症候群の概念の拡張 ……………………………………46
　Ⅱ　脳脊髄液減少症研究会の医師たちが発表している内容の問題点 ………48
　Ⅲ　MRIの所見 …………………………………………………………49
　Ⅳ　脳槽シンチの所見 …………………………………………………73
　Ⅴ　CTミエログラフィーの所見 ………………………………………96
　Ⅵ　理論的根拠 …………………………………………………………97

Ⅶ　ブラッドパッチ後の治癒に関する見解……………………………… 102
Ⅷ　低髄液圧症候群Bを積極的に否定 ……………………………………… 105
Ⅸ　ブラッドパッチの長所と短所 ………………………………………… 109

第3章　脳脊髄液減少症説に対する医学界の対応 …………… 112

Ⅰ　篠永教授らが提唱する低髄液圧症候群を拡張した脳脊髄液減少症 …… 112
Ⅱ　2006年―2007年の医学界の状況 ……………………………………… 113
Ⅲ　2009年―2011年の医学界の状況：日本脳神経外傷学会の報告 ……… 115
Ⅳ　2011年の医学会の状況：厚生労働省研究班の中間発表と画像判断基準の
　　報告 ……………………………………………………………………… 118
Ⅴ　2012年の医学界の状況：先進医療に認定されたブラッドパッチ …… 119

第4章　日本脳神経外傷学会の診断基準と厚生労働省
　　　　　研究班の診断基準 ………………………………………… 120

Ⅰ　日本脳神経外傷学会の診断基準 ……………………………………… 120
Ⅱ　厚生労働省研究班の診断基準 ………………………………………… 129

第5章　脳脊髄液減少症研究会と一般的な医学会の
　　　　　報告の差 ……………………………………………………… 139

Ⅰ　はじめに ………………………………………………………………… 139
Ⅱ　「厚労省研究班総括研究報告書」の構成 …………………………… 140
Ⅲ　「厚労省研究班総括研究報告書」の記載内容の説明：起立性頭痛に関し
　　て ………………………………………………………………………… 140
Ⅳ　「厚労省研究班総括研究報告書」の記載内容の説明：脳脊髄液漏出症患
　　者の数に関して ………………………………………………………… 142
Ⅴ　「厚労省研究班総括研究報告書」の記載内容の説明：脳脊髄液の漏出部
　　位に関して ……………………………………………………………… 146
Ⅵ　新聞報道の見出し ……………………………………………………… 147

Ⅶ	まとめ	148
Ⅷ	追記―1：厚生労働省の研究班は脳脊髄液減少症研究会の医師たちの従来の主張をほとんど否定	149
Ⅸ	追記―2：厚生労働省研究班は篠永教授の登録した患者のほとんどを髄液漏と認定しなかった	151
Ⅹ	追記―3：RI脳槽シンチのもう1つの問題点	152
Ⅺ	追記―4：RI脳槽シンチによる髄液漏の診断に関して	153

第6章　今後の診断基準（「国際頭痛分類〔第3版β〕」と日本脳神経外傷学会と厚労省研究班の画像判断基準） ……154

Ⅰ	はじめに	154
Ⅱ	「国際頭痛分類〔第3版β〕」における特発性低髄液圧症候群	155
Ⅲ	「国際頭痛分類〔第3版β〕」の二次性頭痛の記述方法とその誤解	159
Ⅳ	「国際頭痛分類〔第3版β〕」の低髄液圧症候群領域の日本語訳	161
Ⅴ	「厚労省研究班画像診断基準」	164
Ⅵ	過剰診断されている低髄液圧症候群の画像所見	167
Ⅶ	真の低髄液圧症候群の画像所見	171

第7章　低髄液圧症候群と損害賠償 ……175

Ⅰ	外傷との因果関係	175
Ⅱ	素因	176
Ⅲ	損害賠償	176
Ⅳ	外傷後に特発性低髄液圧症候群が合併した場合	176
Ⅴ	慢性硬膜下血腫との類似点（理解の手助けとして）	177

第8章　補足解説 ……179

Ⅰ	補足解説1：病名に関して	179

Ⅱ	補足解説2：低髄液圧症候群と脳脊髄液減少症の本質は同じ髄液漏‥181
Ⅲ	補足解説3：髄液漏でない人にRI脳槽シンチを行った結果の報告‥186
Ⅳ	補足解説4：これまでに提唱されている低髄液圧症候群の診断基準の相互関係‥190
Ⅴ	補足解説5：複数の診断基準の医学会における位置づけ‥193
Ⅵ	補足解説6：軽症外傷後の低髄液圧症候群の診断基準は「7.2.3 特発性低髄液圧性頭痛」‥195
Ⅶ	補足解説7：腰椎穿刺による髄液圧の測定‥197

【参考文献】低髄液圧症候群に関する参考文献‥200

第2編　法学から検証した脳脊髄液減少症（低髄液圧症候群）

序章‥206

第1章　法から検証した脳脊髄液漏出症（低髄液圧症候群）の診断基準問題‥210

- Ⅰ　学会の動き‥210
- Ⅱ　脳脊髄液減少症（低髄液圧症候群）診断基準の変遷等‥212
- Ⅲ　脳脊髄液減少症を問題視する医師の見解‥216
- Ⅳ　法律家の見解‥219
- Ⅴ　脳脊髄液減少症に関する筆者の意見・感想・法的疑問点‥223

第2章　裁判所の脳脊髄液減少症（低髄液圧症候群）・脳脊髄液漏出症等に対する考え方‥229

第3章　脳脊髄液減少症（低髄液圧症候群）とマスコミ報道‥246

| Ⅰ | マスコミ報道の推移……………………………………………………246 |
| Ⅱ | マスコミ報道の傾向と問題点…………………………………………250 |

第4章　脳脊髄液減少症（低髄液圧症候群）に対する国等の対応……252

| Ⅰ | 国会における質問と答弁………………………………………………252 |
| Ⅱ | その他の動向……………………………………………………………255 |

第5章　脳脊髄液漏出症（低髄液圧症候群）の判決と分析……257

Ⅰ	現在までの脳脊髄液減少症（低髄液圧症候群・脳脊髄液漏出症）事案の民事裁判状況…………………………………………………………257
Ⅱ	脳脊髄液減少症（低髄液圧症候群）と刑事事件、家事事件、労災事案等………………………………………………………………………275
Ⅲ	主な一審肯定4判決の考え方の行方…………………………………289
Ⅳ	マスコミのいう「横浜地裁脳脊髄液減少症肯定判決」について………296
Ⅴ	「横浜ヴェイグ判決」後の地裁判決について…………………………304
Ⅵ	これまでの高裁判決と主要判例の解説………………………………313
Ⅶ	判例の推移の検証と到達点―いよいよ決着の時か―………………346

第6章　法的判断の基準と損害賠償の範囲…………………363

| Ⅰ | 法的判断基準……………………………………………………………363 |
| Ⅱ | 損害賠償の範囲…………………………………………………………365 |

【参考資料1】引用文献一覧表………………………………………………367
【参考資料2】参考文献一覧表………………………………………………370
【参考資料3】脳脊髄液減少症（低髄液圧症候群）関係判決一覧表………378

第1編

医学から検証した脳脊髄液減少症

序　章

1　はじめに

　新聞およびテレビで、低髄液圧症候群は「最近認められた病態であり、いまだ保険診療が行われず、罹患している人たちが困っている」と報道されている。しかし、低髄液圧症候群は脳外科の教科書にも載るような20年以上前から知られていた疾患で、これまでも保険診療が行われていたものである。
　低髄液圧症候群（脳脊髄液減少症）[1]は、国際医療福祉大学付属熱海病院脳神経外科篠永正道教授（発表当時は平塚共済病院勤務。以下、本書では「篠永教授」という）が、2002年5月15日に、厚生労働省において、患者の会（NPO法人脳脊髄液減少症患者・家族支援協会、旧称「むち打ち症患者支援協会」）の代表者と共に記者会見を行い、従来の医学界の低髄液圧症候群の概念を拡大して、むち打ち損傷の原因の多くが髄液漏れ（篠永教授は、当時は「低髄液圧症候群」、後に、「脳脊髄液減少症」と呼称を変更）によると発表した。翌2003年には、雑誌「神経外傷」で、「交通事故により年間1万人の低髄液圧症候群が発生し、患者総数は10万人は下らない」と発表した（『篠永論文』）。そして、篠永教授は脳脊髄液減少症研究会を結成し、2006年に「脳脊髄液減少症ガイドライン2006」、2007年に「脳脊髄液減少症ガイドライン2007」において脳脊髄液減少症の診断基準を発表し、ブラッドパッチ（自己血硬膜外注入）という治療法を積極的に推進した。
　篠永教授らは学会発表や雑誌および講演等で、「多くの交通事故の被害者がむち打ち症による低髄液圧症候群に罹患している」と繰り返し主張し、交

1　「補足解説1：病名に関して」（179頁）を参照。

通事故の加害者と被害者の間で数多くの裁判が行われるようになった。

　このようにして、低髄液圧症候群は、この10年間のうちに社会的な問題となった。日本の医学界も、医学界として公認できる診断基準の作成が社会的に要請された結果、日本脳神経外傷学会は、2010年に、「脳神経外傷学会報告」を発表した。この診断基準が発表された時、脳脊髄液減少症研究会の医師たちは、「ついに脳脊髄液減少症が認められた」と主張したが、同基準の内容が従来の医学界の報告と等しいことが判明するにつれ、「日本脳神経外傷学会の基準は正しくない」に主張を変更した。

　2011年6月半ば過ぎに、日本脳神経外科学会を中心として7つの学会（日本神経学会、日本整形外科学会、日本頭痛学会、日本脳神経外傷学会、日本脊髄外科学会、日本脊椎脊髄病学会、日本脊髄障害医学会）が協力した脳脊髄液減少症に関する厚生労働省研究班の4年間にわたる研究の中間報告としての「厚労省研究班総括研究報告書」が発表された。そして、同年10月に「厚労省研究班画像診断基準」も発表された。これらの内容は新聞等で報道され、脳脊髄液減少症研究会の医師や患者の会も今回こそは「ついに自分たちが主張してきた脳脊髄液減少症が医学界でも正式に認められるようになった」と主張した。しかし、「厚労省研究班総括研究報告書」には、医学界で従来いわれていた内容が記載されていた。また、「厚労省研究班画像診断基準」は、脳脊髄液減少症研究会の医師たちの意見をほぼ否定する内容になっていた。そこで、脳脊髄液減少症研究会の医師たちは、「厚労省研究班の報告はまだ中間報告にすぎない」と変更した。厚生労働省研究班の研究結果から、ブラッドパッチ[2]療法が先進医療に認定され、平成24年6月1日付で、官報に公示された。ここで、先進医療としてブラッドパッチ療法が受けられる対象患者は、「脳脊髄液漏出症[3]（起立性頭痛を有する患者に係るものであって、脳脊髄液漏出症の画像診断基準（社団法人日本整形外科学会、社団法人日本脳神経外科学

2　ブラッドパッチ：硬膜外（腰椎、脳椎、頸椎）の部分に、患者自身の静脈から採取した血液を注射するもの。この血液は脊髄を覆う硬膜と背骨の間を伝わって広がり、これが固まることで髄液が漏れたとされる部分が塞がれる。

会、一般社団法人日本神経学会、一般社団法人日本頭痛学会、一般社団法人日本脳神経外傷学会、一般社団法人日本脊髄外科学会、一般社団法人日本脊椎脊髄病学会及び日本脊髄障害医学会が認めたものをいう）に基づき確実であると診断されたものをいう。）」と定義された。

2013年7月に、国際頭痛学会は、「国際頭痛分類〔第3版β〕」を発表した。そしてまた、脳脊髄液減少症研究会の医師たちは、自分たちの主張がついに認められたと主張している。しかし、「国際頭痛分類〔第3版β〕」の内容も、従来医学界で認められていたことをまとめた内容である。

現在の医学では、特定の医師個人やそのグループにしか通用しない根拠で患者を診断することは、「自己完結型医療」といって不適切な医療とされている。一方で、診断した医師が第三者に提示することが可能な診断根拠で、一定レベル以上の蓋然性をもって診断しているのが、「開かれた医療」といって推奨される医療とされている。

医学会で認められている診断基準（Mokri教授の4分類、国際頭痛学会、日本脳神経外傷学会、厚労省研究班）は微妙な違いはあるが、どの診断基準でもその基準を満たす患者は、医学の世界で正式に低髄液圧症候群と認められることになる。一方で、いずれの診断基準も満たさない場合、医学の世界で正式に低髄液圧症候群と認められることにはならない。

「脳脊髄液減少症ガイドライン2007」は、個人のグループが作成したもの

3　厚生労働省研究班は、「脳脊髄液減少症」という呼称は不適当として、「脳脊髄液漏出症」との呼称を新たに提案した。「低髄液圧症候群」と「脳脊髄液減少症」と「脳脊髄液漏出症」の病態は髄液漏で同じものである。

4　厚生労働省の画像診断基準は、画像基準を「確定」、「確実」、「強疑」、「疑」の4段階に分け、「参考所見」は診断基準に含まれていない（「厚労省研究班画像診断基準」本書136頁・137頁）。そして、「確実」以上で髄液漏と判断する。頭部MRIでは、複数の「参考所見」があれば「疑」と判定されるが（「厚労省研究班画像診断基準」本書136頁）。髄液漏とは判断されない。

5　国際頭痛学会（IHS）は、1981年にイギリスで設立された頭痛研究に関する世界規模の機関であり、頭痛の分類や診断基準の改訂なども行っている、2003年にも国際頭痛学会により頭痛の分類、診断基準が改訂され、これらは多くの医師が知りえるスタンダードな定義と考えられている。

6　Mokriの4分類は個人の提案であるが多くの英語の文献で引用され尊重されている。

であり、それにより診断されている場合、医学の世界では低髄液圧症候群とは認められない。その理由は、「脳脊髄液減少症ガイドライン2007」に関して、医学的に合理的なデータが提出されないからである。

　医療と医学は異なる。困っている患者が存在する時、医師が個人として患者を何とかしようとする気持は当然である。それが医療である。しかし、そこで得た経験や治療法を多くの第三者に普遍化する場合は、話が異なる。診断基準の合理的な根拠が提示されない限り、医学界が受け入れることにはならない。このようにして、医学界は自らを律し、無理な治療から患者を守ってきたし、今後も守っていくのだと思う。思いつきで治療が行われてはいけない。医療行為は、本質的に傷害行為であり、傷害行為が医療行為として合法化されているのは、その行為に合理性があることが必要であることをもう一度考え直す必要がある。

　脳脊髄液減少症研究会の医師たちが行っているブラッドパッチは医療といえるかもしれないが、正しい医療ではないと思う。医学的に第三者が承認できる根拠がないまま、多数の患者を低髄液圧症候群と診断しブラッドパッチ療法を行っていることを筆者は心配している。将来患者に害が発生するかもしれないブラッドパッチを根拠なく行うことは医学的に不適切である。脳脊髄液減少症研究会は、診断基準のエビデンスを医学界に提出する必要がある。

　筆者は、従来から、軽度外傷後の低髄液圧症候群の発生やブラッドパッチ治療に関して賛成の立場である。しかし、脳脊髄液減少症研究会の医師たちが主張し、マスコミで報道されているRI脳槽シンチ[7]やMRミエロによる鞭打ち症後の低髄液圧症候群の診断に関しては、ほとんど否定的である。

7　RI脳槽シンチ：ごく微量の放射性同位元素（RI：ラジオアイソトープ）を用いた薬を注射や内服にて体の中に取り込ませ、この薬から放出される微弱な放射線（X線ではなく、ガンマ線）を体外のカメラで検出し画像化することで、腫瘍や炎症の検出、各臓器の働きや血流分布などを検査する。

II　前　提

　以下の点をまず理解していると、本文の内容と低髄液圧症候群の争点、問題点が理解しやすくなる。

① 　低髄液圧症候群と脳脊髄液漏出症と脳脊髄液減少症の関係に関しては179頁と181頁、これまでに提唱されている複数の低髄液圧症候群の診断基準の相互関係に関しては190頁、複数の診断基準の医学会における位置づけに関しては193頁。病名に関しては179頁。

② 　「国際頭痛分類〔第2版〕」、「国際頭痛分類〔第3版β〕」、「厚労省研究班総括研究報告書」、「厚労省研究班画像診断基準」、「脳神経外傷学会報告」、「脳神経外傷学会画像診断基準」は、医学界に所属する各医学会が認定している基準である。一方、「脳脊髄液減少症ガイドライン2007」、「Schievink 提案」などは、私的な提案で医学界が認定している基準ではない。したがって、両者の医学的な価値は大きく異なり、等価に比較することはできない。各医学会の基準と個人の基準の関係は194頁。

③ 　「国際頭痛分類〔第3版β〕」は、「7.2 低髄液圧による頭痛」を、髄液漏の原因が硬膜穿刺と明瞭なものを「7.2.1 硬膜穿刺後頭痛」、外傷や手術などの明瞭な硬膜の破損（髄液瘻）があり髄液漏が認められるものを「7.2.2 髄液瘻性頭痛」、軽傷外傷を含む髄液漏の原因が不明瞭なものを「7.2.3 特発性低髄液圧性頭痛」に分類している。日本頭痛学会発行の慢性頭痛診療ガイドラインや国立病院機構福山医療センター守山英二医師の本にも、軽傷外傷に伴う髄液漏は「7.2.3 特発性低髄液圧性頭痛」として記載されている（195頁）。

④ 　低髄液圧症候群に関して、「低髄液圧は本質的な要素ではない」との主張がある。しかし、「国際頭痛分類〔第3版β〕」は傷病名に「7.2 Headache attributed to low cerebrospinal fluid pressure」（＝低髄圧による頭痛）を選択し、特発性低髄液圧性頭痛（7.2.3 Headache attributed to spontaneous intracranial hypotension）の部分で、「髄液量減少性頭痛（脳

脊髄液減少症（low CSF-volume））」を「以前に使用された用語」（今は採用されていない）と記載している（163頁）。

⑤ 「国際頭痛分類〔第3版β〕」では起立性頭痛は基準から除かれ、いかなる頭痛でもよいとされていると主張されている。しかし、「国際頭痛分類〔第3版β〕」では発症後早期の起立性頭痛が大切な条件となっている（156頁）。

⑥ 脳脊髄液減少症は緩徐な髄液の滲みだしであり、通常の髄液漏とは異なるとの主張がある。しかし、「厚労省研究班総括研究報告書」や「国際頭痛分類〔第3版β〕」には記載されていない主張である。

⑦ 脳脊髄液減少症研究会の医師らが髄液漏の診断に用いているRI脳槽シンチは、「厚労省研究班総括研究報告書」では「本法のみで脳脊髄液漏出症を確実に診断できる症例は少ない」、「国際頭痛分類〔第3版β〕」では「時代遅れの検査である、現在ではほとんど使用されない」と評価されている（134頁・164頁）。

⑧ マスコミは、日本脳神経外傷学会が「脳神経外傷学会報告」を発表した時に、交通事故による脳脊髄液減少症がついに認められたと報道した。しかし、「脳神経外傷学会報告」は従来の医学界の考え方と等しい内容であった。次いで、「厚労省研究班総括研究報告書」がまとめられた時も、同様に、ついに認められたと報道した。しかし、「厚労省研究班総括研究報告書」も従来の医学界の報告と等しい内容であった。2013年7月の「国際頭痛分類〔第3版β〕」でも同じことを繰り返している。「国際頭痛分類〔第3版β〕」の内容も、医学界で従来認められていたことをまとめた内容である（155頁）。

III 主たる文献と本文中の用語の説明

以下に、本編本文中で頻回に引用される文献と略記法を記載する。

「国際頭痛分類〔第2版〕」
国際頭痛学会・頭痛分類委員会「国際頭痛分類〔第2版〕」（7.2 低髄液圧による頭痛）（医学書院、2007）

「国際頭痛分類〔第3版β〕」
International Headache Society「The International Classification of Headache Disorders 3rd edition (beta version)」Cephalalgia 33, 629-808 (2013). 〈http://cep.sagepub.com/content/33/9/629.full.pdf＋html〉

「厚労省研究班総括研究報告書」
「脳脊髄液減少症の診断・治療の確立に関する研究　平成22年度総括研究報告書」（2011年4月）〈http://www.id.yamagata-u.ac.jp/NeuroSurge/nosekizui/database/index.html〉

「厚労省研究班画像診断基準」
脳脊髄液減少症の診断・治療の確立に関する研究班「脳脊髄液漏出症画像判定基準・画像診断基準」（2011年10月）〈http://www.id.yamagata-u.ac.jp/NeuroSurge/nosekizui/pdf/kijun.pdf〉

「脳神経外傷学会報告」
日本脳神経外傷学会「『外傷に伴う低髄液圧症候群』作業部会報告：前向き調査について」神経外傷33巻133頁～144頁（2010）〈http://www.neurotraumatology.jp/pdf/11_report-workinggroup_vol33-2.pdf〉

「脳神経外傷学会画像診断基準」
井田正博「低髄液圧症候群：画像診断（「頭部外傷に伴う低髄液圧症候群」作業部会報告）」神経外傷30巻30頁～37頁（2007）〈http://www.neurotraumatology.jp/pdf/09_report-workinggroup.pdf〉

「脳脊髄液減少症ガイドライン2007」
脳脊髄液減少症研究会ガイドライン作成委員会『脳脊髄液減少症ガイドライン2007』（メディカルビュー社、2007）

「Schievink 提案」

WI Schievink, DW Dodick, B Mokri et. al「Diagnostic Criteria for Headache Due to Spontaneous Intracranial Hypotension: A Perspective」Headache 電子版 (2011)

「篠永論文」
篠永正道＝鈴木伸一「外傷性低髄液圧症候群（脳脊髄液減少症）の診断と治療」神経外傷26巻2号98頁〜102頁（2003）

　上記以外の文献は、本文中に文献番号を示し、この文献番号は、「低髄液圧症候群に関する参考文献」（200頁〜）に章毎の文献番号として記載する。

　本文中で使用される用語に関して、同一物を指すにもかかわらず、引用の都合上、別の用語が用いられていることがあることをご理解いただきたい。

・脳脊髄液、髄液、脊髄液は基本的に同義
・髄液腔と脳脊髄液腔は同義
・RI脳槽・脊髄腔シンチグラム、RI脳槽撮影、RI脳槽シンチ、RICは同義
・RI、アイソトープ、放射性同位元素、トレーサーも同義。インジウム、インジウムDTPA、In-DTPAは同義でRIの具体名、髄液漏と髄液瘻も同義
・低髄液圧症候群、脳脊髄液減少症、髄液減少症の本質は髄液漏と考えられていて、同じ内容を意味している

　以下は、読者にわかりやすくするための本書内のみで使用する筆者の造語で、一般的な用語ではない。

「低髄－A基準」
「Mokri－4分類」（後掲）、または、国際頭痛分類（国際頭痛学会がまとめた頭痛の分類）の診断基準、日本脳神経外傷学会の診断基準、「厚労省研究班画像診断基準」等の、医学会が認定し臨床医において広く認められている診断基準を総称したもの。

「低髄液圧症候群A」

「低髄−A基準」で診断された病態。

「低髄−B基準」
「低髄−A基準」に捉われず、「脳脊髄液減少症ガイドライン2007」等の個人的な診断基準を総称したもの、RI脳槽シンチで診断されることが多い。

「低髄液圧症候群B」
「低髄−B基準」で診断された病態で、「髄液圧は正常が多い、起立性頭痛がないことがある、びまん性硬膜肥厚はまれ、圧倒的に腰椎部の漏れ、交通事故で年間1万例発生」という主張。

「国際頭痛2−基準」
「国際頭痛分類〔第2版〕」の診断基準。

「Mokri−4分類」
Mokriが提案した4分類（Mokriの4分類は個人の提案であるが1999年頃から2004年頃の複数の文献で発表され、その当時は、学会が発表した診断基準は存在しなかった。そのため、多くの英文文献がMokriの4分類で低髄液圧症候群を診断している）。

第1章
低髄液圧症候群（脳脊髄液減少症）の歴史・沿革・現状

I　脳の構造

　脳の表面は、外側から、硬膜、くも膜、軟膜という3重の膜で覆われている。そして、軟膜とくも膜の間はくも膜下腔といわれ、そこは脳脊髄液（髄液ともいう）という液体で満たされている。このくも膜下腔の髄液が硬膜外に漏れた状態が低髄液圧症候群である（「硬膜下腔とくも膜下腔」（55頁）を参照）。

〈図1-1〉体位による髄液漏の変化

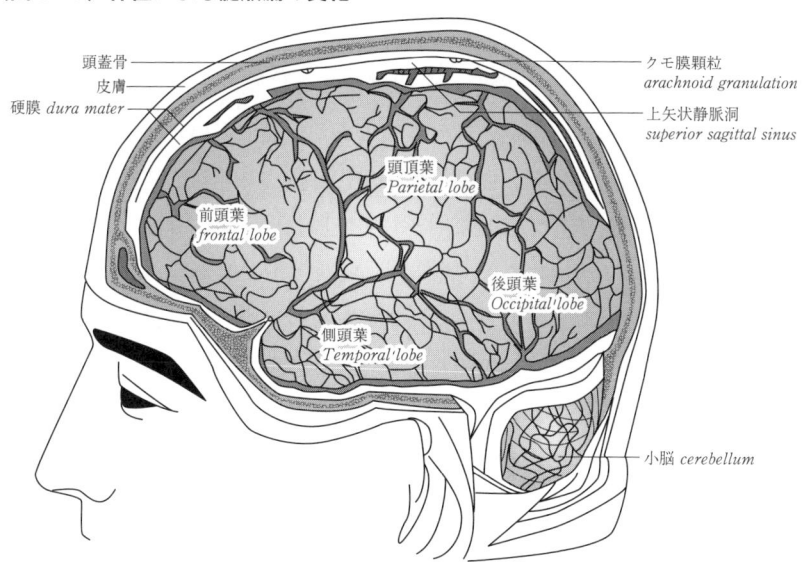

II 低髄液圧症候群の基礎

1 低髄液圧症候群発症のメカニズム

(1) 低髄液圧症候群の本質＝髄液漏

　低髄液圧症候群の本質は、脳脊髄腔から髄液が漏出することによる脳脊髄腔内の圧力の低下であり、この髄液の漏出によって生じる一連の病態を含んでいる。

　脳脊髄腔とは〈図1-2〉のグレーで示す脳から脊髄までつながる閉鎖空間のことをいう。脳と脊髄は水に囲まれて浮いている豆腐のような状態と思えばよい。脳脊髄腔は、脳と脊髄、および、それらを取り囲む脳脊髄液（＝髄液）が存在し、これらを硬膜が取り囲んでいる（正確にはくも膜、そのすぐ外側に硬膜）。この硬膜とくも膜の一部に穴が開き、脳脊髄腔のどこかから脳脊髄液が硬膜外腔に漏出すると（〈図1-2〉の髄液漏出のところ。これは外傷による硬膜の裂け目でも、先天的な脆弱部位でも、腰椎穿刺をした場合の針穴[8]でもよい）、頭蓋内の圧が下降し、脳組織が下方に変位し、頭痛などの症状を訴える。これが低髄液圧症候群の本質である。髄液漏出がある状態で、臥位から起立位に移行すると、頭の位置が漏出部位より相対的に高くなり、髄液漏出が増加する。そして、頭蓋内から脊髄腔に向かい脳脊髄液が移動するとともに、脳も下方（頭蓋内から脊髄腔に向かって）に移動する。この髄液や脳組織の下方への移動は低髄液圧症候群の起立性頭痛と密接に関連する。

　脳組織が下方に変移した画像所見としては、小脳扁桃[9]の下垂、脳組織全体の下垂が特徴的である。

　なお、姿勢の変化と症状が一致しないものも報告されている。これは、立位でも、起坐位でも臥位でも同じような症状をもつものである。そのメカニズムの説明として、臥位での頭痛は、髄液圧の低下が長期間持続したことが

8　腰椎部で皮膚から脊髄腔まで針を刺すこと（197頁参照）。
9　小脳の最下面の一部。

〈図1-2〉体位による髄液漏の変化

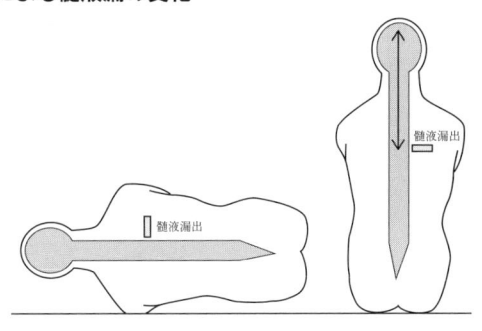

原因ではないかといわれている。また、末梢の静脈の拡張や、硬膜下水
（血）腫[10]などの、何らかの代償性変化が働いた結果と考えられている。

(2) モンロー・ケリーの法則（頭蓋内容積は一定）

　病状や画像所見の理解のためには、モンロー・ケリーの法則を理解する必要がある。これは、頭蓋内は、固い骨で囲まれているために容積は一定であり、何かが減少すると、それと同じ体積の何かが増加する必要があるということである。

　一般的に理解されている数字でいうと、頭蓋腔の容積は約1300ml～1500mlであり、そのうち脳実質[11]が約80％を占め、脳脊髄液と血液がそれぞれ約10％を占めている。また、100ｇの脳組織につき血液が３ml～４ml含まれている。

　頭蓋内の脳脊髄液が減少すると、髄液以外の体積が増大する必要が生じるが、脳実質は拡張性に乏しく、動脈は周囲のわずかな圧変化の影響を受けることが少ない（動脈の圧は組織の圧よりはるかに大きい）ために、一般には拡張しやすい末梢の静脈や毛細管レベルでの体積の増大、つまり、血管腔が拡大するとされている。また、硬膜とくも膜の間には通常は空間がないが、この本来は空間のない硬膜とくも膜の間（硬膜下腔）に液体が貯留することも

---

[10] くも膜と硬膜との間に水成分が溜まると硬膜下水腫、血液が溜まると硬膜下血腫（56頁参照）。
[11] 脳組織だけをいい、血管等を含まない。

〈図1-3〉モンロー・ケリーの法則

血液		血液
髄液		髄液
脳	＝	脳

脳内の容積は一定

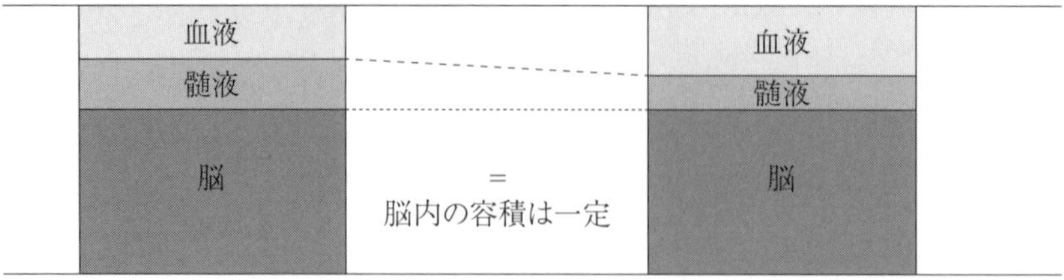

生じる。これが、硬膜下腔の拡大とか、硬膜下水（血）腫である。

　髄液の減少の結果生じる代償性の体積増大の画像所見は、脳表の血管の拡張や硬膜下腔の液体の貯留である。

(3) 低髄液圧になる理由

　頭蓋内腔と、それに続く脊髄腔は閉鎖空間であり、風船のように考えると理解しやすい。つまり、髄液（風船の中の空気）が漏れると脊髄液圧（風船の中の圧力）は下がる。髄液腔はつながっている閉鎖腔であるために、髄液がどこで漏れても髄液圧が下がるというメカニズムで低髄液圧症候群が説明されている。正常髄液圧は100mm水柱から150mm水柱とされ[12]、典型的な低髄液圧症候群の場合60mm水柱以下となる。〈図1-4〉の左が髄液漏がない状態である。右が髄液漏があるために、髄液圧が低下し、水柱の高さが低下する。

　しかし、起立時に症状の悪化を示し、MRIやRI脳槽シンチグラフィーで脳脊髄液の漏れが画像から確認できるような、確実に髄液漏と診断できる症例において、脊髄液圧が低くない症例が存在することから、低髄液圧症候群という名前ではなく髄液減少症という新しい病名が提唱されている。ただし、「国際頭痛分類〔第3版β〕」は、髄液減少症という傷病名を採用せず低髄液圧性頭痛で用語を統一している。なお、髄液漏でありながら低髄液圧にならないメカニズムとしては、すでに述べたモンロー・ケリーの法則が働き、頭蓋内腔の末梢血管の拡張などにより髄液の減少が補われていると説明されて

12　水柱とは、水の高さで示す圧力の単位で、1気圧／水柱10.33㍍に相当（198頁参照）。

〈図1-4〉 髄液漏による髄液圧の低下

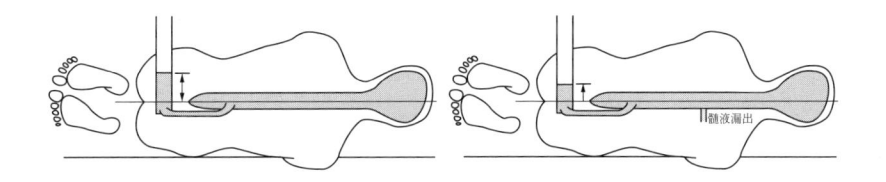

いる。その場合、そのような症例においては、低髄液圧にならないために生じた末梢血管の拡張を示すガドリニウムによる硬膜の増強効果などの、何らかの画像所見が必要ということになる。

2 髄液の正常循環

(1) 髄液の産生

髄液の総量は、成人では100ml〜150mlといわれているが、分布は、脳室に20ml、脳表に25ml、脊髄腔に75ml程度といわれている。

髄液は、主として左右の大脳の真ん中にある水のたまりである脳室の表面にある脈絡叢で産生されている。一部は脈絡叢以外（脳室の表面にある上衣細胞、神経細胞）からも総量の10％以上は産生されている。1日で約500ml産生されるといわれているが、近年のMRIを用いた研究では600ml程度ともいわれている。脳脊髄圧が200mm水柱以下では、髄液の産生は、ほとんど影響がない。1時間当たり約20ml産生され、同量が吸収されていて、1日で500ml産生され吸収されているとすると、1日4回置き換わっていることになる。

(2) 髄液の流れ

髄液は、主として側脳室で産生され、第3脳室を通り中脳水道を経て第4脳室に達する。第4脳室にあるMagendie孔・Luschka孔を経て脳や脊髄の表面を取り巻くくも膜下腔に達する。髄液の流れを作っているのは、髄液が次々に産生されて押し出されて流れる方向に移動する力、脳室の表面にある

上衣細胞の繊毛運動、心臓の拍動、呼吸による圧の変化、そして吸収部位における吸引作用などである。心臓の拍動とも同期して、一部の髄液は脊髄も循環する。

第4脳室から、くも膜下腔に出た髄液は、ほとんどが、髄液が吸収される場所である脳の上の中央表面の真ん中をまっすぐに走行する上矢状静脈洞の方向に向かって流れていく。

一部は下行して脊髄くも膜下腔に向かう。脊髄にも脳から髄液が流れていく。脊髄では神経根の部位にくも膜顆粒が存在し、そこからも吸収される。また、脊髄表面からも吸収される。この脊髄での髄液吸収もあり、髄液は脊髄末梢に向かっても流れていく。また、一部の髄液は再び上昇して、脳表に向かう。

(3) **髄液の吸収**

脳の真上の真ん中の硬膜内に上矢状静脈洞がある。この上矢状静脈洞やその近傍にあるくも膜顆粒で、髄液は静脈内に吸収される。一部の髄液は、頭蓋内だけでなく、脊髄の神経根からも吸収される。これ以外に、くも膜下腔や軟膜の部位にある血管から吸収される。つまり、脳や脊髄の表面から吸収される。一方、脊髄では、脳から髄液が流れてくる必要があり、脊髄での髄液吸収は髄液の流れを作る重要な役割を担っている。この脊髄末梢での吸収もあり、髄液は脊髄末梢に向かっても流れていく。

髄液の吸収の速度はくも膜下腔と静脈の間の水圧の差によって受動的に決定される。髄液圧が60mm水柱以下になると、まとまった髄液の吸収は生じなくなる。1時間当たり産生量と同量の約20mlが吸収されていて、1日で500ml吸収されていることになる。

III　低髄液圧症候群の概念の変遷と現在の診断基準

1　低髄液圧症候群の概念（1991年以前）

(1)　はじめに

　低髄液圧症候群を理解する際、その名称自体が時代に応じて変化している点を理解する必要がある。同じような呼び名であるが、「低髄液圧症候群」「髄液漏」「髄液減少症」の3つの用語があるだけでなく、「厚生労働省研究班総括研究報告書」では「脳脊髄液漏出症」という別の傷病名を使用している。国際頭痛学会（IHS）は、低髄液圧症候群を傷病名として採用し、髄液減少症は今は使用されない用語と記載している。また、篠永教授らも脳脊髄液減少症は低髄液圧症候群の呼称名の変更としているため、これらの傷病名は同じ病態を表していると考えてよい。これらの傷病名の関係に関しては、「補足解説1　病名に関して」（179頁）、「補足解説2：低髄液圧症候群と脳脊髄液減少症の本質は同じ髄液漏」（181頁）を参照されたい。

　なお、本書では、引用部分を除き、「国際頭痛分類〔第3版β〕」で採用され国際的に通用している「低髄液圧症候群」にできるだけ統一して記載する。

(2)　特発性低髄液圧症候群

　低髄液圧症候群は、1938年にSchaltenbrandが、起立性頭痛に伴い項部硬直、吐気、嘔吐、耳鳴り、めまい等を訴えるにもかかわらず、髄液漏出が認められない症例を報告し、これを原因不明の低髄液圧症候群としたのが最初といわれている。その際、脊髄腔穿刺を行って髄液圧を測定したが、髄液が出てこなかったために無髄液症と名づけている。なお、当時は、画像診断等の検査方法がなく、神経系の疾患に対して腰椎穿刺による髄液検査が唯一の検査方法であった。

　この時点では、Schaltenbrandは、低髄液圧になる原因として、①脈絡叢による髄液の産生の低下、②くも膜絨毛における髄液の吸収の亢進、③どこかの硬膜からの髄液の漏出の3つをあげていた。そして、彼自身は低髄液圧

〔表1-1〕Schaltenbrandによる、低髄液圧の要因

①	脈絡叢による髄液の産生の低下
②	くも膜絨毛における髄液の吸収の亢進
③	どこかの硬膜からの髄液の漏出

になる原因を①脈絡叢による髄液の産生の低下である可能性が高いと考えて、低髄液圧症候群と髄液漏は別疾患と思っていた。

その後、1950年から1960年にかけて同様の症例の報告が相次いでいる。1970年から1990年にかけて、RI脳槽シンチが行われるようになり、髄液漏がはっきりしない低髄液圧症候群において急速に髄液腔からアイソトープ[13]が消失することから、Schaltenbrandのいう①よりは、②か③の可能性が推測されるようになった。

さらに、髄液の吸収はくも膜下腔と硬膜外腔の静脈の間の圧差で生じるために、60mm水柱以下のような低い髄液圧で髄液の吸収促進が生じているとは考えにくいという意見が生じた。結果として、③の可能性が強く示唆されるとともに、③による低髄液圧症候群は数多く報告されるが、①および②の症例の報告は認められてなく、現時点においては、低髄液圧症候群＝③ということになってきた。特発性低髄液圧症候群の場合は、損傷の原因がはっきりしない硬膜の損傷が生じ、髄液漏が発生していると考えられている。

(3) 腰椎穿刺後の低髄液圧症候群

脊髄における硬膜穿刺後に低髄液圧とともに起立性の頭痛[14]が生じることは、低髄液圧症候群に先立って古くから知られていた。これは、硬膜穿刺の針穴から髄液が漏れて、低髄液圧になるものだった。また、外傷などで硬膜が損傷し、髄液が漏出した場合も、低髄液圧とともに起立性の頭痛が生じることが広く知られていた。これらをあわせて、髄液漏性低髄液圧症候群として扱われていた。

---

13 放射性物質でRI脳槽シンチの際に髄液腔内に注入される物質。
14 臥位ではそれほどでもないが、立位または坐位で急速に強くなる頭痛のこと。

(4) Gd造影剤[15]を用いたMRIによる低髄液圧症候群の診断以前の低髄液圧症候群の概念

　1990年ごろには、低髄液圧症候群は、原因のはっきりしている低髄液圧症候群（硬膜が裂けていることが知られている手術や外傷など）と原因のはっきりしない低髄液圧症候群（特発性低髄液圧症候群）に分類されるようになった。

　この頃は、髄液漏の確定診断には、RI脳槽シンチや、造影剤による脊髄腔造影しか方法がなかった。それらの検査は患者に対して侵襲的（造影剤などの薬剤をくも膜下腔に髄注）であるために、腰椎穿刺で低髄液圧が確認された患者のみが検査の対象になった。また、起立性の頭痛を訴える人が腰椎穿刺の対象であった。したがって、低髄液圧症候群の人は全員起立性の頭痛を訴え、全員低髄液圧であった。

　MRIにおける硬膜のGd（ガドリニウム）増強効果報告以前の概念の集大成としては、1992年のRando & Fishman論文によくまとめられ、診断基準として提示された（文献1-1）。

　その報告によると、症状は、起立性の頭痛、耳鳴りなどの聴力障害や平衡機能障害である。腰椎穿刺を行うと、脊髄圧は60mm水柱以下の低髄圧であり、髄液は一般的には正常であるが、蛋白や赤血球の増加があることがある。CTやMRIの所見として硬膜下血腫や水腫が認められることもある。彼らは、Schaltenbrandの意見と異なり、低髄液圧の原因として、髄液の漏れが可能性として最も高いと推定し、RI脳槽シンチ（脊髄部も観察する）を行い、髄液漏の部位を特定していった。髄液漏の所見は、直接所見としては、髄液腔から漏れたアイソトープの存在、間接所見として、膀胱内に早期にアイソトープが認められる、または、体内から早期にアイソトープがなくなるというものであった。その過程で、神経根部に奇形があることがあり、その部位にアイソトープのたまりがあっても髄液漏とは限らない、クリスマスツリーパターンや線路パターンのRIの漏れ画像（〈図6-1〉・166頁参照）はアイソ

15　MRIの検査の際に、静脈内に注射されるガドリニウムという物質。MRI用の造影剤とも呼ばれ、何らかの異常があれば白く描出する。

トープの注入ミス（針孔からの漏出を含む）であるなどの RI 脳槽シンチに関する知見が積み重ねられていった。

　同論文は、治療にも言及し、一般的にはベッド上安静で 2 週間から数カ月で自然治癒、しかし、ブラッドパッチや生食注入も効果があるというものであった。

2　低髄液圧症候群の概念（1992年以降）

(1)　Gd 造影剤を用いた MRI 所見による低髄液圧症候群の診断

　1990年代初期に低髄液圧症候群の Gd 造影剤を用いた MRI 所見が発表される前には、髄液漏の診断は RI 脳槽シンチや脊髄腔撮影[16]などの侵襲的な方法しかなく、単なる頭痛、まして、自然治癒する可能性の高い病態に対して、侵襲的な検査を行うことは難しく、多くの症例で見落とされてきたといえるであろう。

　しかし、1990年代に入り、米国の Bahram Mokri（以下、本書では「Mokri」という）らにより、Gd 造影剤を用いた MRI による低髄液圧症候群の診断（Gd 造影剤による硬膜の増強効果[17]）が報告された。従来に比べて低侵襲的な方法で低髄液圧症候群が診断可能となり[18]、MRI 所見により多数の低髄液圧症候群が報告されるようになって、特発性低髄液圧症候群（髄液漏の原因がはっきりしない）に関する考え方や知見が格段に進歩した。なお、この Gd 造影剤による硬膜の増強効果の理由は髄液の減少の結果モンロー・ケリーの法則による硬膜内の末梢血管の拡張といわれている。そして、この頃までに、低髄液圧症候群は髄液漏と同じ意味で使用されるのが一般的になった。これ以後、症例数も増加し、概念も拡張され整理されてきた。

16　造影剤を髄液腔内に投与し X 線撮影を行うこと。
17　ガドリニウム造影剤の注射の前後に MRI を撮影すると、注射前には白くない硬膜が注射後は非常に強い白さで描出されること。
18　髄液腔を穿刺してアイソトープを腔内に注入する RI 脳槽シンチより、造影剤を静脈注射する頭部 MRI のほうが、人体に対する侵襲がはるかに少ないという意味。

〔表1-2〕Mokriの理論と4分類

①	起立性頭痛
②	Gd造影剤による硬膜の増強効果±脳の下垂±硬膜下水腫
③	低脊髄圧

```
----- 分 類 -----
(1)  ①、②、③
(2)  ①、②
(3)  ①、③
(4)  ②、③
```

　MRI所見の追加として、以前からある硬膜下水腫や血腫以外に、小脳扁桃の下垂や脳の下垂（62頁参照）が報告された。そして、低髄液圧症候群の所見として、①起立性頭痛、②Gd造影剤による硬膜の増強効果±脳の下垂±硬膜下水腫、③低脊髄圧が、3兆候としてまとめられた。Mokriらの低髄液圧症候群の分類については、後掲「3　低髄液圧症候群の概念（2006年まで）」で詳しく説明する。

　しかし、症例が集まるにつれ、低髄液圧症候群と確認された症例でGd造影剤による硬膜の増強効果が認められない症例が報告されはじめ、さらに、上記の3兆候のうち2つしかない例が報告されるようになった。これにより、Mokriは、①、②、③のすべてを含むもの、各1個を欠くものの4種類に分類し、概念を拡張した。つまり、例外的なものとして、低髄液圧でない低髄液圧症候群や、起立性頭痛が症状ではない症例も低髄液圧症候群に含まれるというものである（文献1-2）。

3　低髄液圧症候群の概念（2006年まで）

(1) はじめに

　低髄液圧症候群を理解する際に難しい点は、「これがあれば低髄液圧症候

群」、「これがなければ低髄液圧症候群ではない」とそれ1つでいえる基準がないことであろう。髄液が漏れる画像所見が得られれば理想的なのであるが、その漏れる所見が必ずしも得られるわけではない。また、低髄液圧症候群では頭部 MRI でガドリニウムによる増強効果が認められるとされているが、この所見も100％正しいわけでも、必ず得られるわけでもない。したがって、以下に述べるような診断基準から総合的に判断することが非常に大切になってくる。

　この低髄液圧症候群の診断基準であるが、1991年の Mokri らによる MRI による画像診断の概念により、低髄液圧症候群の診断が低侵襲的な検査により可能となり、低髄液圧症候群の診断が大きく進歩した。そして、①起立性頭痛、②髄液圧の低下、③ Gd 造影剤による硬膜の増強効果の3兆候を診断の基本とした考え方が確立された。これらのことは前節で記載した。

　このように、低髄液圧症候群の概念は、ここ20年で急速に拡張され、整理されてきたが、いまだ確定していない部分を抱えている。

　本節では、低髄液圧症候群の従来の一般的な診断基準として、脳外科の教科書に記載されていた診断基準、「国際頭痛2-基準」、「Mokri-4分類」などを順に説明する。

(2) 脳外科の教科書に記載されていた診断基準

　脳神経外科の代表的教科書である『脳神経外科学』（文献1-3）による低髄液圧症候群の記載を示す（基本的に「国際頭痛2-基準」に等しい）。

　「低髄液圧による頭痛：硬膜穿刺後頭痛、髄液瘻性頭痛、特発性低髄液圧性頭痛に細分される。別名、髄液量減少性頭痛（hypovolemic headache）ともいう。髄液減少により低髄液圧性頭痛と頭蓋内静脈量増大（venous volume expansion）が起こる。後者により髄液圧が補正されることがある。症候学的には、起立性頭痛、ときに雷鳴頭痛、労作・咳嗽頭痛、硬膜下血腫、動眼神経・滑車神経麻痺が見られる。MRIにより脳全体の下垂と硬膜の造影剤増強効果を証明する。髄液の漏出部位診断には cisternography（筆者注：RI 脳槽シンチ）、myelography（筆者注：脊髄造影）、spinal MRI（筆者注：脊

髄 MRI）を行う。治療としては、硬膜外血液パッチ、カフェイン静注、髄腔内生食注入などが行われている」。

(3) 「国際頭痛分類〔第2版〕」に記載される診断基準

「国際頭痛2-基準」では、低髄液圧による頭痛は、「7.2.1 硬膜（腰椎）穿刺後頭痛」、「7.2.2 髄液瘻性頭痛」、「7.2.3 特発性低髄液圧性頭痛」と分類される。このうち、「7.2.2 髄液瘻性頭痛」と「7.2.3 特発性低髄液圧性頭痛」の診断基準を〔表1-3〕〔表1-4〕に示す。

病態の本質が髄液腔からの髄液の漏出であることは共通であるが、髄液瘻（髄液が漏れる裂け目）がはっきりとしているものは「7.2.2 髄液瘻性頭痛」、髄液瘻がはっきりとしないものは「7.2.3 特発性低髄液圧性頭痛」である。軽傷外傷に伴う髄液漏は、「7.2.3 特発性低髄液圧性頭痛」として議論されている（195頁参照）。

〔表1-3〕7.2.2 髄液瘻性頭痛：診断基準

A	座位または立位をとると15分以内に増悪する頭痛で、以下のうち少なくとも1項目を有し、かつCおよびDを満たす 1．項部硬直 2．耳鳴 3．聴力低下 4．光過敏 5．悪心
B	既知の手技または外傷が持続的髄液漏出の原因であり、少なくとも以下の1項目を満たす 1．低髄液圧の証拠をMRIで認める（硬膜の増強など） 2．髄液漏出の証拠を通常の脊髄造影、CT脊髄造影、または脳槽造影で認める 3．座位髄液初圧は60ミリ水柱未満
C	頭痛は髄液漏出と時期的に一致して起こる
D	髄液漏出部封鎖後、7日以内に頭痛が消失する

〔表1-4〕7.2.3 特発性低髄液圧性頭痛：診断基準

以前に使用された用語：自発性頭蓋内圧低下症（spontaneous intracranial hypotension）、一次性頭蓋内圧低下症（primary intracranial hypotension）、髄液量減少性頭痛（low CSF-volume headache）、低髄液漏性頭痛（hypoliquorrhoeic headache）

A	頭部全体および・または鈍い頭痛で、座位または立位をとると15分以内に増悪し、以下のうち少なくとも1項目を有し、かつDを満たす 1．項部硬直 2．耳鳴 3．聴力低下 4．光過敏 5．悪心
B	少なくとも以下の1項目を満たす 1．低髄液圧の証拠をMRIで認める（硬膜の増強など） 2．髄液漏出の証拠を通常の脊髄造影、CT脊髄造影、または脳槽造影で認める 3．座位髄液初圧は60ミリ水柱未満
C	硬膜穿刺その他髄液瘻の原因となる既往がない
D	硬膜外血液パッチ後、72時間以内に頭痛が消失する

(4) Mokri の提案

「国際頭痛2-基準」は頭痛の診断基準であって、低髄液圧症候群の診断基準ではない。そして、この診断基準に該当しない低髄液圧症候群の患者の存在が知られていた。また、低髄液圧でないために低髄液圧症候群との命名が不適当となる患者の存在も知られていた。たとえば、「国際頭痛2-基準」のA項目である起立性の頭痛をもたない症例が報告されている。そして、①起立性頭痛、②髄液圧の低下、③Gd造影剤による硬膜の増強効果の3兆候は確かに診断の基本であるが、この3つのいずれか1つを満たさない症例が報告され始めたため、Mokriは低髄液圧症候群の概念を一部拡大し、この3つのうちのすべてを満たすもの、いずれか2つしか満たさないもの合計4種類に分類した。このことは現在の一般的な低髄液圧症候群の概念の基本と

なり、広く低髄液圧症候群の概念として医学界に受け入れられていると思われる。

以下に示すのが Mokri の 4 つの分類である（「Mokri − 4 分類」）（文献 1 - 2）。

〔表 1 - 5〕Mokri − 4 分類

A	古典型：典型的な臨床症状（起立性頭痛）、低髄液圧、典型的な画像所見（Gd-MRI でびまん性の硬膜増強）のすべてが揃う
B	正常圧型：典型的な臨床症状と典型的な画像所見だが、髄液圧は常に正常範囲内
C	正常髄膜型：典型的な臨床症状と低髄液圧だが、Gd-MRI で増強効果を認めない
D	無頭痛型：低髄液圧と典型的画像所見だが、頭痛がない

出典：文献 1 - 2・70頁　　　　　　※ Gd-MRI＝ガドリニウム増強頭部 MRI

Mokri の発表によれば、26例中 3 例が正常の髄液圧であった。ただし、本来低髄液圧であるにもかかわらず、正常圧であるためには、何らかの容積を埋める代償性の変化が生じている必要がある。また、Chung によれば、「Mokri − 4 分類」により低髄液圧症候群と診断した30症例において、起立性頭痛（100％）、低髄液圧（82％）であった（文献 1 - 4）。

このように「Mokri − 4 分類」に従うと、国際頭痛 2 − 基準も完全とはいえないが、それは、「国際頭痛 2 − 基準」を全く無視していいという意味ではない。この診断基準をすべて満たさないほうが普通という意味ではなく、診断基準を満たさない一部の例外が存在するという意味である。

ところで、髄液漏が確実な症例（起立時に症状の悪化を示し、MRI や RI 脳槽シンチで脳脊髄液が漏れている画像を示す）において、脊髄液圧が低くない症例が存在することから、低髄液圧症候群という名前ではなく髄液減少症という新しい病名が提唱された。この場合、低髄液圧にならないメカニズムとして、頭蓋内腔の静脈の拡張などにより髄液の減少が補われていると説明さ

れ、何らかの低髄液圧性症候群の画像所見が必要とされる。ただし、「国際頭痛分類〔第2版〕」、「国際頭痛分類〔第3版β〕」では、脳脊髄液減少症の傷病名は採用されず低髄液圧性頭痛で用語は統一されている。

なお、後に詳述するが、低髄液圧症候群Bを主張する医師たちは、3つの兆候のすべてを満たさない多くの症例で脳脊髄液減少症と診断している。

(5) 筆者の低髄液圧症候群に対する考え

Mokri の登場以降、現時点で低髄液圧症候群の概念が少しぐらついているのは事実と思われる。ぐらついているという主要点は、どの画像所見が最も診断基準に使用するのに適当か、また起立性頭痛ではない症状をどの程度まで診断基準に盛り込むか、ということである。しかし、一部未確定なところを残しているといっても、今までの概念の延長上であることに違いはない。

Mokri が論文の中で記載していることすべてが正しいと認定されているわけではない。医学のほとんどの分野において、1人の人がすべてを決定しているわけではない。ある概念がつくられていくときには、多くの人の貢献が存在する。既存の説の一部を細かく調べ、具体的なデータを提示し、理論的な補強を行い、第三者を説得して、その説を補強していくという作業が続けられる。したがって、ある意見が、そのままの形で有効というわけではなく、5年も経てば既存の説の一部が変更されているということはよくあることで、これが医学が進歩するということである。

Mokri の意見が100％医学界で認められているわけではないことを示す例として、「低髄液圧症候群の本質は髄液量の減少」という同教授の最も主要な意見がある。たとえば、「国際頭痛分類〔第2版〕」では、特発性低髄液圧性頭痛の説明の部分で、「特発性低髄液圧性頭痛以外に以前使用された用語として髄液減少性頭痛」と記載されている。つまり、低髄液圧症候群の本質が、髄液の減少であるということが国際頭痛学会の委員らに受け入れられなかったということである。ある特定の患者を考えた場合、この患者は一体何ml髄液が減少しているのか、また、本当に減少しているのか、何を根拠に髄液が減少したと診断しているのか不明確だからである。

髄液減少以外の点に関しても、硬膜の増強効果については、Mokri の単に硬膜増強（＋）という表現より、Farn の正常者の数多くの硬膜増強の研究のほうが、どの程度の増強であれば病的といえるかという点に関して、はるかに具体性が高く信頼性がおける（文献 1 - 5。「正常人もガドリニウムで硬膜増強される」(51頁) を参照）。また、小脳扁桃の下垂も Pannullo の記述のほうが、Mokri の単に小脳扁桃の下垂（＋）という表現より、基準として具体性が高く信頼性も高い（文献 1 - 6。「小脳扁桃の下垂と脳の下垂」(62頁) を参照）。

現在、低髄液圧症候群の概念が変化している。低髄液圧症候群は、多くの医師の努力により、その病態が次第に明らかになってきている。

交通事故に遭い、鞭打ち症になった患者の一部にも低髄液圧症候群の症例が含まれているかもしれない。もし、その患者が治療対象となって治療効果が得られた場合、患者にとっても、また事故を起した加害者にとっても、さらに社会にとっても有益であり、それが、医学の進歩というものであろう。

このように、多くの脳外科医（臨床医）たちが努力しながら低髄液圧症候群の概念をつくり上げていっている過渡期に、一部の医師が根拠を示さない診断基準を提案し、それに基づいた診断・治療を行っている。このことは、第 2 章（46頁）以下で詳しく述べていく。

筆者の考えをまとめておくと、現時点において、医学会で認められている「低髄－Ａ基準」(Mokri － 4 分類、国際頭痛学会の診断基準、日本脳神経外傷学会の診断基準、厚生労働省研究班の画像診断基準等) のいずれかを満たす患者は低髄液圧症候群と認められるというものである[19]。そして、上記のいずれの診断基準も満たさない場合は低髄液圧症候群と認められないというものである。なお、「脳脊髄液減少症ガイドライン2007」は医学会で認められている診断基準ではない（「補足解説 5：複数の診断基準の医学会における位置づけ」(193頁) を参照）。

---

19 各診断基準は、偽陽性・偽陰性が少なくなるように考慮されて作成されている。したがって、各診断基準の部分を組み合わせて使用してはいけない。

IV 低髄液圧症候群の症状と所見

1 低髄液圧症候群の症状

(1) 国際頭痛分類で示される低髄液圧症候群の症状

　国際頭痛学会による頭痛分類は、多くの医師が認める標準的な定義と考えられる。「国際頭痛分類〔第3版β〕」には、低髄液圧症候群の症状として、基本的な起立性頭痛以外に、①項部痛、②耳鳴、③聴力の変化、④羞明、⑤嘔気などの症状が記載されている。したがって、これらの症状が低髄液圧症候群に含まれることは、多くの医師により認められていると考えてよい。

　なお、診断を難しくしていることの理由の1つに、低髄液圧症候群が多彩な症状を示すことがあることである。しかし、「低髄液圧症候群→多彩な症状」という意味であり、「多彩な症状→低髄液圧症候群」という意味ではない。

(2) Mokri が記載する低髄液圧症候群の症状

　低髄液圧症候群の考え方を大きく進歩させた Mokri は、上記の国際頭痛分類における基準にあげられる症状より、もう少し幅広い症状を記載している。ただし、前節で述べたとおり、これらの記載のすべてが医学界に受け入れられているわけではない（文献1-2）。

〔表1-6〕Mokri の記載する頭蓋内圧低下症または髄液量低下症の頭痛

・起立性頭痛（立位で頭痛が生じ、臥位で改善する）
・起立性頭痛に先行する頚部または肩甲骨間痛（数日または数週間前から）
・持続性の非起立性の頭痛が起立性頭痛に先行（数日、数週間、あるいは数カ月前から）
・起立性頭痛が数カ月後に慢性持続性頭痛に発展
・非起立性の毎日の慢性頭痛
・起立性ではない努力性の頭痛
・突然雷に打たれるようにして発症した起立性頭痛

- １日の後半の頭痛（しばしば起立性の要素をある程度呈する）
- 奇異性起立性頭痛（臥位で頭痛が生し、立位で軽快する）
- 間歇的髄液漏による間歇的な頭痛
- 頭痛はない（頭痛のないタイプ）

〔表１-７〕Mokriの記載する低脊髄圧症候群または髄液減少症の頭痛以外の臨床症状

- 頚部の痛み、または、凝り（起立性のことも）
- 吐き気、時に嘔吐（しばしば起立性）
- 水平性の複視（一側性または両側性外転神経麻痺）
- 動眼神経と滑車神経麻痺（外転神経麻痺よりは少ない）
- 回転性でないめまい
- 聴覚の変化（音がこもる、遠くに聞こえる、ひずむ、反響する）
- ぼやけて見える
- 光恐怖症
- 視野欠損（両鼻側上方）
- 肩甲骨間の痛み
- 腰背部痛
- 顔面の痺れまたは筋力低下
- 乳汁漏
- 迷路水腫
- 上肢の神経根症状
- 昏迷、間脳の圧迫
- 昏睡
- パーキンソン様症状、小脳失調、球不全麻痺
- 前頭側頭葉性痴呆
- 脳症
- 腸または膀胱の機能障害
- 症候または無症候性の硬膜下血腫

(3) まとめ

　低髄液圧症候群の基本的な症状が起立性頭痛であることは間違いないが、多岐の症状を呈することは事実と思われる。また、ごく稀にではあるが、昏睡等の意識障害を招く重篤な症例も報告されている。

　しかし、「低髄 − A 基準」（Mokri − 4 分類、国際頭痛学会の診断基準、日本脳神経外傷学会の診断基準、厚生労働省研究班の画像診断基準等）を満たさない患者において、その患者が訴える症状が低髄液圧症候群によると診断することは、現時点では医学的に保証されていない。加害者が賠償責務を負うような、複数の当事者が介在する場合、その診断で思わぬ混乱が生じかねないことに、診断する医師も留意すべきである。

2　低髄液圧症候群の髄液圧、および、髄液の性状

(1) 髄液圧

　一般的には、低髄液圧症候群の患者は、文字どおり低髄液圧の状態である。正常髄液圧は100mm水柱から150mm水柱とされ、典型的な低髄液圧症候群の場合60mm水柱以下である。しかし、髄液圧が低くない症例も存在することが報告されている。

　Mokri の発表では、26例中 3 例が正常圧であった。Chung は、30例の症例において、5 例が低髄液圧はなかったとしている。ただし、いずれも髄液圧が高いという報告ではない（文献1-2、1-4）。

　本来、低髄液圧であるにもかかわらず低髄液圧にならない症例の説明は、髄液が減少した分の体積を、何か別のものの量が増加して減少量を埋める代償性の変化が生じているためとされている。代表的なものとして、ガドリニウムによる硬膜のびまん性の増強効果があり、静脈系の血液の体積が増加して減少した髄液量を補っている。また、両側性硬膜下水腫や血腫などが生じて、減少した体積を代償してもよい。

　一方で、「低髄液圧症候群では、低髄液圧にならないことがほとんど、画

像上の変化が生じないこともほとんどである」と述べる医師が存在する。閉鎖空間の中で一部の体積が減少したときに、ほかに何も変化が伴わなければ、その内圧が低下するのは物理的な理屈である。髄液圧が下がらない説明を提示せず、脳脊髄液減少症と主張しても、理論上の整合性が保たれていない。「慢性期の脳脊髄液減少症では髄液圧が正常ないしやや高いことはしばしばみられ脳脊髄液減少症を否定することはできない」と篠永教授は主張するが、理論的な根拠を示さない限り、根拠がない主張ということになる。

なお、留意する点であるが、正しい髄液圧の測定には注意が必要である。「補足解説7：腰椎穿刺による髄液圧の測定」（197頁）を参照されたい。

(2) 髄液の性状

髄液の性状（色、細胞数と種類、糖、タンパク、クロール[20]など）は、特別の所見はなく診断的な意味をもたない。一般的には、細胞数、蛋白、糖は正常値である。ただし、細胞数が軽度増加したり、タンパクが軽度上昇する例があることは報告されている。ごく一部ではあるが、血性髄液[21]やキサントクロミー[22]を認める症例も報告されている。

3 低髄液圧症候群の画像所見

現在、低髄液圧症候群の画像所見と認められているのは、Gd造影剤による硬膜の増強効果とMRIやRI脳槽シンチやCTミエロなどによる直接的な髄液漏の画像である。しかし、本節で記載していくが、低髄液圧症候群は多彩な画像所見を示すことが知られていて、このことが低髄液圧症候群の診断を難しくしている原因の1つとなっている。ただし、「(低髄液圧症候群) → (多彩な画像所見)」という意味であり、「(多彩な画像所見のどれか) → (低髄液圧症候群)」という意味ではないことに注意が必要である。

以下に画像所見の概略の概念を記載をする。画像所見に関するより詳しい

---

[20] 塩素のこと。
[21] 髄液に薄い血液が混入している状態。
[22] 髄液に浸出液等が混入し薄い黄色の状態。

所見を、誤って主張される画像所見に関しては第2章と167頁、今後重要になる「厚労省研究班画像診断基準」の画像所見に関しては131頁と164頁に記載したので参照してほしい。また、日本脳神経外傷学会の画像診断基準は、撮像条件を含めて詳しく記載している（122頁参照）。

(1) 頭部 MRI

脳脊髄液が脊髄レベルで漏出することにより、脳脊髄液が頭蓋側から脊髄側に移行し、その結果として脳組織も頭蓋内でわずかに脊髄腔側への移行が生じることがある。頭部MRIでは、この画像所見は大きく3つに分類することができる。

1つ目は、髄液が頭蓋内から減少した所見である。2つ目は、モンロー・ケリーの法則（前述）による所見である。3つ目は、脳組織が頭蓋内でわずかに脊髄腔側へ移行した所見である。

1つ目の髄液が頭蓋内から減少した所見としては、脳室の縮小・脳溝や脳槽の狭小化が知られている。2つ目のモンロー・ケリーの法則の場合は、頭蓋内の末梢の静脈などが拡張することにより、造影MRIでは頭蓋内硬膜のガドリニウムによる強い増強効果・脳静脈洞の怒脹・脳下垂体の腫大などが所見として認められることがある。また、硬膜下腔への液性貯留（水または血液）が認められることもある。3つ目の脳組織が頭蓋内でわずかに脊髄腔側へ移行した所見としては、脳の下方変移または垂れ下がり・小脳扁桃の下垂・視交叉[23]の扁平化および脳幹の前後径の増大が知られている。

ただし、これらの所見が非常に明瞭であるときは問題ないが、それほどでもない場合は一体どの程度であれば異常所見として捉えてよいかが問題となる。定量的な基準がない場合、極端な変化がある場合は判断できるが、中間的な変化の場合の判断は難しく、判断する人の主観に大きく左右される。さらに、上記所見はそのすべてが髄液漏を直接的に認める方法ではなく、髄液漏の結果、生じた二次的な変化を間接的に見ているにすぎない。これらの所

---

23 頭蓋底部を走行している視神経。

見があるイコール髄液漏と断定することができるわけではない。

　なお、小脳扁桃の下垂と、中脳の下方変移は、数値的な基準が示されている（61頁参照）。しかし、これらも、脳組織の下方変移を意味しているだけであり、必ずしも低髄液圧症候群に特有な所見とはいえない。この2者以外の他の所見は治療の前後で改善されて初めて低髄液圧症候群の所見であったといえる。

　最も重要視される所見は、頭蓋内硬膜のガドリニウムによる強い増強効果である（49頁参照）。Mokriらの原報告では、硬膜のほぼ全面にわたる一様な厚いGdによる増強が低髄液圧症候群の画像所見となっている（文献1-2）。この造影MRIで肥厚している硬膜が広汎に強く増強される所見は、生検[24]によりMokriにより確認されていて、硬膜の内側面とくも膜の間にある硬膜境界細胞層（dural border cells layer）に線維芽細胞と血管が存在していることが認められていて、血管の代償性の拡張とされている。

　なお、硬膜や軟膜がGdで増強される場合、以下の鑑別診断が必要となる。癌の硬膜への播種[25]、サルコイドーシス、肥厚性髄膜炎[26]などである。また、軟膜が増強される場合は細菌性髄膜炎が鑑別対象となる。ただし、これらは画像所見では似ていても、臨床症状が大きく異なるために、実際に鑑別が困難であることは稀であろう。

　低髄液圧症候群の約10％の症例で硬膜下水腫や慢性硬膜下血腫が合併するといわれている。硬膜下水腫の発生する部位は、硬膜境界細胞層（dural border cell layer）といわれている。髄液漏に伴い頭蓋内圧の容積が減少すると、Monro-Kellie（モンロー・ケリー）の法則により、頭蓋内腔の容積を一定にしようとして、脳と硬膜境界細胞層にある血管が拡張し、うっ血が生じるとともに、この硬膜境界細胞層に解離ができ、この空間に水分が蓄積して硬膜下水腫が生じる。また、脳が下方に変移するために、架橋静脈が破綻しやす

24　手術を行い組織を採取すること。
25　癌が硬膜に沿ってびまん性に転移した状態。
26　髄膜炎のために硬膜が厚くなること。

くなり、慢性硬膜下血腫が生じると説明されている（55頁参照）。ただし、特発性低髄液圧症候群であれば、硬膜下水腫や慢性硬膜下血腫が合併しやすいが、慢性硬膜下血腫があれば特発性低髄液圧症候群というわけではないし、脳の萎縮や硬膜下腔の大きさには個人差があるために、硬膜下水腫があれば、特発性低髄液圧症候群というわけではない。また、くも膜下腔と硬膜下腔を混同している意見もしばしば認められるために、注意する必要がある（60頁参照）。

脳組織が頭蓋内でわずかに脊髄腔側への移行が生じた所見としては、脳の下方変移または垂れ下がり、小脳扁桃の下垂、視交叉および脳幹の扁平化などがある。脳の下方変移と小脳扁桃の下垂の場合は、Pannullo の示した、Incisural line（切痕線）と Foramen magnum line（大孔線）が脳の下垂の定量的な基準として参考になる（文献1-6、本書62頁参照）

MRI で低髄液圧症候群を診断する場合、3つのポイントがあると述べた。①髄液が頭蓋内から減少した所見、②髄液が減少した分だけ何かが増加した所見、③脳組織が変移した所見というものであった。

これらの所見に関して、定量的な基準がある Gd による硬膜の増強効果（②を検出している）や、脳や小脳の下垂（③を検出している）で判断するほうが、その他の MRI の所見（脳室の縮小、脳溝や脳槽の狭小化、脳静脈洞の怒脹、脳下垂体の腫大、硬膜下腔への液性貯留（水または血液）、視交叉の扁平化、脳幹の前後径の増大）より客観的である。

(2) 脊椎 MRI ならびに MRI ミエログラフィー

脊髄の MRI の場合は、脊髄腔から髄液が外に漏れている画像が得られれば、髄液漏の直接的な証明となる。

脊髄の MRI においても頭部 MRI と同様に、Gd による脊髄硬膜の増強が低髄液圧症候群では認められる。また、硬膜下や硬膜外に髄液の貯留が脊髄部で認められることがある。なお、脊椎の MRI においては、ケミカルシフトという境界面の画像のアーティファクトが出るので、線状の所見に関しては、十分に解釈に注意を払う必要がある。また、MRI ミエロで、くも膜憩

室といって、神経根鞘のくも膜下腔の拡大などが認められることがあるが、これを髄液漏と混同してはいけない。

(3) RI 脳槽シンチ

RI 脳槽シンチでの直接的な所見は、①髄液が脊髄腔から周辺に漏れていることが示されることである。また、間接的な所見としては、②膀胱内にアイソトープの早期集積（脊髄腔から周辺に漏れたアイソトープは、脊髄腔内に留まったものより速やかに血中に吸収され腎臓から排出されるために、アイソトープが膀胱内に早期に存在する）と、③アイソトープが髄液腔から早期になくなる（血中に吸収されたアイソトープが尿から体外に早期に排出されるために、アイソトープが早期に髄液腔からなくなる）ことである。

ただし、正常人の血管内へのアイソトープの吸収と膀胱への排泄のデータ

〈図 1 - 5〉脳表に回らない RI の所見

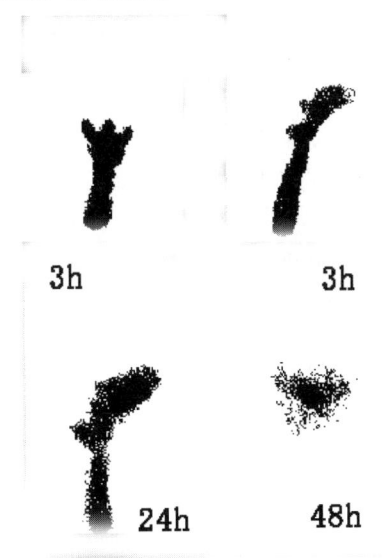

3h   3h

24h   48h

出典：Cisternographic pattern of spontaneous liquoral hypotension（A Molins, J Alv & aacute; rez, J Sumalla, F Titus, A Codina, Cephalalgia）（1990；10：59-65）

27　真の画像ではなく、機械が作り出した人工産物の画像。

が得られていないことと、アイソトープの吸収や排泄の速さには個人差があることはよく知られていて、この間接所見だけでは髄液漏と断定する根拠がなく、髄液漏と判断できない。

RI脳槽シンチでMokriが記載する最もよく認められる所見は、通常では24時間、またはもっと早期に、多くの放射性同位元素[28]が大脳弓隆部[29]に検出されるが、髄液漏出がある場合は、典型的には、〈図1-5〉で示されるように、脳底槽より上方には放射性同位元素はあまり移行せず、24時間後や48時間後でも放射性同位元素活性は大脳弓隆部に認められないか、または、ほんの僅かである（「低髄液圧症候群における脳槽シンチの所見（脳表のRI）」（本書105頁）を参照）。

脊髄から直接に張り出した限局性のアイソトープとして、髄液漏出が認められる画像が最も望ましいが、これはあまり認められない。〈図1-6〉に示すように、硬膜下腔に広がるアイソトープによるクリスマスツリー状や棍棒状が髄液漏として示されることがしばしばである。

〈図1-6〉腰椎部のRIの漏れ画像

これが、髄液漏の所見というためには、実は2つ問題が残っている。腰椎部では神経根に沿って髄腔がつぼみ状に膨らむ大きいくも膜憩室が脊髄から張り出した像として描出されることがあり、髄液漏出部と区別が不可能になる。この2者の鑑別には、MRミエロやCTミエロとの総合判断が必要となる。また、脊髄腔穿刺のときにできた針穴から漏れているということを除外する必要がある（「RI脳槽シンチの腰椎部からのアイソトープの漏出」（本書77頁）参照）。

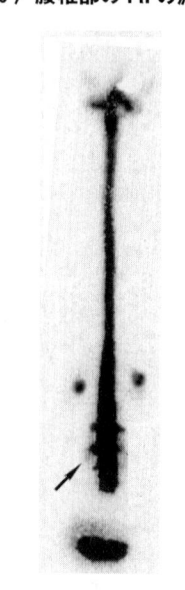

28　アイソトープ。放射性物質でRI脳槽シンチの際に髄液腔内に注入される物質。
29　脳の上側の丸い表面

次に多いのが、膀胱への放射性同位元素の3時間以内の早期集積である。これは、髄液腔内に注入された放射性同位元素が硬膜外に早期に漏出し、血中から早期に膀胱内に出現した所見である。ただし、「髄液漏が存在する→膀胱中に早期にRIが現れる」という意味であり、「膀胱中に早期にRIが現れる→髄液漏が存在する」というわけではない。

(4) **CTミエロ**

造影剤を脊髄腔に注入し、単純X線撮影を行う脊髄造影（今はあまり行われなくなった）、および、それに引き続くCTミエロにて脊髄腔から硬膜外腔軟部組織への造影剤の漏出が認められる場合は、確実な髄液漏の所見といえる。ただし、この場合も穿刺針による髄液漏に注意する必要がある。髄液漏ではない人でCTミエロを行うと、約64％の症例で穿刺針による髄液漏が発生していたことが報告されている（97頁参照）。

(5) **髄液漏の部位**

髄液漏の部位を診断することは治療を行う観点からも重要である。これには、MRミエロ、CTミエロ、RI脳槽シンチが行われている。髄液漏の部位は神経根鞘の部分が多いとされ、この部分が構造的に脆弱なのではと推定されている。

RI脳槽シンチやCTミエロを用いて、髄液漏の診断や、髄液漏の生じている部位の同定の努力がなされてきた。代表的な報告として、Schievinkらの報告では、特発性低髄液圧症候群11例のうち、漏出部位は、頸椎部2例、頸椎-胸椎移行部3例、胸椎5例、腰椎1例であった（文献1-7）。「脳神経外傷学会報告」では、4例の外傷性髄液漏患者の髄液漏の部位は、「頸椎3例、頸椎-胸椎移行部1例」（135頁・右17行目）であった。「厚労省研究班総括研究報告書」では、16例の髄液漏患者の髄液漏の部位は、「頸椎5例、頸椎-胸椎移行部6例、胸椎3例、腰椎2例」（4頁・左38行目）で、胸-頸椎部が多いことが報告されている。

一方で、脳脊髄液減少症研究会の医師らは、「脳脊髄液の漏出部位は圧倒的に下部胸椎から腰椎部にかけて」と報告している（145頁参考）。

(6) 画像所見の頻度

　Chung は、30例の①起立性頭痛、②低髄液圧、③ Gd による硬膜の増強のうち2つを満たす症例において、脳表に RI があまりいかない（91%）、Gd による硬膜の増強（83%）、膀胱に早期集積（65%）、RI による漏出の確認（52%）（腰椎部が多い）、脳の下垂（48%）、軟部組織に移行（43%）、硬膜下血（水）腫（17%）と報告している（文献1-4）。

(7) 追記：Mokri の記載する画像所見

　Mokri の記載する画像所見を以下に示す。これらのすべての主張が認められているわけではない。以下は文献1-2からの引用である。

　RI 脳槽シンチに関しては以下のように記載される。

> ^{111}In-DTPA が使用される放射性同位元素である。腰椎穿刺により髄液腔内に注入し、24時間あるいは48時間まで、さまざまな時間間隔でその動きをスキャンする。正常では24時間、またはもっと早期に、多くの放射性同位元素が大脳弓隆部に検出される。髄液漏出がある場合は、典型的には脳底槽より上方には放射性同位元素はあまり移行しない。そのため、24時間後や48時間後でも、放射性同位元素活性は大脳弓隆部に認められない、または、ほんの僅かである。これが、髄液漏出例で最も多く認められる所見である。髄液漏出部、またはその近くで、脊髄から張り出した放射性同位元素が認められる像は、もっとも望ましい像ではあるが、あまり認められない。くも膜憩室が、十分に大きいときがあり、脊髄から張り出した像として描出され、髄液漏出部と区別が不可能である（CTミエロではこの2者が鑑別できる）。腎臓と膀胱への放射性同位元素の早期集積（6～24時間ではなく、4時間以内）が非常に多く認められる所見である。この所見は、髄液腔内に注入された放射性同位元素が髄液腔外に漏出した後に静脈経路に入り、その後、早期に腎臓から排出され、早期に膀胱内に出現したことを意味している。この所見を髄液の再吸収が亢進していると誤って解釈してはいけない。その理由は、放射性同位元素は、髄液を再吸収する部位の大脳弓隆部には、まだほとんど到達していないからである。

　頭部 CT に関しては以下のように記載される。

> 髄液漏の際の、頭部 CT はほとんど正常で、本症の場合あまり診断的な価値はない。硬膜下水腫や小脳テントの増強効果を認めることもある。

頭部 MRI に関しては以下のように記載される。

> 頭部 MRI では、くも膜・軟膜には変化はなく、硬膜がび漫性に増強される。MRI 異常所見として最も多く認められる硬膜増強は、典型的には線状、連続性、非結節性、両側性、テント上とテント下の両方にあり、多くの場合厚くしっかりと増強されるが、非常に薄く増強されることもある。脳の下降（沈下あるいは下垂）は、小脳扁桃の下方変移（キアリー奇形（Ⅰ）型に時々類似）、橋腹側および視交叉脳槽の狭小化、視交叉の下方変移、後頭蓋窩が密集化した像として示される。硬膜下の髄液貯留は、両側性の時もあれば、一側性のこともある、大脳弓隆部全領域に広がることが多く、しばしば（いつもではないが）薄く、水腫に面する脳回の圧迫や不鮮明化像は示さない。これらは多くは水腫であり、貯留液内の蛋白濃度の違いにより信号強度の違いを示す。硬膜下血腫のこともあるが、幸いなことに、かなり増大し脳を圧迫して変移させ、症状を呈することはあまりない。脳室サイズの狭小化は、明らかなときもあるが、微妙なときもあり、治癒前と治癒後の MRI を治癒後に比較検討して、はじめて決定できる。下垂体の腫大は下垂体腫瘍や過形成に類似する。脳静脈洞の拡張は、明らかなときもあるが、微妙なときもあり、治癒前と治癒後の MRI を治癒後に比較検討して、はじめて決定できる。

Mokri の記載する MRI の異常所見を以下に列挙する。

〔表 1-8〕頭部 MRI（Mokri）

- びまん性硬膜増強
- 脳の下降（「たれさがり」あるいは「沈下」）
  - 小脳扁桃の下降（キアリー奇形Ⅰ型様になることもある）
  - いくつかの脳槽の閉塞（例：橋前脳槽や視交叉周囲脳槽）
  - 後頭蓋窩の密集化
- 下垂体の腫大
- 視交叉の扁平化や「テント」化
- 硬膜下の液体貯留（典型的には水腫、まれに血腫）
- 脳膜静脈洞の怒張
- 脳室サイズの縮小（脳室虚脱）
- 脳幹の前後径の増加

脊椎 MRI に関しては以下のように記載される。

> 脊椎 MRI で、くも膜外に髄液の貯留が認められることがある。しかし、このような所見は、数椎体レベルに広がって見られることが多く、髄液漏出部をきちんと同定できることは少ない。髄液腔外に漏出し傍脊椎軟部組織内に広がった像も見られる。このような所見の場合は、しばしば、ごく限られた椎体間にあって髄液漏出の正確な位置、または、おおよその位置がわかる例がある。くも膜憩室は、単発性のことも多発性のこともあり、大きさもさまざまで、髄液漏出部位にあることもあれば、そうでないこともある。脊髄硬膜の増強が頚椎レベルで認められることが多いが、常に認められるわけではない。硬膜外静脈叢の怒張はどのレベルでも認められるが、胸椎と腰椎レベルでもっともはっきり認められる。
>
> 脊椎 MRI ではくも膜外/硬膜外に液体貯留をしばしば認めるが、実際に髄液が漏出している部位を示しているわけではない。

Mokri の記載する MRI の異常所見を以下に列挙する。

〔表 1-9〕脊椎 MRI（Mokri）

- くも膜外腔の液体貯留（椎体数体レベルに拡がることが多い）
- 硬膜外腔への液体流出（傍脊椎軟部組織に拡がる）
- くも膜憩室
- 漏出レベルの同定（稀ならず認める）
- 実際の漏出部位の同定（きわめて稀）
- 脊髄硬膜の増強
- 脊髄硬膜外静脈叢の怒張

ミエログラフィー/CT ミエロに関しては以下のように記載される。

> 水溶性造影剤を用いることで、くも膜外液（数レベルにわたって広がっているかもしれない）、くも膜憩室、硬膜外から傍脊椎軟部組織に漏出した造影剤を描出する。実際の髄液の漏出部位を検出する方法としては、その他の方法よりも CT ミエロ（CTM）の信頼性が高い。漏出は急（高流速）なこともあれば、ゆっくり（低流速）なこともあり、CT スキャン撮影は、造影剤注入後早期と時間をおいた後と 2 回撮影したほうが良い。脳槽シンチ、脊椎 MRI、ミエログラフィーなどで前もって漏出部位が不明の場合は、CT スキャンは全ての脊椎レベ

> ルを撮影しなければならないし、判明している場合は、そこに焦点を絞って撮影してもよい。

V 低髄液圧症候群の一般的な治療法とブラッドパッチ

1 低髄液圧症候群の治療法(特にブラッドパッチに関して)

　低髄液圧症候群の治療法は、大きく分けて、①保存的療法、②硬膜外腔に血液または生理食塩水を注入する方法、③手術がある。臨床の多くは、①保存的療法で安静にすることで、空いた穴の自然閉塞を待つという処置が取られているが、②硬膜外腔への血液の注入についても、歴史の古いスタンダードな治療法として医学界で確立されているものであるため、②に対し否定的な考えを行うことは不自然に思える。

　そして、これらの治療法は、おのおのに長所短所があるため、医師による適切な説明を経て、最終的には患者自身が選択可能であり、また、すべきものと考える。

(1) 保存的療法(安静、ステロイド、カフェイン)

　低髄液圧症候群の治療は、症状に対する対症療法としての頭痛の軽減とともに、その病気の本態である硬膜の穴(髄液漏孔)の閉鎖が対象となる。頭痛は抗頭痛薬を用いても反応しない程度の頭痛であるが、安静臥床により軽快する。

　治療法の第一は、安静臥床と輸液である。この安静臥床により、多くの場合は数週間で症状が軽快するとともに、硬膜にあいていた穴の自然閉塞が生じるとされている。

　カフェインやステロイドの使用は報告としては存在するが、保証されているわけではない。

(2) 硬膜外腔に血液または生理食塩水を注入

(A) 硬膜外ブラッドパッチ：硬膜外自家血注入法（Epidural Blood Patch：EBP）

　保存的治療で硬膜の穴の閉塞が生じないときには、硬膜外腔への自家血注入が適応となる。長期臥床が不適当な高齢者の場合には保存的治療を待たないで早期の治療も考慮する必要がある。脊髄硬膜外腔に自家血を注入する試み（EBP）は、麻酔科の領域で硬膜穿刺後の髄液漏による頭痛の治療に用いられてきた。1960年に脊髄麻酔後の頭痛は、誤って血液が混入したときのほうが少ないことに気づいたGormleyは、脊髄麻酔を行ったレベルと同じ脊椎レベルの硬膜外腔への自己血注入を行い、起立性頭痛の軽減が即座に得られることを報告した（文献1-8）。注入された血液は、注入直後から脊髄の硬膜外の圧を上昇させ、髄液腔と硬膜外との間の圧差により流出していた髄液漏を停止させる。また、長期的には血液による硬膜外腔の組織に癒着が生じて漏出部位が閉鎖されることが期待される。

　注入部位、および、注入量は医師により異なるが、できる限り漏出部位の近傍からEBPが行われる。側臥位の状態で18G硬膜外針で硬膜外穿刺を行う。ゆっくりと血液の注入を行い、不快感や痛みを訴えた場合、その時点で中止する。

　漏出部位が同定されていないときは、以下のことを推奨する医師が存在する。まず、腰椎部からEBPを行い、次に胸椎、ついで頚椎となる。腰椎では、静脈血を男性で20〜40ml、女性で15〜30ml注入する。胸椎・頚椎では15ml以下が目標となる。Atkinsonは、自家血を12ml注入すると注入した場所から上に6椎体、下に3椎体移行すると報告している（文献1-9）。

　「国際頭痛分類〔第3版β〕」においても、「明らかな原因がない典型的な起立性頭痛の患者では、姿勢起立性頻脈症候群（POTS）を除外すれば、腰椎部の自家血EBPを行うことは、臨床的な診療行為としては合理的である」と記載されている。

(B) 硬膜外生理食塩水（＝生食）注入

　脊椎麻酔後の頭痛でブラッドパッチが奏功しない症例において、硬膜外生理食塩水注入が有効であったと報告された。そこで、低髄液圧症候群の場合、ブラッドパッチが奏功しない場合、この方法も考慮される。また、血液による将来的な癒着が生じ、何らかの合併症が生じるかもしれないことを嫌って、ブラッドパッチではなく初めから生理食塩水の注入を行う医師もいる。

　注入部位はブラッドパッチと同じであるが、注入の方法は1回の注入と持続注入の2通りの方法がある。報告によると、1回20mlを硬膜外に投与したところ、硬膜外圧は急速に上昇し、頭痛も即時に停止した。ただし、再発する症例があり、その場合は、1時間に20mlの速度で2ないし3日程度、持続注入が行われる。

(C) 血液注入（＝ブラッドパッチ）と生理食塩水の注入の比較

　髄液漏の治療の基本的な考え方として、硬膜の穴から髄液が流出し続ける限りは、その硬膜の穴に対する自然修復機能が作用せず、穴が開いたままになると考えられている。ブラッドパッチの作用機序は、血液注入直後から脊髄の硬膜外の圧を上昇させ、髄液腔から硬膜外に圧差により流出していた髄液漏を停止させる（脊髄腔から硬膜外腔への髄液の吸収は、その両者の圧力の差によって生じているとされている）。したがって、起立性頭痛に対して注入直後から効果がある。そして、注入された血液が周辺組織により吸収されてなくなるまで硬膜外圧が上昇した状態が持続する。このようにして、一時的に髄液漏がとまると、硬膜の穴に対する修復機能が働き始め、穴の自然修復が生じて永久的に髄液漏がとまるというものである。もし、硬膜の穴の自然修復が完成しない間に、血液が吸収されてしまうと、髄液漏は再発する。さらに長期的には、硬膜外に注入された血液に対して炎症性の組織反応が生じ、穴の周囲だけではなく、周辺の吸収機構を含めて硬膜外腔の組織に癒着性の変化が生じ、漏出部位を含めて閉鎖され髄液漏がとまるというものである。

　一方、血液に比較して、生食の場合にも、注入直後の瞬間的な圧の上昇は同じであり、効果が即時的に生じる点では同じであるといえる。しかし、そ

れ以降の反応は異なる。生理食塩水は、血液に比較して注入された後の吸収がはるかにすばやく行われるために硬膜外腔の圧上昇期間が短いこと、短期的にも長期的にも硬膜外組織の炎症反応が惹起されにくいことである。一時的な治療効果をもたらす点では同じといえ、再発の頻度が血液に比較して高いことが短所と考えられるが、ブラッドパッチで心配される合併症の可能性がはるかに低い点が長所と考えられている。

(D) ブラッドパッチまたは生理食塩水注入はいつ行えばよいか

低髄液圧症候群の治療方法のスタンダードは安静点滴といえる。保存的治療が効果を示さないときには硬膜外に自家血（または生理食塩水）注入が適応となる。したがって、治療法としては、教科書的にはまず安静と思われるが、低髄液圧症候群と確定診断できるケースにおいては、早期社会復帰を患者が希望する場合、または、長期臥床が不適当な高齢者の場合、積極的にブラッドパッチ（または生理食塩水注入）を施行してもよいのではないだろうか。

(3) **手術による瘻孔閉鎖**

硬膜に明らかな瘻孔を認め、安静やブラッドパッチなどで、瘻孔の閉鎖が得られないときは、瘻孔を直接閉鎖する外科的治療も考慮の対象となる。しかし、実際に手術を行ってみるとわかるが、手術時に正確な瘻孔部位を見つけることは難しい。手術する場合、放射線学的に術前に漏出部位を同定して[30]おくことが最低条件である。手術では、筋肉片や筋膜でパックした後にフィブリン糊[31]で固定する。

また、くも膜憩室による髄液漏の場合は、ブラッドパッチで効果が得られることが難しく、憩室の結紮術も考慮される。特に、Marfan症候群[32]やEhlers-Danlos症候群などの先天的な結合組織異常では、くも膜憩室による髄液漏が合併しやすいことも考慮する必要がある。

---

30 画像診断のこと。
31 生体に使用される糊。
32 先天的に結合織が弱い遺伝疾患。

⑷ **補足：鞭打ち症との関連**

　鞭打ち症とブラッドパッチとの関係についていえば、低髄液圧症候群と確定診断がついた場合には、積極的に施行することも有用なのではないだろうか。ブラッドパッチ自体は新しい治療法というわけではなく確立された治療法であり、メリットに比べてデメリットの少ない治療法である。しかし、ブラッドパッチを行うためには、きちんとした根拠に基づいて診断が行われている必要がある。

第2章
脳脊髄液減少症説（脳脊髄液減少症研究会の考え方とその批判）

I 低髄液圧症候群の概念の拡張

1 脳脊髄液減少症研究会の医師たちが提唱する外傷性脳脊髄液減少症

　MRIによる侵襲性の少ない低髄液圧症候群の診断ができなかった頃は、頭痛を中心とした症状が起立性に増悪した症例について、実際に髄液圧を測定して低髄液圧を確認したあとで、脊髄造影やRI脳槽シンチで髄液の漏れる部位を検索することが一般的であった。

　しかし、1991年のMokriらのMRIによる低髄液圧症候群の診断（硬膜のGd（ガドリウム）造影所見）以降は、起立性の症状の増悪、髄液圧の低下、硬膜のGd造影所見の3つが、低髄液圧症候群の兆候となった。

　「国際頭痛分類〔第3版β〕」(2013年7月)が発表されるまで、国際学会で認定されていた低髄液圧症候群の診断基準は「国際頭痛分類〔第2版〕」(2004年)であった。そこには、「7.2.1 硬膜（腰椎）穿刺後頭痛」、「7.2.2 髄液瘻性頭痛」および「7.2.3 特発性低髄液圧性頭痛」（髄液量減少性頭痛を含む）と分類されていた。この診断基準はMokriのMRIでの硬膜のGd造影による低髄液圧症候群の診断以来、急速に進んだ低髄液圧症候群に関する知見を含んだ診断基準であった。

　しかし、髄液漏が明らかな症例にもかかわらず、Mokriの3兆候のいずれか2つしか満たさない症例が報告され始めた。たとえば、起立性頭痛があり、画像的に髄液がはっきりと漏れているにもかかわらず、低髄液圧ではないなど。そのために、Mokriは低髄液圧症候群を4系に分類した。

従来の医学界では、「低髄－Ａ基準」で低髄液圧症候群は「低髄液圧症候群Ａ」として診断されていた。しかし、篠永教授を最初の報告者として、「低髄－Ａ基準」ではなく「低髄－Ｂ基準」で診断する「低髄液圧症候群Ａ」の枠を超えた「低髄液圧症候群Ｂ」を主張する医師たちが出始めた。そして、それらの症例の多くが低髄液圧ではなかったため、脳脊髄液減少症と呼称名を変更した。ただし、脳脊髄液が減少しているという証拠は示さなかった。そして、「脳脊髄液減少症研究会」をつくり、主として「低髄液圧症候群Ｂ」の症例の報告を行い始めた。この研究会に属する会員の多くは、「低髄－Ａ基準」にとらわれず、各自が独自の診断基準である「低髄－Ｂ基準」を提唱した。

　その結果、113頁に記載したように、脳脊髄液減少症研究会の医師たちに対して統一したガイドラインの作成と公表が医学界から要求され、2006年の日本脳神経外科学会総会で、篠永教授を作成委員長として作成された「脳脊髄液減少症暫定ガイドライン2006」が発表され、2007年４月にほとんど同じ内容の「脳脊髄液減少症ガイドライン2007」が発表された。「脳脊髄液減少症ガイドライン2007」は、「現時点では最も信頼性が高い髄液漏れの診断」として、髄液に特殊な薬品（RI＝ラジオ・アイソトープ）で印を付けて髄液の動きを調べるRI脳槽シンチをあげた。そして、①RI注入から３時間以内にRIが膀胱にたまる、②本来、髄液がない場所にRIがある、③RI注入から24時間でRIの体内の残存率が30％以下である、のうちの１つを満たせば、「髄液が漏れている証拠だ」と主張した。また、頭部MRIやMRミエロなどの他の画像検査所見は参考所見に留めるとした。

　篠永教授は、従来の特発性低髄液圧症候群と自分たちの外傷性脳脊髄液減少症（「低髄液圧症候群Ｂ」）の相違点を以下のように示し、この２者が病態の本質は同じ髄液漏であるが、臨床所見は大きく異なると主張した（文献２－１）。

〔表2-1〕 特発性低髄液圧症候群と外傷性脳脊髄液減少症の相違点

	特発性低髄液圧症候群	外傷性脳脊髄液減少症
髄液圧	ほとんど低値	正常例が多い
頭痛	起立性頭痛が必発	起立性変化がないこともある
脳MRI	びまん性硬膜肥厚所見が多い	びまん性硬膜肥厚はまれ 脳下垂、静脈拡張が主
RI脳槽検査	頸椎、頸胸椎移行部の漏れ	圧倒的に腰椎部の漏れ
治療	急性期であり保存的治療で改善する例が多い	多くは慢性期例であり保存的治療では不十分 ブラッドパッチを要する例が多い
予後	良好で早期に改善する 全治例が多い	改善には長期間を要する 全治に至らない例が多い
原因	不明例が多い	外傷（交通事故、スポーツなど）

出典：篠永正道「低髄液圧性頭痛の診断と治療」日本医師会雑誌136巻11号

II 脳脊髄液減少症研究会の医師たちが発表している内容の問題点

　筆者は、脳脊髄液減少症研究会の医師らの学会発表、雑誌、講演、テレビにおける主張等、裁判上の資料等に接したが、その低髄液圧症候群の根拠として提示する理由には無理なものが数多く含まれていた。しかし、医学が専門でない人たちにとっては、脳脊髄液減少症研究会の医師たちの主張の問題点を理解することは難しい。

　たとえば、Ａさんが軽度の追突事故の後で頭痛を訴えていた。ＡさんはＢ医師を受診し、Ｂ医師はＡさんを脳脊髄液減少症と診断した。Ｂ医師はＡさんに対して、「頭部 MRI で、硬膜下腔の拡大と小脳扁桃の下垂があります。MRミエロでも神経根部の嚢所見があります。さらに RI 脳槽・脊髄髄液シンチグラフィーでも両側腰椎レベルに髄液漏出像と３時間後の膀胱内

RI集積があります。典型的な低髄液圧症候群ですよ」と説明した。そして、鞭打ち症について、腰部で髄液漏が生じるメカニズムを、「事故のために、首が前後に振れ、一時的に髄液圧が急激に上昇し、そのために腰椎神経根部のくも膜が裂けて、そこから脳脊髄液が硬膜外に漏出したと思います」と説明した。そうした場合、医学に関して専門ではないAさんがこの説明を受けて、自分が低髄液圧症候群であると思うのは当然のことである。

同様なことが、新聞やテレビの場でも発生する。新聞やテレビで上記のB医師の説明が行われ、報道関係者および番組の視聴者が、B医師の説明のみからAさんが低髄液圧症候群であると判断してしまうのは仕方がないことである。

また、裁判の場でも同様である。B医師の先ほどの説明は裁判の場にも提出され、裁判官や弁護士の前でも主張される。そして、Aさんが低髄液圧症候群かどうかの判断を、弁護士や裁判官が迫られたとする。その場合、上記のB医師の説明のみから判断すると、Aさんが低髄液圧症候群であると判断してしまうのは仕方がないことである。

このような問題点をわかりやすく示すために、筆者は、脳脊髄液減少症研究会の医師たちの主張の無理な点と、それは何を見ることによって明らかになるのかについて解説する。

III MRIの所見

1 硬膜のガドリニウムによる増強効果

(1) はじめに

低髄液圧症候群Bを主張する医師により、学会発表、雑誌、講演等でGdによる硬膜増強効果（+）として提示されている画像を見ても、文字どおりには受け取れない場合が多い。硬膜増強効果（+）と診断されていても、病的な硬膜増強効果ではないことがほとんどである。

(2) 硬膜の造影剤による増強効果

　硬膜の造影剤による増強効果は、1990年代の初期に Mokri が報告し、Gd で硬膜が増強されれば髄液漏の所見だということで定着した概念である。Mokri のいう硬膜の増強は脳の上部からはじまり、脳の下部まで覆っている。

　ところで、単に増強効果といってもどれほどの増強効果を認めれば所見といってよいのであろうか。Mokri（文献1-2・61頁13行目）によれば、「頭部MRIで、びまん性のくも膜を含まない硬膜の増強効果、つまり、最もよく認められるMRIの異常所見であるが、典型的には線状で、連続性で、非結節性で、両側性で、テント上とテント下にあり、しばしば厚くてしっかりと増強されるが、しかし時には全く薄く増強される」と記載されている（原文：On head MRI diffuse pachymeningeal enhancement without leptomeningeal involvement, the most common MRI abnormality, typically is linear, uninterrupted, non-nodular, bilateral, supratentorial and infratentorial, and often thick and obvious but sometimes quite thin.）。

　Mokri の論文に、低髄液圧症候群の治療前と治療後の Gd 増強 MRI 写真があるので〈図2-1〉に示す。左が治療前、右が治療後である。一見して

〈図2-1〉治療前後の硬膜のびまん性増強効果

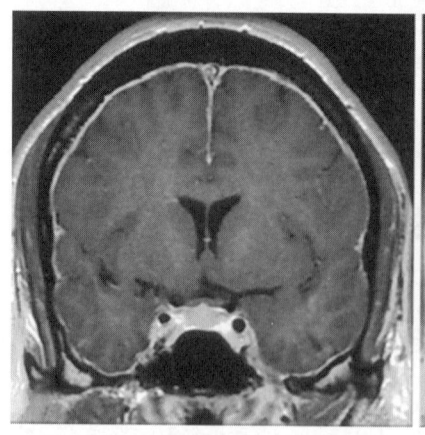

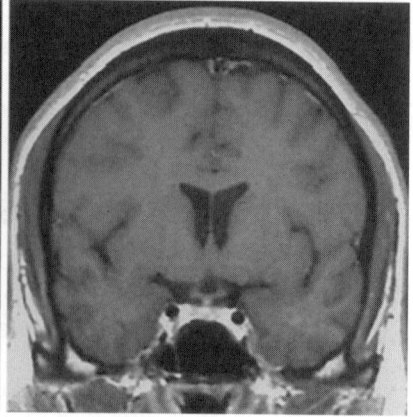

出典：Spontaneous spinal cerebrospinal fluid leaks and intracranial hypotension
　　　（SCHIEVINK WI, MEYER FB, MOKRI B et al）（J Neurosurg 84：602、1996）

わかるように、治療前の強いGd増強（脳を囲む白い線）は消失している。

(3) 正常人もGdで硬膜増強される

(A) 正常人でのGdによる硬膜増強効果

正常人のデータは、Farnが報告している（文献1-5）。髄液漏でない一般人のデータであるが、「2DSE（2次元スピンエコー法）による画像は、3cm以下の短い部分の髄膜の増強を示し、髄膜全体の面積の50％以下の増強を示す」というものであった。なお、2DSEとは、従来の一般的なMRIの撮像方であるが、現在では3DGR（3次元グラディエントエコー法）で撮影されることも多くなっているため注意する必要がある（52頁・122頁参照）。

この報告によれば、「3cm以上の髄膜の増強や髄膜全体の面積の50％以上の増強」があれば、一応何らかの所見があると考えてよいということである。ただし、下図の断面のレベルでの硬膜の所見での記載である。厳密な書き方をすると、〈図2-2〉のレベルでは、50％以上の増強効果は普通の人で1％しか存在せず、3cm以上の増強効果も3％しか存在しない。

この報告をさらに詳しく記載すると、上記の1つの断面だけではなく、4

〈図2-2〉正常の硬膜の増強効果

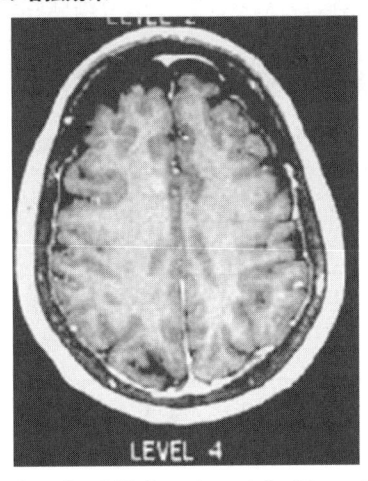

出典：J.W. Farn, S.A. Mirowitz: MR Imaging of the Normal Meninges: AJR, 162：131-135、1994

つの断面と、大脳鎌を選び、それぞれにおいて、硬膜の増強効果を示す割合と、3cm以上の増強効果が存在する割合を出している。〈図2-3〉が計測する4つの位置を提示した写真であり、左上がレベル1、右上がレベル2、左下がレベル3、右下がレベル4である。〈図2-3〉は3DGRの正常図を示しているが、3DGRの場合には、2DSEよりも、硬膜が正常でも強く増強される（122頁を参照）。

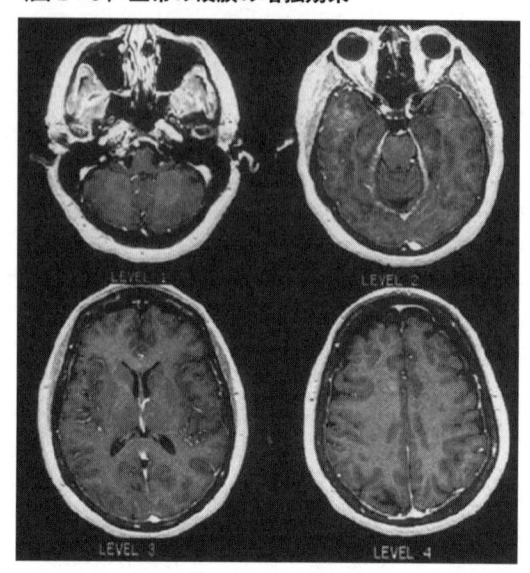

〈図2-3〉 正常の硬膜の増強効果

出典：JW Farn, SA Mirowitz:MR Imaging of the Normal Meninges, American Journal of Radiology Vol 162、1994

まず、硬膜の面積全体に占める、Gdにより増強される面積の割合である

〔表2-2〕正常の硬膜の増強される割合

レベル	0%	1-25%	26-50%	51-75%	76-99%	100%
1	9	79	9	3	0	0
2	0	55	32	12	1	0
3	1	27	49	19	3	1
4	1	85	13	1	0	0
大脳鎌	4	31	14	14	13	23

（単位％）

出典：JW Farn, SA Mirowitz:MR Imaging of the Normal Meninges, American Journal of Radiology Vol 162、1994

が、〔表2-2〕のとおりであった（2DSEによる計測である）。

　この結果でわかるように、通常の人も一定程度Gdにより硬膜は増強効果があることがわかる。たとえば、すでに記載した50％以上の増強効果を基準で病的と診断する場合、レベル3で判断したとすると、23％の人に過剰診断したことになる。しかし、同じ基準をレベル4に適応すれば、1％の人しか過剰判断しない。

　次に、〔表2-3〕に増強される長さの最長を3cmとして、その割合を示す（2DSEによる計測である）。

〔表2-3〕 正常の硬膜の増強される割合

レベル	0％	3cm以下	3cm以上	連続
1	9	88	3	0
2	0	71	29	0
3	0	61	38	1
4	0	97	3	0
大脳鎌	4	51	7	38

（単位％）

出典：JW Farn, SA Mirowitz:MR Imaging of the Normal Meninges, American Journal of Radiology Vol 162、1994

　この結果で示されることは、MRIでは選ぶ断層面により通常の人も一定程度3cm以上のGdによる硬膜増強効果を示すことである。そして、すでに記載した3cm以上の増強効果を基準で病的と診断する場合、レベル3で判断したとすると、39％の人に過剰診断したことになる。しかし、同じ基準をレベル4に適応すれば、3％の人しか過剰判断しない。

　Farnのこの基礎データのような論文は非常に優れた論文であると思う。単に硬膜増強効果（+）といっても、実は具体性がない。Farnのように正

常人での基礎データをきちんと報告してはじめて「異常とは何なのか、正常とは何なのか」ということが正確にいえるようになる。

(4) 低髄液圧症候群Bの医師が主張する硬膜増強効果（＋）

〈図2-4〉に、Mokriの報告と低髄液圧症候群Bの医師が主張する硬膜増強効果（＋）のイメージ図を対比して示す。

〈図2-4〉の左がMokriの報告で、脳の表面が矢印で示される白い線で覆われている（文献1-2・63頁）。Mokriが硬膜の増強と述べているのは非常に強い増強であることがわかる。同右は、硬膜増強効果（＋）と主張される画像のイメージ図である。硬膜の増強効果があまりなくて、脳の表面が白い線で囲まれていない。

〈図2-4〉真の低髄液圧症候群と低髄液圧症候群Bの硬膜増強効果の差

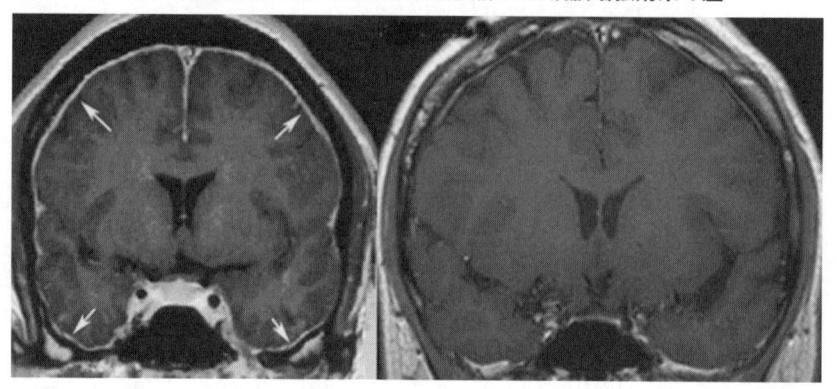

出典：B. Mokri：Low cerebrospinal fluid pressure syndrome, Neurol Clin N Am Vol22, 2004

(5) まとめ

硬膜増強効果（＋）と診断されている場合、その硬膜増強効果（＋）と診断されている写真にあたるとよい。もし、硬膜の増強効果（＋）といわれていたとしても、すでに示したレベル（断面の位置）での水平断で50％以下である場合には、実は硬膜の増強効果（＋）とはいえない。

2　硬膜下腔とくも膜下腔

(1)　はじめに

　低髄液圧症候群Bを主張する医師により、学会発表、雑誌、講演等で硬膜下腔の拡大（+）として提示されている画像を見ても、文字どおりには受け取れない場合が多い。硬膜下腔の拡大（+）と診断されていても、実際は硬膜下腔の拡大ではないことがほとんどである。

(2)　硬膜下腔の拡大とは

　硬膜下腔の拡大（＝硬膜下水腫（または血腫））を最も正確に評価する方法は、FLAIR画像の冠状断を撮影することである。FLAIR画像では、くも膜下腔の髄液は黒く描出されるが、硬膜下腔の貯留液は蛋白成分を含んでいるため、蛋白成分の含有量に応じて、淡い灰色から濃い白までの範囲で描出されることになる。〈図2-5〉の左は濃い硬膜下水腫（または血腫）、右はうすい硬膜下水腫である。

〈図2-5〉両側の硬膜下水腫

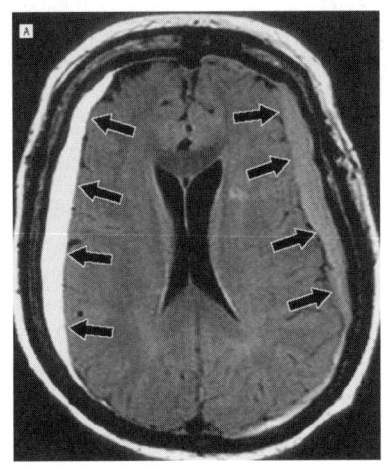

出典：Misdiagnosis of spontaneous intracranial hypotension（WI Schievink）（Arch Neurology, 60：1713、2003）

(3) 硬膜下腔とくも膜下腔

　低髄液圧症候群のときに拡大するのは硬膜下腔であり、くも膜下腔ではない。しかし、この2者はしばしば混同され、くも膜下腔が誤って硬膜下腔と判断されている。この2者の違いを説明する。脳は軟膜、くも膜、硬膜という3つの膜で覆われている。硬膜とくも膜の間が硬膜下腔とよばれ、通常はほとんど隙間がなく解剖学的構造物はない。一方、くも膜と軟膜の間はくも膜下腔と呼ばれ、髄液が存在し脳表の血管が走行する。くも膜下腔内を走行する血管の詳細図を示す。〈図2-6〉で示されるように、硬膜とくも膜の間は、通常は隙間がなく、くも膜と軟膜の間のくも膜下腔を血管は走行する。

〈図2-6〉 脳表のくも膜下腔内を走行する血管

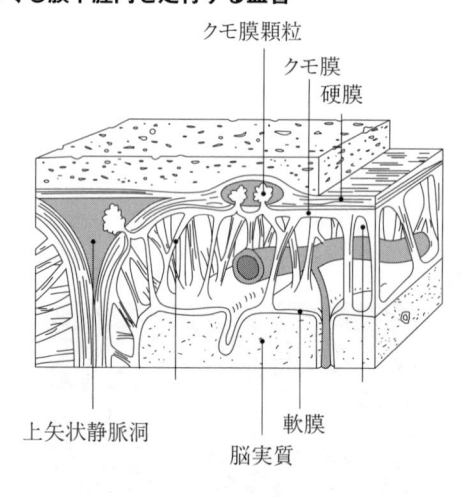

　正常の場合には、硬膜下腔というものは存在しない。ところで、硬膜下水腫や硬膜下血腫は、硬膜下腔に水腫や血腫が貯留するのであるが、それでは、硬膜下腔はどこにあるのであろうか。実は、硬膜の最もくも膜よりのところに硬膜境界細胞層が存在する。この層に亀裂が入り空間が生じると、生じた空間は硬膜下腔と呼ばれ、液体成分が貯留することになる。この液体成分は髄液ではない。

　脳の表面には動脈、静脈など多数の血管が走行している。これら血管は、

〈図2-7〉硬膜下腔のでき方

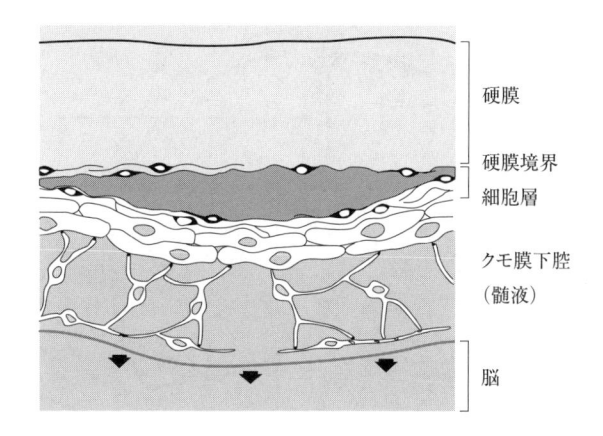

くも膜下腔内を走行していて、硬膜下腔内を走行していない。

　大きい静脈が、正中を走る上矢状静脈洞内に流入する部分だけが、例外的にくも膜下腔から硬膜下腔を貫いて硬膜に達する。〈図2-8〉で示すように硬膜下腔を走行するのは正中の上矢状静脈洞内に入る部分だけである。

〈図2-8〉上矢状動脈に液入する脳表静脈

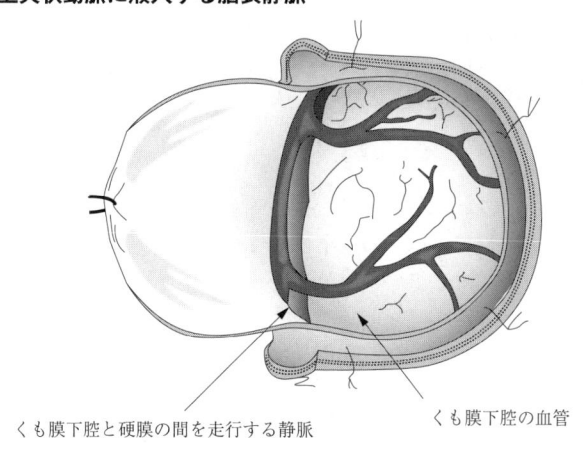

〈図2-9〉のくも膜下腔の部分に多くの血管が存在することになる。

〈図2-9〉脳表のくも膜下腔

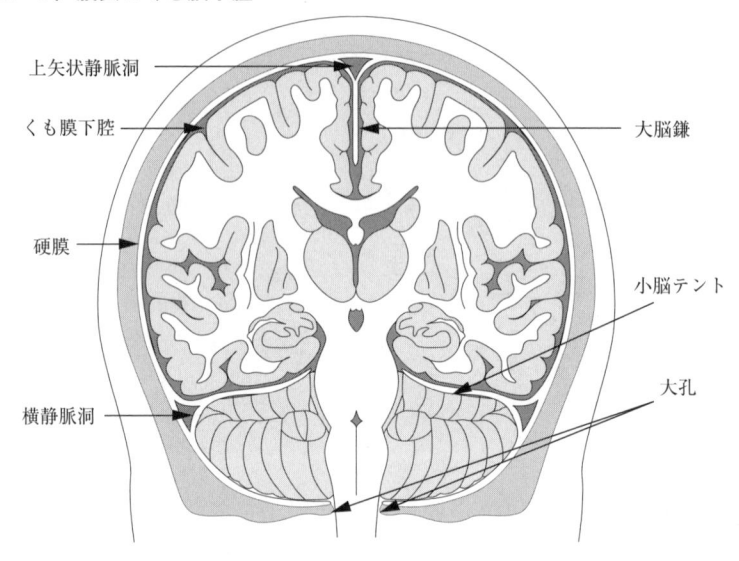

- 上矢状静脈洞
- くも膜下腔
- 硬膜
- 横静脈洞
- 大脳鎌
- 小脳テント
- 大孔

　論文内の低髄液圧症候群の硬膜下水腫のMRI写真を示す〈図2-10〉。T1強調画像で、血管は水腫内を走行することはなく、脳側に押し付けられている。

〈図2-10〉真の硬膜下水腫

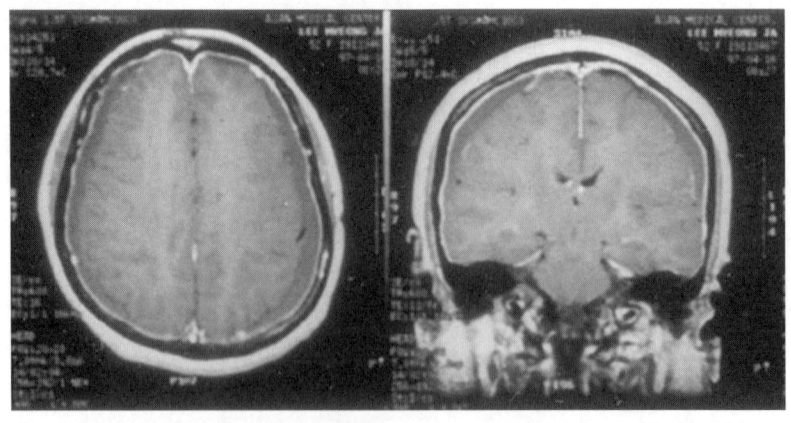

出典：Syndrome of cerebral spinal fluid hypovolemia（S. J. Chung, J. S. Kim, M.C. Lee）（Neurology, 55：1324、2000）

〈図2-11〉は、上段中央の脳と頭蓋骨の間の矢印で示される灰色の部分が硬膜下水腫である。同右の矢印が血管であり、脳側に押し付けられている。上段から時間が経ち、中段となる。脳と頭蓋骨の間の矢印で示される白色の部分が、硬膜下水腫ではなく硬膜下血腫となっている。同下段は、さらに時間が経ち、低髄液圧症候群が治癒した画像である。中央矢印はくも膜下腔である。

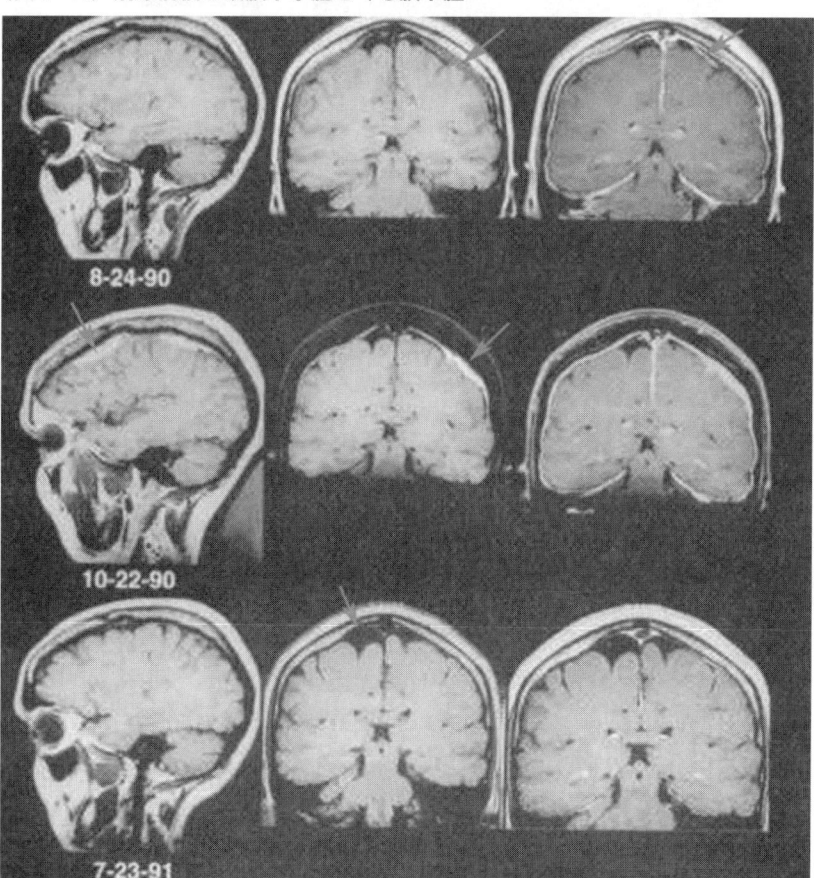

〈図2-11〉治療前後の硬膜下水腫とくも膜下腔

出典：B Mokri：Mayo Clin Proc, 72（5）：400-413、1997

(4) 低髄液圧症候群Bの医師が主張する硬膜下腔の拡大

〈図2-12〉に、くも膜下腔と硬膜下腔の拡大が混同されているMRIのイメージ図を提示する。

〈図2-12〉低髄液圧症候群Bの硬膜下腔は本当はくも膜下腔

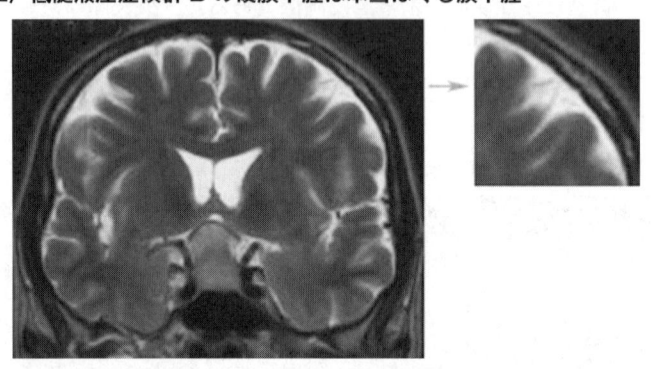

〈図2-12〉の脳の表面の白い部分が水分の貯留で、くも膜下腔か硬膜下腔か区別する必要がある部位である。同図では、この白い部分の中にひも状の黒いものがある。右の拡大図でよくわかる。この黒いものは血管である。もしこの腔が硬膜下腔であれば、硬膜下腔はくも膜を脳に押し付け、くも膜下腔内の血管は必然的にくも膜と一緒に脳側に押し付けられる。しかし、脳表の血管は脳側に押し付けられることなくこの腔内を走行している。したがって、この図で示される腔は、硬膜下腔ではなく、くも膜下腔ということになる。このように、しばしばくも膜下腔が硬膜下腔とされ、硬膜下腔の拡大と判断されている。

(5) まとめ

硬膜下腔拡大（＋）と診断されている場合、その元画像を調べる必要がある。FLAIR画像が撮影されていれば最適であるが、T1強調画像やT2強調画像しかない場合、腔内の血管を観察する必要がある。もし、血管が腔内を走行しているようであれば、硬膜下腔の拡大ではなく、くも膜下腔の拡大である。

硬膜下腔ではなく、くも膜下腔の拡大であると何が問題なのかについて説明する。そもそも低髄液圧症候群の場合、拡大するのは硬膜下腔の拡大とされている。また、くも膜下腔が拡大しているとしたら、くも膜下腔に存在するのは髄液であるため、髄液が頭蓋内に貯留して増加していることになり、頭蓋内から脊髄に髄液が移行して減少しているという説明との間に自己矛盾が発生することになる。

3 小脳扁桃の下垂と脳の下垂

(1) はじめに

低髄液圧症候群Bを主張する医師により、学会発表、雑誌、講演等で小脳扁桃の下垂と脳の下垂として提示されている画像を見ても、その主張どおりには受け取れない場合がほとんどである。小脳扁桃の下垂と脳の下垂の診断に関して記載する。

(2) 小脳扁桃の下垂と脳の下垂とは

論文で示される小脳扁桃、および、脳の下垂の実例を示す。切痕線でも脳の下垂が示され、大孔線でも小脳扁桃の下垂が明らかである（63頁参照）。

〈図2-13〉真の小脳扁桃の下垂

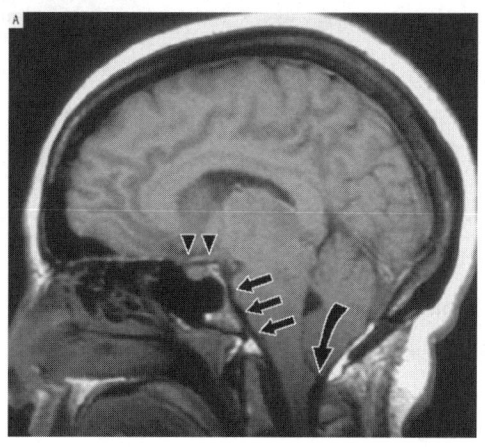

出典：Misdiagnosis of spontaneous intracranial hypotension（WI Schievink）
　　　（Arch Neurology, 60：1713、2003）

〈図2-14〉の左は低髄液圧症候群の治療前、右が治療後であり、小脳扁桃の下垂および脳の下垂が改善していることがわかる（注：矢印は筆者挿入）。

〈図2-14〉治療による小脳扁桃下垂の改善

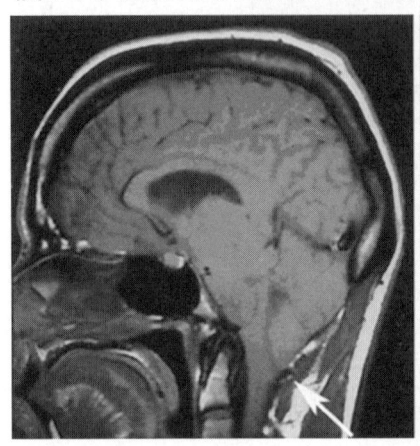

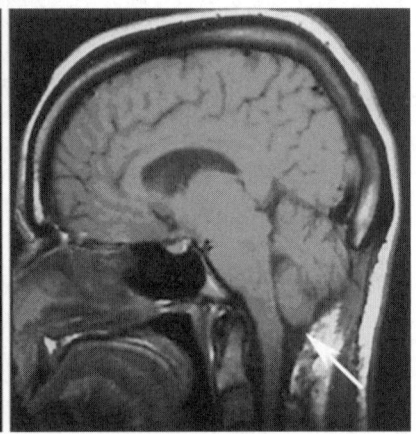

出典：Acquired Chiari I malformation secondary to spontaneous spinal cerebrospinal fluid leakage and chronic intracranial hypotension syndrome in seven cases（J.L.D. Atkinson, B.G. Weinshenker B. Mokri et al）（J Neurosurg, 88、：239、1998）

(3) Pannulloによる小脳扁桃の下垂と脳の下垂の定義

　Pannulloは、低髄液圧症候群の際のMRIにおける小脳扁桃の下垂と脳の下垂の基準を作成する目的で、正常人123人のデータを測定した（文献1-6）。そして、脳の下垂を示す目的でincisural line（切痕線）、小脳扁桃の下垂を示す目的で大孔線（foramen magnum line）を定義し、正常人の値の範囲を報告した。なお、67頁の「(9)追記-1：MRIにおける骨の写り方」と、「(10)追記-2：正常範囲とは（正規分布）」を参照してほしい。

(4) 切痕線（incisural line）：脳の下垂

　脳全体の下垂の基準として、incisural line（切痕線）が定義された。この線は、前床突起と直静脈洞、大大脳静脈、下矢状静脈洞の合流部を結んだ線である。さらに、この線と中脳水道のiter（入り口）との位置関係で脳の下垂が定義された。この線より、中脳水道入り口、つまり、iterが低ければ、

脳が下方に向かって下垂しているということになる。なお、incisural line が基準となる根拠は、incisural line は骨や硬い硬膜で決定されるために移動をほとんどしないのであるが、中脳水道入り口は脳が柔らかいために下方移動が可能だからである。前述の正常人123人のデータでいえば、平均値が−0.2mmで、1標準偏差が0.8mmであった。なお、下方がマイナスである。したがって、（平均−2標準偏差）

〈図2−15〉脳と小脳扁桃の下垂の基準線

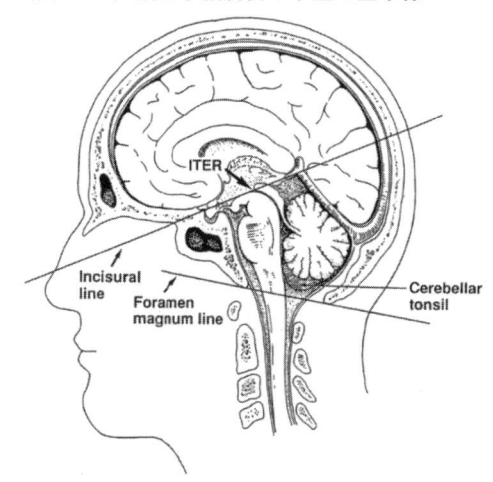

出典：S.C. Pannullo, J.B. Reich et al、MRI changes on intracranial hypotension、Neurology, 43：919-926、1993

は−1.8mmということになり、中脳水道のiter（入り口）がincisural line（切痕線）より1.8mm以上下方にあれば、脳が下方変移している目安となり、それ以下であれば、普通の人でもその程度の値は示すということになる。

〈図2−16〉切痕線の例

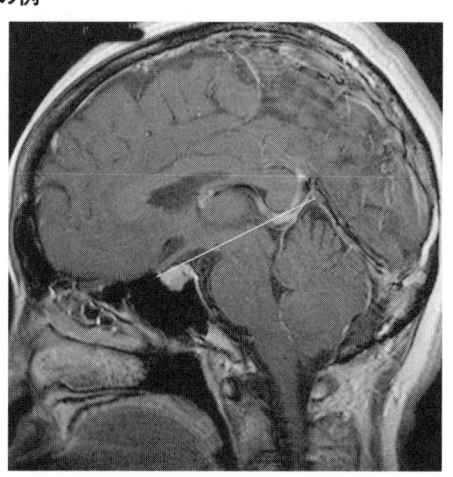

(5) 大孔線（foramen magnum line）：小脳扁桃の下垂

　cerebellar tonsil（小脳扁桃）の下垂の基準として foramen magnum line（大孔線）が定義された。この線は、斜台の下端と大後頭孔後方の後頭骨下端を結んだ線である。そして、この線と小脳扁桃（cerebellar tonsil）の下端との位置関係で定義した。この線より、小脳扁桃、つまり、cerebellar tonsil が低ければ、小脳扁桃が下方に向かって下垂していることになる。なお、foramen magnum line は、骨で決定されるために移動がほとんどできないが、一方の小脳扁桃は、脳が柔らかいために下方移動が可能である。前述の正常人123人のデータでいえば、平均値が－0.1mmで、1標準偏差が2.1mmであった。なお、下方がマイナスである。

　したがって、（平均－2標準偏差）は－4.3mmということになり、小脳扁桃下端が foramen magnum line（大孔線）より4.3mm以上下方にあれば、小脳つまり、脳が下方変移している目安となり、それ以下であれば、普通の人でもその程度の値は示すということになる。

(6) しばしば認められる小脳扁桃の下垂の誤り

　統計化された小脳の扁桃の下垂は、矢状断であるが、冠状断ではどうなっているのであろうか。大孔とは、後頭骨の一番下面にある穴で、その穴を通り、脳幹が頭蓋骨内から出て脊髄に移行する。小脳扁桃の下垂とは、本来は頭蓋腔内にあるべき小脳の一部が、頭蓋腔からこの穴を通り、脊髄腔にはみ出すことをいう。ところで、大孔は骨で作られていて、一定の厚みがあるため、大孔には骨の上面をつなぐ線と、下面をつなぐ線が想定できる。

〈図2-17〉頭蓋骨の上面と下面

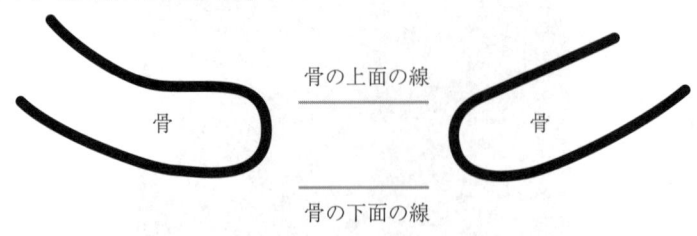

小脳扁桃の下垂という場合、上で示した大孔線（foramen magnum line）とは、骨の下面をつなぐ線であり、小脳扁桃の下面と、この線の位置関係で下垂の有無が判断されている。なお、大孔の上端と小脳扁桃の位置を比較している誤りがしばしば見受けられる。たとえば、冠状断において、上面を結ぶ線より下がっていれば、下面を結ぶ線より上でも小脳扁桃の下垂と記載されているが、すでに記したPannulloの正常人の統計は、あくまで、下面をつなぐ線との位置関係である。

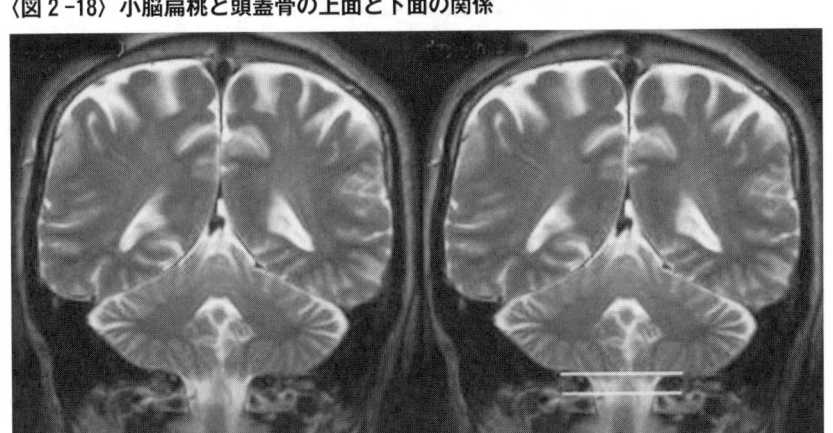

〈図2-18〉小脳扁桃と頭蓋骨の上面と下面の関係

　〈図2-18〉もイメージ図であるが、右の図は骨の上面を結ぶ線と下面を結ぶ線の両方を示している。小脳扁桃の下面は、上面を結ぶ線よりは下位に位置し、下面を結ぶ線よりは上位に位置している。しかし、Pannulloの正常人の統計では、骨の下面を結ぶ線より、小脳の下端は下方に移動している必要がある。ただし、Pannulloの統計は矢状断であるために、小脳扁桃の下垂を判断する場合、矢状断で判断する、または、冠状断の統計をきちんと取るということが必要であろう。
　冠状断での小脳扁桃の下垂の実例を〈図2-19〉に示す。〈図2-18〉の写真に比較して下垂の程度は大きく、骨の下縁より下位にある。

65

〈図2-19〉真の小脳扁桃の下垂

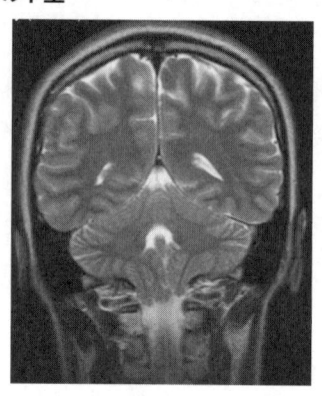

(7) 低髄液圧症候群 B の医師が主張する小脳扁桃の下垂

小脳扁桃の下垂と主張される例のイメージ図を〈図2-20〉に示す。小脳扁桃の下垂はない。

〈図2-20〉誤って主張される小脳扁桃の下垂

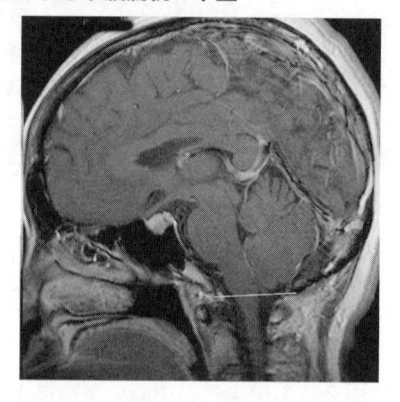

(8) まとめ

小脳扁桃の下垂や脳の下垂と診断されている場合、その元画像を調べる必要がある。きちんと数値的に基準のある Pannullo のデータに基づいて診断されているのであれば問題ないが、特に根拠がなく小脳扁桃の下垂や脳の下垂と診断されている場合は根拠がないことになる。

(9) 追記－1：MRIにおける骨の写り方

　骨は、皮質と髄質からできている。大判焼きを考えるとよい。周りの皮の部分が皮質である。中のあんこの部分が髄質である。皮質は、ほとんどがカルシウムでできている。髄質は、カルシウムの骨格に、血液成分と脂肪成分が混在する。ところで、MRIでは、カルシウムは黒く写り、脂肪成分は白く写る。また、血液成分は、この両者の中間である。したがって、骨の皮質は一般的に黒く写ると理解してよい。しかし、髄質は3者の割合により写る色が異なり、中間色を含めて黒から白まで写る可能性がある。骨が白く写る場合や、黒く写る場合は、MRIで骨の輪郭はわかりやすいのであるが、中間的な色に写る場合に骨の輪郭を捉えることは難しく、解剖学的な知識が必要となる。

(10) 追記－2：正常範囲とは（正規分布）

　一般に多くのデータは〈図2-21〉のように正規分布をなす。中央が平均であり、そこをピークにして左右に広がる。通常の人の95.5％は平均±2標準偏差以内に属する。したがって、〔平均＋2標準偏差〕より大きいもの、または、〔平均－2標準偏差〕より小さいものは普通ではないとされる。別の言い方をすれば、この範囲内に普通の人の多くが属し、この範囲内の値は異常とはいえない。

〈図2-21〉正規分布

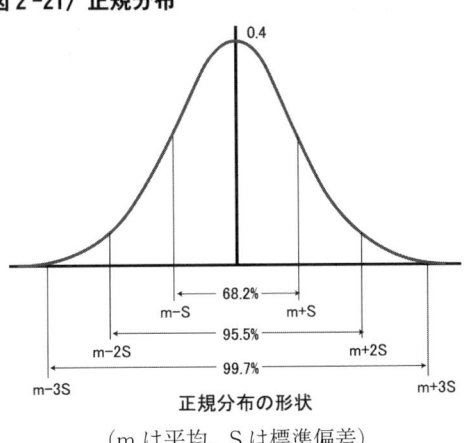

正規分布の形状

（mは平均、Sは標準偏差）

第1編　医学から検証した脳脊髄液減少症

4　脳表の静脈の拡張

(1)　頭蓋内静脈の拡張に関して

　低髄液圧症候群Bを主張する医師により学会発表、雑誌、講演等で頭蓋内静脈の拡張（+）として提示されている画像を見ても、その主張どおりには受け取れない場合が多い。

(2)　頭蓋内静脈の拡張

　頭蓋内静脈の拡張とされるイメージ図を〈図2-22〉に示す。特に静脈の拡張はない。

〈図2-22〉誤って主張される脳表静脈の拡張

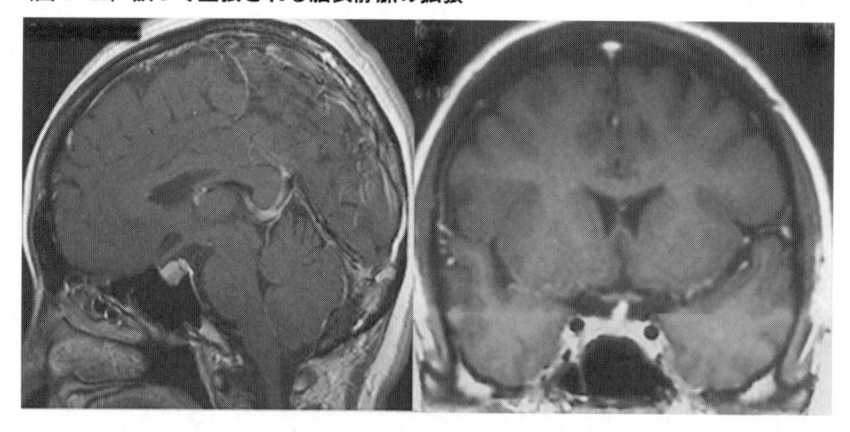

　脳表静脈の拡張を根拠として、低髄液圧症候群の診断根拠としている医師が存在するが、この意見には異論が多いといわざるを得ない。

　脳外科医は数多く脳血管撮影を行ってきた。その結果、脳表の静脈の大きさ・位置に個人差が非常に多いことを知っている。また、被験者の姿勢や、単にいきむだけでも大きさが異なる。脱水かどうかでも異なる。個人差があるだけでなく、同一個人内ですら、撮影するときの条件で、脳表静脈の大きさは異なりうる。脳表静脈の拡張を基準とした場合、具体的な拡張の基準をほとんど述べることはできない。

そして、低脊髄圧症候群Bを主張する医師たちの多くも、この脳表静脈の拡張を根拠とした基準を採用していない。たとえば、美馬医師は文献2-2・114頁左5行目において、「脳静脈の拡張は個人差が多く、経時的な変化は見えても、最初の診断には役立ちにくい」と記載している。竹下医師も文献2-3の中で、脳の静脈の拡張を基準として記載していない。低髄液圧症候群の研究を大きく進めたMokriも、文献1-2の中で、脳の静脈洞の拡張は記載しているが、脳の静脈の拡張は記載していない。Mokriの脳のMRI所見を下に示す。そして、「脳静脈洞の拡張は、明らかなときもあるが、微妙なときもあり、治癒前と治癒後のMRIを比較検討して、はじめて決定できる」という記述がついている。以下がMokriが示す、脳MRIの画像所見である。

・び慢性硬膜増強
・脳の下降（"たれさがり"あるいば"沈下"）
　　小脳扁桃の下降（キアリー奇形Ⅰ型様になることもある）
　　いくつかの脳槽の閉塞（例：橋前脳槽や視交叉周囲脳槽）
　　後頭蓋窩の密集化
・下垂体の腫大
・視交叉の扁平化や"テント"化
・硬膜下の液体貯留（典型的には水腫、まれに血腫）
・脳膜静脈洞の怒張
・脳室サイズの縮小（脳室虚脱）
・脳幹の前後径の増加

　低髄液圧症候群Bを主張する一部の医師は、脳静脈の拡張を診断根拠にしているが、どの程度の静脈の大きさがあれば拡張していると診断できるのかという診断基準を示さず、また、髄液漏でない正常人の静脈の大きさの分布も示していない。その場合、その医師のいう脳表静脈の拡張は、本当に拡張しているかどうかまったく証明されていないといってよい。もし、脳表の拡張を診断基準にしたいのであれば、まず、その被検者において脳表の静脈が本当に拡張していることを証明する必要がある。

篠永教授は、Gd造影脳MRIでは、以下のうち、3項目以上陽性であることが必要であると主張しているが（「篠永論文」）、ほとんどMokriの引用であるにもかかわらず、Mokriの原本が静脈洞なのに、ここでは静脈に変更されている。

①　硬膜下腔拡大
②　小脳扁桃下垂
③　硬膜造影効果
④　脳静脈拡張
⑤　脳下垂体腫大
⑥　脳幹扁平化
⑦　側脳室狭小化

静脈洞拡大と主張されている画像と論文内で静脈洞の怒脹とされている写真を〈図2-23〉に示す。右図の矢印の先の白い部分が静脈洞の怒脹を示している。右に比較して左図は白い部分が遥かに小さく、ほぼ正常といえる。

〈図2-23〉誤って主張される静脈洞の拡張と真の硬膜のびまん性増強効果と静脈洞の拡張

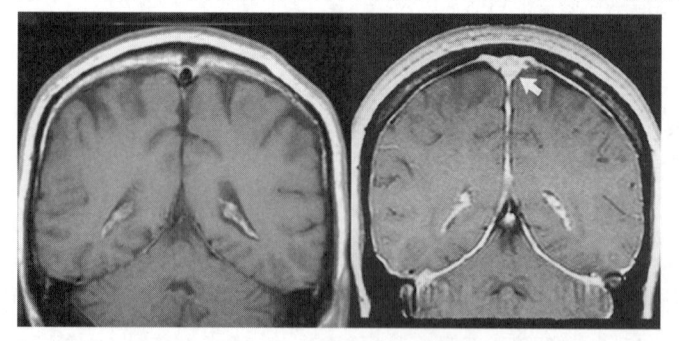

MRI findings in lumbar puncture headache syndrome：abnormal dural-meningeal and dural venous sinus enhancement （R Bakshi, L L Mechtler, S Karman, E Gosy et al）：Clinical Imaging 1999；23：73-76

(3) 頭蓋内静脈の拡張

脳静脈の拡張が低髄液圧症候群の根拠の場合、非常に強い脳静脈の拡張でない限り、その診断の信頼性は低いと思われる。

5　脊髄におけるくも膜嚢胞と傍脊髄の高信号画像

(1) MRミエロでの髄液漏の診断に関して

　低髄液圧症候群Bを主張する医師により学会発表、雑誌、講演、テレビ等でMRミエロで髄液漏（＋）として提示されている画像を見ても、文字どおりには受け取れない場合が多い。MRミエロで髄液漏（＋）との診断に関して説明する。

(2) MRミエロでの腰椎の神経根部の蕾所見、および傍脊髄高信号画像に関して

　腰部MRIのMRミエロ画像（hydromyelography）で神経根の先端につぼみのような所見、脊髄腔の近傍で白い髄液漏様所見があり、髄液の漏出像であると主張されることがある。たとえば、〈図2-24〉のようなイメージ図を示して、腰椎部で髄液漏があるという場合である。

　しかし、正常人のMRミエロ画像で、多くの蕾状（らいじょう）所見、脊髄腔の近傍で白い髄液漏様所見が認められることが一般的である。〈図2-25〉は、低髄液圧症候群Bを主張する医師の1人である竹下医師が『低髄液圧症候群（脳脊髄液減少症）の画像診断』（文献2-3）で示すMRミエロでの正常像である。

　腰椎部は、正常でも神経根部にくも膜憩室があり、蕾状の所見が認められるのは、よく知られた事実である。また、脊髄腔の近傍で白い水様の所見があることも普通である。前記の写真ように画像は正常所見とされ髄液の漏出像と判断されていない。単に蕾所見、脊髄腔の近傍で白い水様所見があるだけでは髄液漏とは判断できない。

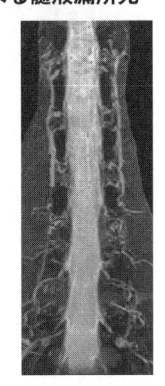

〈図2-24〉誤って主張されるMR腰椎ミエログラフィーによる髄液漏所見

第1編　医学から検証した脳脊髄液減少症

〈図2-25〉MR腰椎ミエログラフィー：正常像

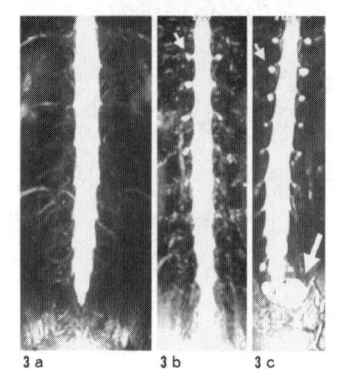

3a：神経根部が鋸歯状あるいは棘状に明瞭に認められる。
3b：神経根部先端が硬膜外腔で球状に膨大したarachnoid diverticulum（小矢印）、
あるいは、3c：diverticulumと仙・尾椎部小嚢胞（大矢印）

出典：文献2-3・1416頁

(3) MRミエロでの頚椎の神経根部の蕾所見、および傍脊髄高信号画像に関して

〈図2-26〉のような写真を示し、頚部MRミエロで、髄液で漏出（+）と主張されることがある。しかし、実際は、特に何ら問題のない画像である。このような写真で髄液漏があるといっても、このMRIの撮影条件では、脂肪や、遅い動きの自由水はすべて白く写るため、髄液漏と指摘されている白い影は、リンパ管や静脈や脂肪の可能性があり、髄液漏と断定できない。

〈図2-26〉誤って主張されるMR頚椎ミエログラフィーによる髄液漏所見

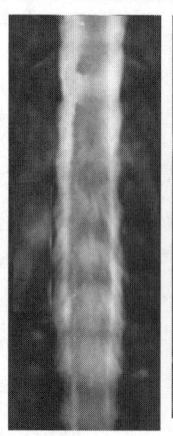

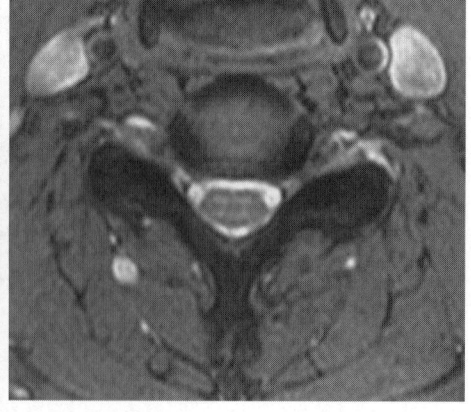

72

Ⅳ 脳槽シンチの所見

1 脳槽シンチの基礎

(1) RI脳槽シンチの説明

〈図2-27〉髄腔内に注入されたRIの流れる経路

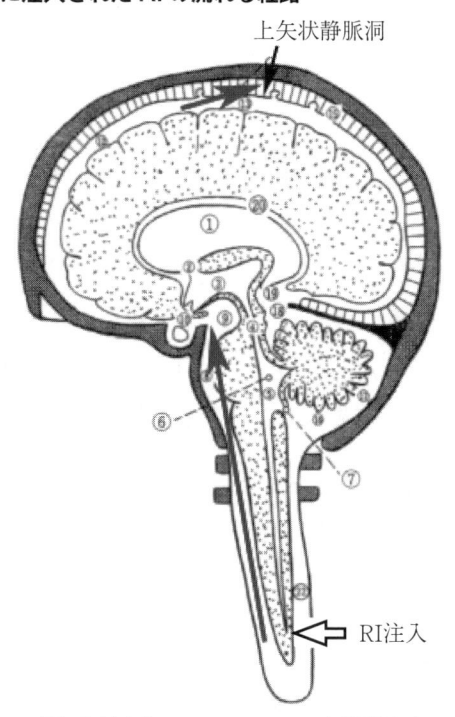

出典：文献2-4・103頁（元図はFrank H Netterと記載されている）

　RI脳槽シンチでは、腰から脊髄腔を穿刺し、In-DTPA（＝放射性同位元素のインジウムでラベルされた放射性物質で脊髄腔撮影用に用いる＝RI）を脊髄腔に注入する。この注入されたRIは通常の脳脊髄液の流れに沿って脊髄を上行し、頭の最も上部にある上矢状静脈洞から吸収される。〈図2-27〉の矢印が流れる経路である。なお、人により、脳槽・脊髄腔シンチグラム、RI cisternography、RI脳槽シンチ、RI脳槽シンチグラフィーなど使用する用

語は異なるが、すべて同じものを意味している。

〈図2-28〉は、左からアイソトープの注入後、1時間、3時間、5時間、24時間の正常図である。1時間後では、腰椎から注入したアイソトープが脊髄を上行している。3時間後では、アイソトープはさらに上行し、一部脳底槽に達する。5時間後は脳底槽を超えて脳表にアイソトープが認められる。下部に見えるのが膀胱に現れたアイソトープである。24時間後になると、脳表全体に造影が認められる。

〈図2-28〉RI脳槽シンチ（RI注入後、各時間毎の画像）

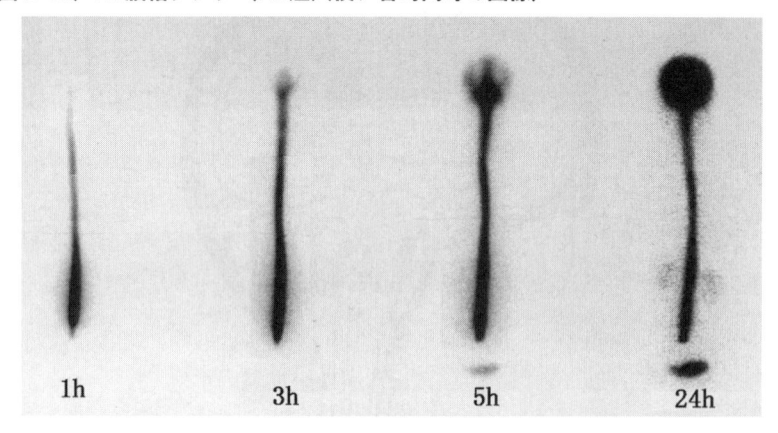

(2) RI脳槽シンチ時のアイソトープの移動

^{111}In-DTPAの販売元の日本メジフィジックス（株）の添付文書（文献2-5）によれば、「腰椎穿刺で脊髄腔内に投与された本剤は、半減期5時間および12時間の2相性の消失曲線に従い脳槽に移行する。一部は脊髄腔で吸収される。（初期血中出現）」と記載されている。

2相性の消失曲線を示すということは、腰椎穿刺で脊髄腔内に投与されたアイソトープの脊髄腔からの減少には2つのメカニズムがあるということである。1つは脊髄から直接血中へのアイソトープの吸収、もう1つは脊髄腔から頭蓋内へのアイソトープの移行である。どちらかの半減期が5時間であれば、もう一方の半減期が12時間と推論されることになる。いずれにしろ、

相当量のアイソトープが脊髄部で吸収されていることが推察できるデータである。

なお、血中に移行したアイソトープであるが、日本メジフィジックス（株）の医薬品情報（文献2-6）には、「血中放射能は、最高値を100％とした場合、投与後1時間で50％に達し、その後も上昇を続け、3時間で最高値に達した。3時間以後6時間までは、半減期2時間で急速な減少曲線を描き、続いて半減期15時間の緩やかな減少に移行した」と記載されている。

「投与後1時間で最高値の50％」に達する場合、その時点ではアイソトープは頭蓋内まで到達していないことが多いため、血中濃度の上昇はアイソトープの脊髄部での吸収によると考えられる。また、「3時間で最高値」も、その時点ではアイソトープは脳槽に移行していても、まだ上矢状洞には達していないため、相当量のアイソトープが脊髄部で吸収されていることが推察できる。

つまり、ここに記載される初期の6時間までは、血中に移行したアイソトープのほとんどが脊髄レベルで血中へ移行したと考えられる。そして、この間アイソトープは脊髄腔内にまだ存在し脊髄腔から血中へ移行が続いている。アイソトープが血液中から尿中に排泄されないとすれば、血中濃度は初期の6時間の間は、本来は増加し続けなければいけない。しかし、血中濃度のピークは3時間であり、この3時間から6時間までの間は、血中濃度の半減期が2時間ということであるため、脊髄腔から血中への流入と血中から尿中への排泄が同時に生じていて、かつ、尿中への排泄による血中のアイソトープの半減期は、本来は2時間よりかなり短いことが推定できる。^{111}In-DTPAは糸球体透過物質であるために、一度腎臓を通るとほとんどが排泄されることが理由であろう。6時間以降は血中濃度の半減期が15時間ということは、一度血中に流入したアイソトープは急速に尿中に排泄されることを考えると、頭蓋から血中濃度の移行は、かなり緩やかであることがわかる。このことからも、脊髄部分で相当部分のアイソトープが吸収されていることが推定される。

〈図2-29〉髄液の吸収部位

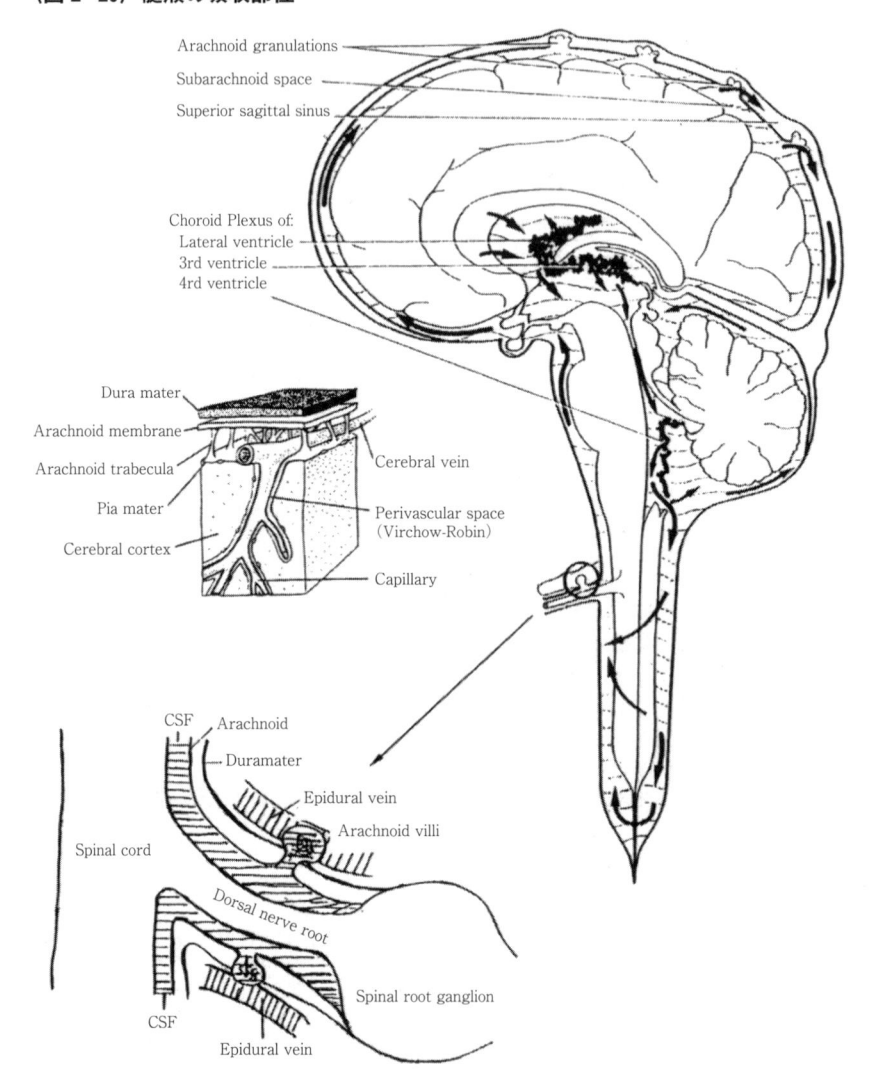

出典：高橋貞夫＝野村宏「髄液検査の臨床的意義」神経内科37巻3号215頁～232頁（1992）

また、アイソトープの体全体からの有効半減期は16時間であると報告されている[33]。その場合、24時間時点での体内残存アイソトープ（正確には放出している放射線の量）は35％である（文献2-7、2-8、2-9）。有効半減期の意味は、アイソトープは何をしなくても自然崩壊するために減少（^{111}In-DTPAの物理的な半減期は2.8日）するが、このことを無視した放射線の量の体内での残存率（正確には放出している放射線の量）であり、初期に測定した放射線の量との単純な比較で半分という意味である。

2　RI脳槽シンチの腰椎部からのアイソトープの漏出

(1)　はじめに

脳脊髄液減少症研究会の医師たちは、RI脳槽シンチにおける腰椎部からのアイソトープの漏出は髄液漏の直接所見と主張している（「脳脊髄液減少症ガイドライン2007」）。本章では、この主張に関して記載する。後に述べる3時間の脳槽シンチで膀胱造影（＋）があれば髄液漏という意見とあわせて、この2つの意見が最も誤りを含んだ主張である。

(2)　RI脳槽シンチにおける腰椎部からのアイソトープの漏出

腰椎部からのアイソトープの漏出と示されるイメージ図を〈図2-30〉に示すが、tree bud（木の芽）状の所見、または、クリスマスツリー状の所見を認めた場合、「低髄－B基準」では、腰椎部からの髄液漏の所見とされている。下図の黒い矢印が脊髄腔から神経根に沿った髄液漏の所見という主張である。

これが、髄液漏の所見というためには、実は2つ問題がある。腰椎部では神経根に沿って髄腔がつぼみ（蕾）状に膨らんでいるくも膜憩室があることがある。この場合、髄液漏ではないことになる。もう1つの問

〈図2-30〉RIの腰椎部での漏れ

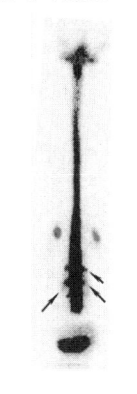

---

[33] 体内に投与されたアイソトープが半分に減少する時間。

題は、この髄液漏が脊髄腔穿刺のときにできた針穴から漏れているということを除外しなければ、本当にこの所見が低髄液圧症候群の原因としての髄液漏とはいえないことである。これらの tree bud、または、クリスマスツリー状のパターンは、1970年代は穿刺時の穴による髄液の漏出とされていた。脊髄穿刺針が25G と小さい場合、針穴からの漏出は生じないと言う医師もいるが、そう主張する根拠は示していない。〈図2-30〉のような所見があれば、必ず穿刺時の針孔からの髄液漏ではなく、検査の前から存在する髄液漏の所見であろうか。

(3) RI 脳槽シンチにおける穿刺部位からのアイソトープの漏出

腰椎穿刺においては、常に手技によって生じた針孔からの髄液の漏出を除外する必要がある。かつての RI 脳槽シンチは平面的な画像しか得られなかったが（普通の胸の X 線写真のようなもの）、現在の画像では3次元の立体情報を得ることができる（CT スキャンのようなもので、自由に断面が選べる）。イメージ図を〈図2-31〉に示す。

〈図2-31〉RI の腰椎部での漏れ

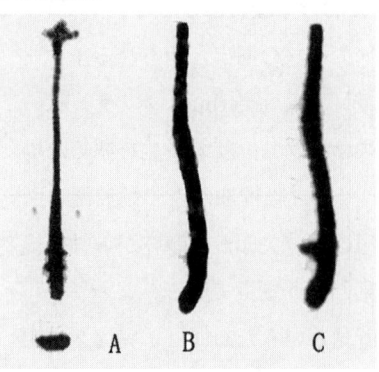

上図の A と B は普通の胸の X 線写真のような全体を写した画像で、普通のスナップ写真と考えてよい。上図の A は前後画像で、tree bud またはクリスマスツリー型のアイソトープの漏出が認められる。B は側面画像であるが、わずかに背中に何かが飛び出しているようにも見えるが、アイソトープ

の漏出ははっきりしない。一方、〈図2-31〉のCはCTスキャンのような断面写真であり輪切りを見ている。正中の矢状断画像（体を左右の真ん中で輪切りにし、その断面を横から見ている）であり、脊髄後方の針をさした部位に放射性同位元素が漏れていることがよくわかる。なお、このアイソトープの漏れている部位は第4・5腰椎間であり、腰椎穿刺部位と一致する。

　それでは、針孔が1カ所なのに、どうして穿刺部位から広がる両側多発性の漏出画像を示すのであろうか。実は、硬膜外腔は疎な組織であるために、1カ所で漏れても、その漏れは幅広く広がり、実際に髄液が漏れている部位と漏れた髄液がたまる位置が必ずしも一致しないためである。硬膜からの髄液の漏出部位と漏れた髄液がたまる部位がずれることがあることはよく知られている。硬膜外腔は通常は脂肪組織が充満していて隙間がないのであるが、漏れた髄液は脂肪組織を押しのけて、たまりやすい部位にたまる。このことは、実際の手術の際に、髄液のたまりは見つけられても、硬膜の漏出部位の特定が難しい原因ともなっている。また、ブラッドパッチ時に注入される造影剤の広がりも、個人差があり一定程度以上広がることが、よく知られている。

　〈図2-31〉のAのような画像を見た時に、それが穿刺部位からの漏出か、または、穿刺前から髄液漏があったかは、本来検討しなければいけない。図Aの画像だけを見て、穿刺針が小さいから、穿刺部位から漏れているはずがないとはいえない。もちろん、穿刺時以前から存在した髄液漏の可能性がまったく否定できるわけではないが、穿刺時の髄液漏の可能性が充分にある以上、きちんと調べて確定させる必要がある。

　1970年代の科学者は、このことをきちんと検討している。^{111}In-DTPA（=アイソトープ）RI脳槽シンチは、1970年代に開発され、当初は水頭症の診断、髄液漏の部位の検索のために主として使用された。その頃には、この検査の基礎データがきちんと集められ、この検査の失敗率まで報告されている。最も大きいミスとして、髄液腔内に注入すべきアイソトープが一部、硬膜外に漏れてしまうこと、また、注入中は漏れていないものの、針を抜いた

後から、アイソトープが硬膜外に漏れてしまう例まで報告されている。そして、すべてあわせると、25％の検査で、何らかの漏れは生じると報告されている。

　文献2-4・123頁32行目によれば、「脳槽シンチグラフィーの失敗率は高く、11～24％といわれている。その原因はRI脳槽シンチに先立って実施した気脳撮影あるいは腰椎穿刺によるのではなく、RI脳槽シンチ時の不適当な穿刺のためと考えられている。また、約25％の率で穿刺部位から漏出が認められるといわれており、定量的な評価を行う際注意しなければいけない。硬膜外に誤って注入した場合は、硬膜嚢の末端にnormal variationがあるため種々の像を呈するが、典型的には神経根に沿ってアイソトープが漏出し、いわゆる"Christmas tree"パターンを呈する。硬膜下に注入した場合は、アイソトープは硬膜下腔内に分布し、2本の帯状パターンを呈する"railroad track　パターン"。脊髄靱帯あるいは筋肉に注入した場合はその部位に"hot spot"がみられ、48時間あるいはそれ以後も吸収されずに停滞することがある"centralあるいはmidline　パターン"」と記載される。

(4)　腰椎穿刺の仕方、または、アイソトープを注入しているのはどこか

　腰椎穿刺は腰を曲げて行うために、曲がり方に個人差があり、どの椎間で穿刺しているか正確にはわからない。一応の目安として、両側の骨盤の一番上部を結んだヤコビー線がある。このヤコビー線と脊柱が交わる部位は、第3・4椎間または第4・5椎間である。

　なお、この穿刺位置の理解は、針穴からの造影剤やアイソトープ流出を理解するためには必須の知識となる。

(5)　RI脳槽シンチ時の穿刺時の針穴から髄液漏

　ところで、RI脳槽シンチは失敗の多い検査として知られていて、文献2-4・123頁32行目から、失敗例の説明がなされている。それによれば、RI脳槽シンチを行うと、4人に1人の割合で、刺した針穴（造影剤を注入した箇所）から造影剤が漏出するとされている。このことに関して、脳脊髄液減少症研究会の医師は23G（直径0.65㎜）（25Gという医師もいる）の小さい針を使

〈図2-32〉腰椎穿刺と体位

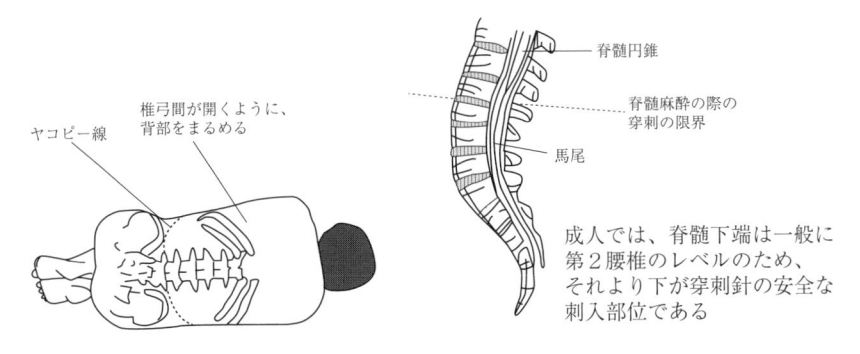

〈図2-33〉脊髄周辺の局所解剖と針の進入路

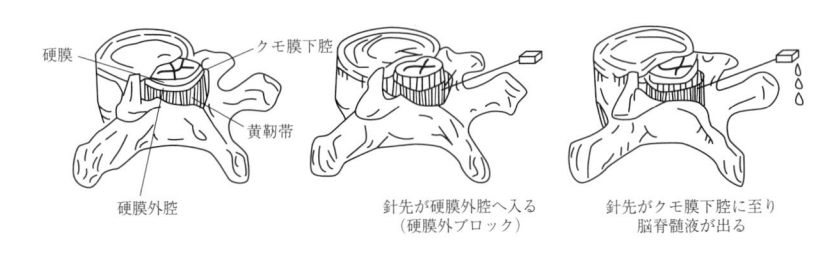

用しているから針孔からの漏れはないと主張している。しかし、穿刺という手技（針の大きさははっきりと記載されていないが、通常は21G（直径0.80mm））により放射性同位元素が4人に1人の割合で脊髄腔から漏出するという事実がある中で、23Gまたは25Gの針で、どの程度の人が、病的な状態ではなく、医学的な手技のために漏出しているかは検討していない。医学的な手技による髄液漏は、決して皆無ではなく、少なからぬ数字になると思うが、この2者（病的な状態と医学的な手技の状態）を区別していない。そして、脳脊髄液減少症研究会の医師らは「髄液漏出部位はRI cisternographyでみるかぎり圧倒的に腰椎部」と主張している（RI cisternographyでは穿刺部位は腰椎である）。一方、Mokriの文献1-2・11頁14行目では、漏出部位は胸椎に多いとされていて、脳脊髄液減少症研究会の医師の意見は一般的な意見と乖離している（192頁参照）。

(6) どの程度の確率で穿刺部位からアイソトープの漏出は生じるのか

どれほどの確率で穿刺により髄液漏が生じるのであろうか。文献2-10・247頁の表-2から判断すると、Leakage（±）をどう考えるかによるが、37例中8例から11例、つまり、26％から33％の症例において、穿刺により放射性同位元素（RI）が漏れていることになる。これと、ほぼ等しい数字の記載が、文献2-4・123頁33行目に、「また、約25％の率で穿刺部位から漏出が認められる」と記載されている。

上記の2つの数字は、RI脳槽シンチによる放射性同位元素の追跡の数字であるが、一方、臨床的に穿刺部位から脳脊髄液が漏れる状態であるルンバール後の頭痛[34]は、どれほどの頻度で生じるのであろうか。これに関する報告は、数多くあるために、1つだけ例を示す（文献2-11）。Summaryだけを翻訳する。

> 平均年齢68.9歳（21-88歳）のグループと、平均年齢29.4歳（20-40歳）の若年者のみの2つのグループで無作為の二重盲検試験を行い、硬膜穿刺後の頭痛の頻度に及ぼす、針のサイズが与える影響を調べた。上記2回の実験にさいして、2つの針のグループ（20ゲージと25ゲージ）は、数、性別、年齢そして手術の内容に関しては比較可能なように等しくした。若年者の穿刺後の頭痛の頻度は、20ゲージのときは27.6％であり、25ゲージのときは12.6％であった。高齢者においては、頭痛の頻度に関して統計上の有意な差は、針の大きさ（10.8％と7.8％）と性別に関して生じなかった。穿刺後の頭痛に関していえば、高齢者の場合は、脊髄麻酔に20ゲージでも25ゲージでも関係ないと結論されたが、若年者の脊髄麻酔に関しては小さい針がよりよいことが示された。

これに示されるように10ないし30％がよく報告されている数字である。

以上、硬膜穿刺による脊髄液の漏出の頻度を考察した。RI脳槽シンチの画像から見た場合と、穿刺後の頭痛で見た場合の数字は近い数字であり、この程度は穿刺後に漏出が生じると考えなければいけない。

穿刺後の髄液の漏れをきちんと否定して、初めて、検査以前から漏れてい

---

34 腰椎穿刺の意味。

たと結論づけることが可能である。新しいことを言う時は、できるだけ証拠を集めるべきであり、そうしないと、穿刺時の針穴からの漏出ではないということが証明されない。

なお、学会報告ではあるが、西尾医師は文献2-12において、脳槽シンチの際に25Gの針を使用した場合、穿刺により髄液漏が生じる可能性は11％と報告し、「明らかな髄液漏出所見がなく、膀胱内への造影剤早期貯留を認める場合は、SPECT像の撮影を追加して穿刺部からの漏出の有無を必ずチェックする必要がある」と主張している。

(7) RI脳槽シンチ後のMRミエロの報告

脳脊髄液減少症研究会の医師たちは、針孔からRIは漏れることはないとしていた。しかし、針孔から漏れる可能性を強く指摘されたため、国立病院機構福山医療センター脳神経外科の守山英二医師と名古屋市立大学脳神経外科の西尾実医師の2名は、RI脳槽シンチの直前とRI脳槽シンチ後の当日にMRミエロを撮影することを開始し、2011年の脳神経外科総会で発表した。2名の発表は同様の内容で、RI脳槽シンチで漏れた画像が得られた症例で、RI脳槽シンチの直前のMRミエロでは髄液漏の所見がなくてもRI脳槽シンチ後のMRミエロで髄液漏の所見を認めたことを発表した（文献2-13）。

〈図2-34〉は、RI脳槽シンチで髄液漏所見を示した患者のRI脳槽シンチ前後のMRミエロ画像で、左図はRI脳槽シンチ前、右図はRI脳槽シンチ後のMRミエロ画像である。矢印で示すように、RI脳槽シンチ前には見られない白い水様成分が右図では脊椎管周囲に認められていて、RI脳槽シンチ後に髄液漏が生じたことが示されている。

西尾医師は、英語の文献（文献2-14）も発表し、針孔からの漏出がさまざまな形をとることを記載している。MRミエロで検出する場合、RI脳槽シンチの穿刺時に75％の症例で医原性の髄液漏が認められると報告している。

ただし、2名の医師でその解釈は全く異なり、西尾医師は「腰椎穿刺に伴う髄液漏」と判断し、「ブラッドパッチの適応外」としたが、守山医師は「造影剤10ml、RI溶液1ml、空気2mlを注入した結果、髄腔内の圧力が増加

83

〈図2-34〉RI脳槽シンチ前後のMRミエロの所見の変化

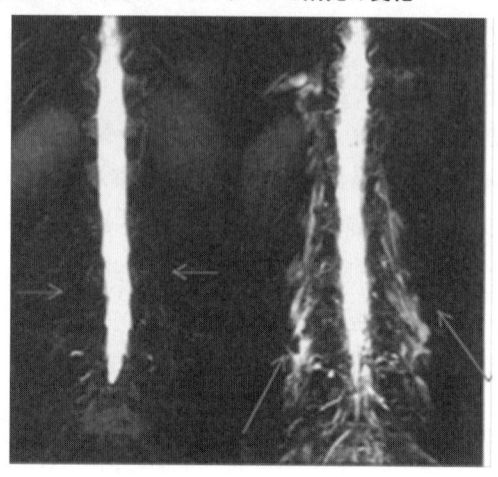

し、既存の髄液漏が強調された」と主張した。守山医師の主張は少し無理な理屈で、西尾医師のほうが自然な普通の解釈と思われる。

この点に関して、山梨厚生病院脳神経外科の渡辺新医師は、『画像診断でわかる脳脊髄液漏出症』（文献2-15）を出版し、西尾医師たちの英語文献を引用し、「(RI脳槽シンチで）腰仙部に漏出像がある場合には、少なくとも現在のところRI脳槽シンチグラムで脳脊髄液が漏出していることを示すには無理があります」(129頁13行目）と記載している。そして、「脳脊髄液減少症ガイドライン2007」のRI脳槽シンチによる診断の問題点だけでなく、「交通事故により脳脊髄液漏出症になることは頻度としては少ない」(iv頁13行目)、「これまで『外傷性脳脊髄液減少症』と診断されてきた患者さんは、全員が本当に脳脊髄液の漏出を起こしているのかという、より根源的な問題が存在するのです」(v頁10行目）など、脳脊髄液減少症研究会の医師たちが従来行ってきた診断基準で診断された患者は実は髄液漏ではなかった可能性を記載している。

また、「脳脊髄液減少症ガイドライン2007」の作成者の1人である山梨大学脳神経外科の堀越徹医師は、RI脳槽シンチだけによる髄液漏の診断の危険性を強調した文献を記載し（文献2-16・790頁左8行目)、現時点では「脳

槽シンチグラフィを根拠とするガイドラインには、医原性漏出などの理由により髄液漏出のない患者を脳脊髄液減少症と診断する危険性があると考えられ、とくにMRI所見を伴わない症例については慎重な判断が必要であることを改めて強調したい」として、「脳脊髄液減少症ガイドライン2007」による診療を中止したことを公表している。

(8) CTミエロでの造影剤の漏れ

髄液漏ではない腰椎椎間板ヘルニアの患者においてCTミエロを行うと、25例中16例（64％）で腰椎穿刺による明らかな造影剤を混じた脳脊髄液の漏出が認められた報告がある（文献2-15・130頁）。RI脳槽シンチ後のMRミエロの報告とあわせると、穿刺による医原的な髄液漏がRI脳槽シンチの際に高頻度で発生していることが予測される。

(9) RI脳槽シンチ後の起立性頭痛

臨床的に最もよく遭遇する髄液漏として、「硬膜（腰椎）穿刺後の髄液漏」が存在するが、その症状は、起立性の頭痛である。ところで、鞭打ち症で低髄液圧症候群が発症したと主張されている患者で、RI脳槽シンチ後に起立性頭痛がしばしば発生している。

RI脳槽シンチ前にはない起立性頭痛がRI脳槽シンチ後に生じた場合、RI脳槽シンチ後の頭痛は穿刺による髄液漏性の起立性頭痛であり、それ以前の頭痛は髄液漏性の起立性頭痛ではないというのが素直な判断である。

(10) まとめ

RI脳槽シンチの際、腰椎部で造影剤の漏出があっても、穿刺針からの髄液の漏れを否定しない限り、検査以前からあった髄液漏とはいえない。

3 膀胱が3時間以内で造影されれば髄液漏

(1) はじめに

RI脳槽シンチでは、腰から脊髄腔を穿刺し、In-DTPAを脊髄腔に注入する。この注入されたRIは通常の脳脊髄液の流れに沿って脊髄を上行し、頭の最も上部にある上矢状静脈洞から吸収される（73頁参照）。

(2) 膀胱が3時間以内で造影されれば髄液漏の主張

脳脊髄液減少症研究会の医師たちは、RI脳槽シンチにおける「3時間の膀胱造影（＋）」があれば髄液漏の証拠と主張している（「脳脊髄液減少症ガイドライン2007」）。

この早期膀胱内RI集積の基準は、「正常では、膀胱のRI集積は、髄液が上矢状洞から吸収され血液循環に入り、腎臓から尿になるには約4－6時間かかるため、3時間以内のRIの膀胱内集積は、硬膜外に漏れた髄液（RIを含む）が周囲の毛細血管から血中に吸収され、腎臓そして膀胱へと移行した結果と判定される」という主張に基づいている。また、早期膀胱内排泄の意味を、3時間という時間ではなく、「腰椎部から注入されたアイソトープが脳表のくも膜顆粒に到達するまで」と主張する医師もいる。この意見も、腰椎部から注入されたアイソトープは上矢状静脈洞に到達して始めて吸収され始めるということを前提とした意見である。

(3) 頭蓋内以外に脊髄でも吸収される髄液

脳脊髄液減少症研究会の医師たちの意見と反して、脳脊髄液は上矢状静脈洞に到達して初めて吸収され始めるのではなく、途中の脊髄腔からも吸収される。このことは、すでに75頁で記載した。髄液が脊髄レベルで吸収されることは脳外科的には常識的な事実である。「正常では、膀胱のRI集積は、髄液が上矢状洞から吸収され血液循環に入り、腎臓から尿になるには約4－6時間かかるため、3時間以内のRIの膀胱内集積は、硬膜外に漏れた髄液（RIを含む）が周囲の毛細血管から血中に吸収され、腎臓そして膀胱へと移行した結果と判定される」という意見は、脊髄からの髄液の正常の吸収を無視していて、明らかに誤った意見である。文献2-17・130頁の図（〈図2-35〉）でも、脊髄部分での髄液の吸収（＝RIの吸収）の説明が記載されている。〈図2-35〉のグレーの網掛け部分が脊髄での吸収を示している。

74頁に記載したように、^{111}In-DTPAの販売元の添付文書（文献2-5）は、「一部は脊髄腔で吸収される。（初期血中出現）」と記載し、製品情報概要（文献2-6）に記載される血中濃度の推移からは、相当量のアイソトープが脊

〈図2-35〉脳脊髄液の循環経路

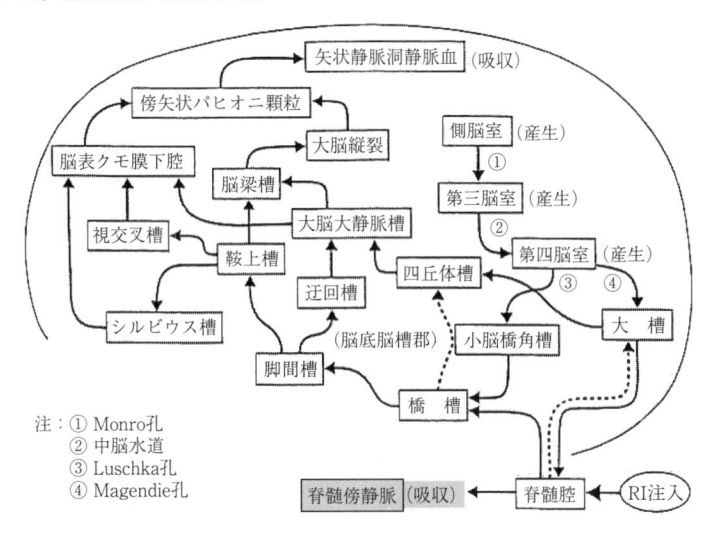

注：① Monro孔
② 中脳水道
③ Luschka孔
④ Magendie孔

点線は放射性医薬品（RI）を腰椎の脊椎クモ膜下腔に注入した場合に見られる追加経路

出典：利波紀久・久保敦司編著（久保欣一監修）『最新臨床核医学〔第3版〕』130頁

髄部で吸収されていることが推察でき、「脳脊髄液減少症では多くの症例で投与1時間後の画像で膀胱への排泄がみられるが、注入時の脊髄腔外への漏出によっても膀胱排泄が早期にみられるため、注意が必要である」という注意が記載されている。

(4) **頭蓋内と脊髄の髄液吸収の割合**

髄液の吸収における脊髄と頭蓋の割合に関しては、羊ではかなり厳密な実験が行われ、髄液の全吸収のうち、約1／4が脊髄部分で吸収されていると報告されている（文献2-18）。正常人でも報告があり、臥位と立位では脊髄における髄液の吸収量が異なり、脊髄での髄液の吸収率は臥位で38±20％、立位で76±25％と報告されている（文献2-19）。つまり、個人間で差が大きく、また、姿勢などのように、そのときの条件でも影響されるということになる。

いずれにしろ、相当に多量の髄液が脊髄部分で吸収されることがわかる。髄液の移動に従ってアイソトープは移動するため、髄液が脊髄レベルで吸収される以上、アイソトープの早期の膀胱内への集積は、正常所見ということになる。文献2-19のAbstractの一部のみ紹介する。R1450頁の左上から12行目から、「脊髄腔内の放射性同位元素の量は、緩やかに最初の1時間で20±13％（平均±標準偏差）減少した。減少率は、静止している人より動いている人のほうが大きかった。（27±12％ vs. 13±9％）……この研究で示された脊髄での放射性同位元素の減少は、脊髄で1分間に0.11－0.23mlの割合で髄液が吸収されていることを示している。その吸収量は静止状態より動いているほうが大きい」（原文：The radionuclide activity in the spinal subarachnoidal space was gradually decreased by 20 ± 13% (mean ± SD) during 1 h. The reduction was higher in active than in resting individuals (27 ± 12% vs. 13 ± 9 %). ・・・The spinal radionuclide reduction found in this study indicates a spinal CSF absorption of 0.11－0.23ml／min, more pronounced in active than in resting individuals.）と記載されている。

(5) 髄液漏ではない人の血中濃度の推移（脊髄での髄液吸収の個人差）

　文献2-20・205頁のFig 7（〈図2-36〉）を見ると、放射性同位元素の血中濃度の推移の様子がさらに多くの人で示されている。

　このグラフは、髄液漏とは関係ない人のデータであるが、RI脳槽シンチを4群に分けて、その1人ひとり（髄液漏の患者ではない）の放射性同位元素の血中濃度のカーブを示したものである。全員で23人のデータで、血中濃度のピークが1時間のところにあるのが、23名中9名、3時間のところにあるのが23名中9名、それ以降が23名中5名という結果を示している。つまり、放射性同位元素の血中への移行の速さ（＝放射性同位元素の脊髄腔での吸収量）は個人差が大きく、しかも、かなり多くの人が、かなり多い量を脊髄腔で吸収している。つまり、膀胱に早期に放射性同位元素が検出されるだけでは異常とはいえないことがわかる。この基準で判断することは、髄液漏でない人を髄液漏と判断してしまう可能性を意味している。

〈図2-36〉RIの血中濃度の推意

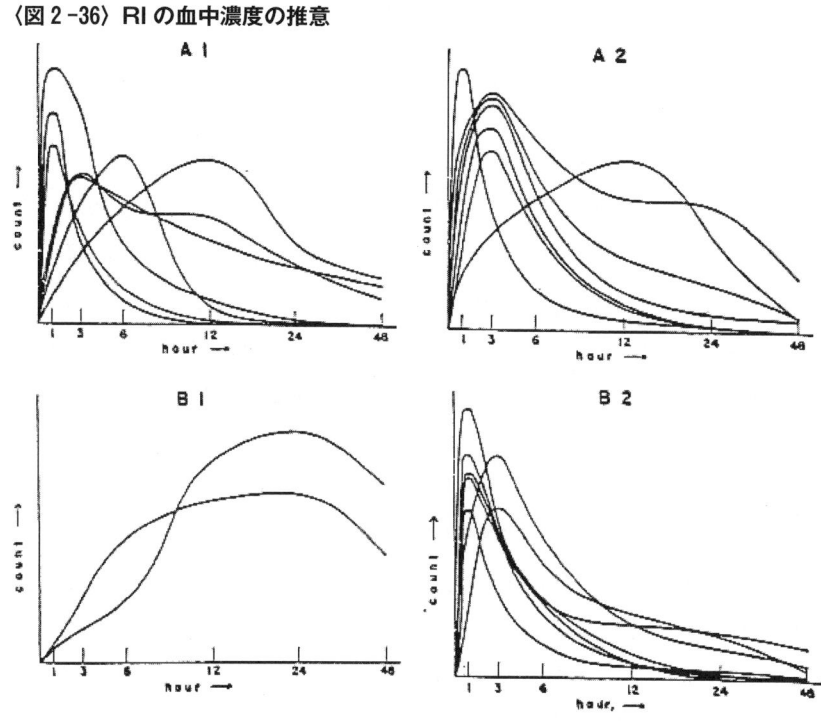

出典：文献2-20・205頁

(6) 「3時間での放射性同位元素の膀胱内蓄積は髄液漏の証拠」として引用されるMokriの実際の表現

3時間での放射性同位元素の膀胱内蓄積は髄液漏の証拠としてMokriの論文がよく引用されるが、文献1-2・60頁25行目では、「腎臓と膀胱への放射性同位元素の早期の集積（6から24時間でなくて、4時間以内）がもう1つの極めて多く認められる所見であり、髄液腔内に注入された放射性同位元素が、髄液腔外に漏出して静脈に入り、その後腎臓で早期に排出されて膀胱内に早期に出現したことを意味している」（原文：Early appearance of radioactivity in the kidneys and the urinary bladder（in less than 4 hours versus 6-24 hours) is another fairly common findings indicating that intrathecally introduced radioisotope has been extravasated and has entered the venous system with subsequent early renal clearance and early appearance in the urinary bladder.）と記載されている。ここでは、髄液漏の人は早期の集積であるとは述べているが、早期の集積の人が髄液漏であるとは述べていない。

(7) 膀胱の早期造影と低髄液圧症候群が無関係であった例

文献2-21において、膀胱の早期造影のみでは髄液漏といえない例が示されている。その報告の題は、"Spontaneous intracranial hypotension（SIH）: The early appearance of urinary blader activity in RI cisternography is a pathognomonic sign of SIH？"（訳：特発性低髄液圧症候群：RI 脳槽シンチにおける放射性同位元素の膀胱の早期出現は、特発性低髄液圧症候群の特徴的な症候か？）という直接的なものであり、内容は以下のとおりである。

起立性頭痛などの症状、および髄液圧検査で低脊髄圧、さらにMRIにて髄液漏出所見など、何らかの低髄液圧の画像所見を伴っていた3例の低髄液圧症候群において、膀胱の早期造影が認められた。治療により臨床的な症状（頭痛や低髄液圧など）が治癒したが、治癒した後も膀胱の早期造影は残存した。つまり、治癒した後の膀胱の早期造影は、臨床的な低髄液圧とは無関係となり、膀胱の早期造影だけでは髄液漏といえないことになる。

文献2-21・587頁30行目、「激しい起立性の頭痛を訴え、低髄液圧症候群と診断された3例を、われわれは、ここに報告する。すべての症例で、症状とMRI所見は治療後治癒したが、RI脳槽シンチの早期膀胱描出は治癒前後で変化がなかった」（原文：We herein report three cases who presented with severe postural headaches diagnosed as SIH. In each case, symptoms and MR imaging findings resolved after treatment, except the early visualization of urinary bladder activity in RI cisternography.）。

(8) まとめ

「3時間以内のRIの膀胱内集積は、硬膜外に漏れた髄液（RIを含む）が周囲の毛細血管から血中に吸収され、腎臓そして膀胱へと移行した結果と判定される」という主張は間違いである。

4 髄液漏の好発部位の違い：胸－頸椎部か腰椎部か

(1) 一般に報告される髄液漏出の部位

Schievink らの報告では、特発性低髄液圧症候群11例のうち、漏出部位は、頸椎部2例、頸椎－胸椎移行部3例、胸椎5例、腰椎1例であった（文献1-7）。本邦における報告では、Sugino らにより、特発性低髄液圧症候群7例のうち、頸椎部1例、頸椎－胸椎移行部6例であった（文献2-22）。なお、Chung の報告のみが例外的に、髄液漏が確認された15例中の7例において腰椎部から漏出している結果となった（文献1-4）。

(2) 脳脊髄液減少症研究会で報告される髄液漏出の部位とその根拠

低髄液圧症候群Bでは、主にRI脳槽シンチの所見の「早期膀胱内RI集積と腰椎部のRIの漏れ」で髄液漏を診断し、髄液漏の部位は圧倒的に「腰椎部に多い」と報告している。

早期膀胱内RI集積の場合、漏れたアイソトープが腰椎レベルで吸収されたから早期に膀胱内に集積したという推論である。また、腰椎レベルでRIの漏れ画像では、髄液漏の部位は腰椎レベルということになる。

しかし、これら2つの所見では髄液漏と診断できないことをすでに述べてきた。脊髄レベルで髄液は吸収されているため、早期膀胱内RI集積のみでは髄液漏と判断できない。また、穿刺針による髄液漏出の頻度が高いため、腰椎レベルでRIの漏れ画像では病態としての髄液漏とは判断できない。

(3) まとめ

一般に報告されている低髄液圧症候群Aでは、髄液漏の部位は「頸・胸髄部に多い」とされている。ところが、低髄液圧症候群Bでは、髄液漏の部位は圧倒的に「腰髄部に多い」と主張される。このような差が生じた理由は、低髄液圧症候群BではRI脳槽シンチによる髄液漏の診断が行われているためである。

5　RIの早期クリアランス

(1)　RIの早期クリアランス

　脳脊髄液減少症研究会の医師たちは、RI脳槽シンチにおける「RIの24時間後の体内残存率が30％以下」であれば髄液漏と判断できると主張している（「脳脊髄液減少症ガイドライン2007」）。この主張に関して検討する。

(2)　髄液漏ではない人の24時間後のRI残存率のデータ

　24時間後のRI残存率の正常値が30％以上であるというデータはどこからも提出されていない。一方、薬品は開発段階において、体内での循環動態をチェックする義務が製薬会社に課されている。本来、正常ボランティアでデータが集められることが理想なのだが、何らかの疾患のある患者において、研究に賛成する患者から希望を募りデータの集積が行われることも、セカンドベストとして、しばしば行われている。その場合、基礎疾患がデータに与える影響は常に注意する必要がある。したがって、1つのデータが得られた場合、その結果を鵜呑みにすることはできない。

　しかし、文献2-7・95頁右21行目に、「2種類のキレート[35]とも24時間で約65％が尿中に排泄された」と記載されている。24時間で65％排泄される、つまり、体内残存率35％ということである。文献2-8・580頁左5行目、「有効半減期の測定に関して……^{111}In-DTPAでは、長い例では18時間、短い例では14時間、平均で16時間であった」と述べている。半減期が16時間の場合には、24時間では35％が体内に残存することになる。文献2-9の109頁左11行目、「Goodwin、徳力らは^{111}In-DTPAの有効半減期について、16時間と報告していますが、対象の選択や測定法の違いに拘わらず、われわれの結果もこれらの報告と矛盾しない」と述べている。

　3つの体内残存率の文献の結果は一致していて、24時間後のRI体内残存率は平均で35％である。24時間後のRI体内残存率には個人差があると考え

35　2種類のキレートとは^{111}In-DTPAと^{111}In-ETTAのことである。

られ、平均を中心にして正規分布すると考えられる。〈図2-37〉は横軸が24時間後のRI体内残存率、縦軸が人数である。平均値の35％に最も多くの人数が存在し、左右に拡がるに従って人数は減少することになる。その場合、「24時間後に脳脊髄液RI残存率30％以下であれば髄液漏」が基準であれば、〈図2-37〉でいえば灰色の部分が正常であるにもかかわらず異常と判断されることになる。

〈図2-37〉 正規分布の形状

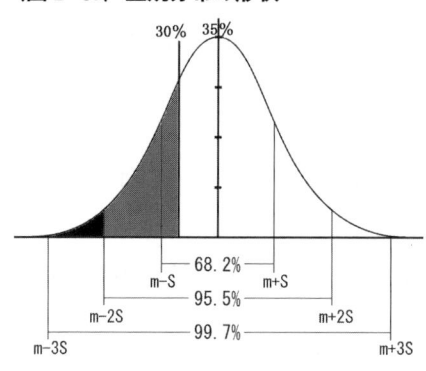

(3) インジウムの体内残存率の論文

インジウムの体内残存率の論文を2つ提示する。1つは、文献2-8であるが、髄液漏ではない人のアイソトープの24時間後の体内残存率が0に近い人が9名中3名存在している。また、残りの6名の人も約40％である。いったい何％以下なら早期クリアランスといえるのであろうか。いずれにしろ、24時間で0になっても髄液漏とは限らないことがわかる。

また、89頁で記載したグラフ（文献2-20）によれば、放射性同位元素の血中への移行の速さ、および体外排泄の速さは個人差が大きく、多くの人が、かな

〈図2-38〉 ^{169}Yb, ^{111}In-DTPAの髄腔内注入における体内残存率

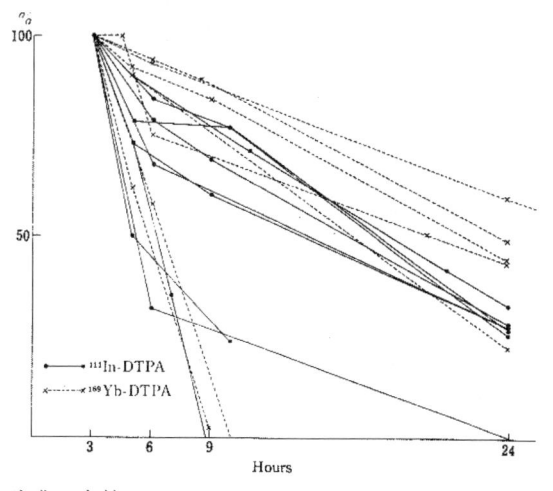

出典：文献2-8

り多い量を脊髄腔で吸収し、膀胱に早期に放射性同位元素を排出し終えていることがわかる。24時間後の体内残存が少ないこと、つまり、放射性同位元素の早期体外排泄だけでは異常とはいえない。

(4) まとめ

RI脳槽シンチにおける「RIの24時間後の体内残存率が30％以下であれば髄液漏と判断できる」と主張するのであれば、その根拠をきちんと提示する必要がある。しかし、既存の基礎データから推論する限り、その主張は誤りの可能性が高いと思われる。

6 RIのクリアランス1相性と2相性

(1) はじめに

国立病院機構福山医療センターの守山英二医師は、RIのクリアランス曲線による主張を行うことがあるため、その説明を記載する。

(2) 髄液腔からの減少カーブ

髄液腔からのアイソトープの減少カーブの意味を理解するためには、数式的な知識が必要となる。最も簡単な減衰曲線のモデルとして、隣接する2つの空間としてXとYを仮定し（two compartment open system）、最初の時点では、ある物質Pは空間Xにのみ存在すると仮定する。ここで、Xに比較してYが充分大きい、またはYに移行したPは素早くYから消失していくと仮定する。PはXからYに受動的に移行すると、その移行速度は単純にX内のPの濃度に依存することになる。

以上の前提で、ある時点のX内のPの総量をAとすると、ある時間の移行量（XからYへのPの移行量）は単純にAに比例する。つまり、ある瞬間にXからYへのPの移行量はAにある定数λをかけたものとなり、また、XでのAの減少量はdA/dtとも表される。つまり、$dA/dt = -\lambda A$と表されることになる。これは積分可能であり、Aの初期濃度をA_0とすると、ある時間における物質の濃度は$A = A_0 \times E^{-\lambda t}$と表すことができる。これは指数関数である。

未知数が A_0 と λ の2個であるため、2つの時間で測定し、それぞれのAとtを代入すると、式が2つ得られ、A_0 と λ が計算できることになる。

このように1つの指数関数で表すことができる減衰曲線を1相性といい、1相性になることは、吸収システムが1通りの two compartment open system であることを意味している。

これが、守山医師のRIのクリアランス曲線のモデルである。

(3) 守山医師の発表（アイソトープの減衰曲線は1相性と2相性）

守山医師の第63回日本脳神経外科学会（2007年4月）での発表を記載する。

> 外傷性脳脊髄液減少症の治療前後でのRI脳槽シンチの所見を検討し、治療効果判定におけるRI脳槽シンチの有用性を検討した。……RIを腰椎穿刺で注入し、2.5、6、24時間後に全脳脊髄腔を撮影した。同時にRI活性を測定し、その減衰曲線を求めた。……15例中、治療前には14例でRIの直接漏出所見、全例で膀胱の早期描出を認めた。全例でRIの消失が早く、減衰曲線は2.5～6時間が $e^{-(0.177\pm0.141)t}$ （t：時間）、6～24時間が $e^{-(0.075\pm0.021)t}$ （t：時間）と2相性の減衰を示した。平均2.4回の硬膜外ブラッドパッチにより、15例中12例で症状の改善が見られた。治療後は全例でRI漏出、膀胱早期描出の消失～減弱がみられた。RI消失速度は低下し、減衰曲線は指数関数にほぼ一致していた。（$e^{-(0.054\pm0.010)t}$）治療前後のRI脳槽シンチの減衰曲線の変化は、髄液循環の正常化を示しているものと考えられた。

守山医師は、2.5、6、24時間後の3点を測定し、2.5～6時間と6～24時間の2つの部分に分け、それぞれを単純な指数関数と仮定して計算し、減衰曲線を計算している。そして、半減期は、2.5～6時間では4時間、6～24時間では9時間という2相性が認められるとしている。減衰曲線が2相性という意味は、吸収システムが1通りではなく、2通りあることを意味している。

(4) ¹¹¹In-DTPA の販売元の医薬品解説書

¹¹¹In-DTPA の販売元の添付文書（文献2-5）によれば、「腰椎穿刺で脊髄腔内に投与された本剤は、半減期5時間及び12時間の2相性の消失曲線に従い脳槽に移行する。一部は脊髄腔で吸収される。（初期血中出現）」と記載

されている。

　減衰曲線が2相性ということは、腰椎穿刺で脊髄腔内に投与されたアイソトープが脊髄腔から脳槽に移行するメカニズムは2つあるということを示している。つまり、最も単純な2つの空間モデルだけでは説明できず、3つの空間（X、Y、Z）モデルが必要とされ、XからYへ移行するモデルと、XからZへの移行モデルが必要となる。

　なお、半減期5時間の減少曲線のモデルは、脊髄腔から直接血中に吸収されて脊髄腔から消失する機構、または、脊髄から頭蓋への髄液の移動に沿ってアイソトープも移動して脊髄腔からの減少である。また、半減期12時間の減少曲線のモデルは、半減期5時間の減少曲線のモデルではないほうである。

(5) 守山医師の1相性と2相性の解釈

　文献2-5の2相性の減少のグラフと、守山医師が病的という2相性の減少のグラフは、脳脊髄腔と脊髄腔の違いがある。しかし、2相性であるという事実とともに、1相目の半減期が、4時間と5時間であり近い値である。実は、守山医師が病的という2相性の減少のグラフは決して異常なグラフではなく正常なグラフである可能性が高い。なお、脊髄での髄液の吸収には個人差があることが知られていて、最初から1相性の場合、脊髄で吸収の少ない人ということで容易に説明可能となる。また、ブラッドパッチの後で1相性に変化するという守山医師の主張は、通常の人が正常にもつ脊髄腔での髄液の吸収機構を、医原的にブラッドパッチという手技により閉塞せしめた結果であると解することが最も適切であると思われる。

V　CTミエログラフィーの所見

　CTミエロで髄液漏があると示されることがある。〈図2-39〉はCTミエロであり、髄液漏が大きい白矢印で示されている。神経根の部位に一致して両側性に造影剤のたまりが認められ、髄液漏を示している。しかし、このような場合は、針穴からの髄液漏に気をつける必要がある。小さい白矢印で示

したが、腰椎間と思われる位置に後方から脊髄腔に向かって白い線が認められる。つまり、穿刺針の跡に沿って髄液の漏出が示されている。硬膜外腔を髄液漏がどこまで広がるかであるが、穿刺部位からかなり離れたところまで広がる。この画像は、1枚の写真で、神経根の部位の髄液漏と針穴からの髄液漏を示した合成イメージ図である。しかし、現実には、針孔からの漏出が、穿刺針のルートに沿って後方だけに生じる人、または、側方だけ硬膜外腔に沿って生じる人も存在すると思われる。

〈図2-39〉CTミエロにおける穿刺部からの漏れ画像

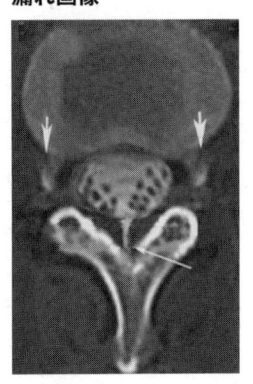

CTミエロにおける医原性の造影剤の漏出の頻度であるが、腰椎椎間板ヘルニアの検査のために整形外科で行われたCTミエロを再読影すると、25例中16例（64％）で腰椎穿刺による明らかな造影剤を混じた脳脊髄液の漏出が認められたことが報告されている（文献2-15・130頁）。

CTミエロで髄液漏が認められたとしても、穿刺部位からの医原的な髄液漏を除外しなければいけない。

VI　理論的根拠

1　髄液漏になるメカニズム（津波現象と一時的髄液圧上昇）

(1)　髄液漏になるメカニズム（津波現象と一時的髄液圧上昇）

低髄液圧症候群Bに属する篠永教授と竹下医師は、軽度の頸部外傷で外傷部位と離れた腰椎レベルで髄液漏が生じるメカニズムに関して、それぞれが別のメカニズムを提示している。

篠永教授は、講演（2005年1月28日新潟講演）などで「鞭打ちの場合、首が屈曲過伸展されるので、一時的に頭蓋内圧がかなり上昇することがわかって

いる。そのために腰椎神経根部のくも膜が裂けて脳脊髄液が神経根部から硬膜外に漏出する」と述べている。この意見に追随している低髄液圧症候群Bに属する医師も多い。

　竹下医師は、「追突事故のおいては、頚椎に対する突発的な過進展過屈曲を来たすエネルギーが加わります。このエネルギーが、頭蓋脊椎腔内髄液に異常な津波現象を発生し、脊髄神経根におけるくも膜接着装置が破綻し、髄液漏出が発生するものと推察しています」と述べている（文献2-3）。

　これらの髄液漏が生じるメカニズムの説明は適切なのであろうか。

(2)　「事故の衝撃により一時的に髄液圧が急激に上昇し、腰椎神経根部のくも膜が裂ける」との主張に関して

　篠永教授は、「鞭打ちにより一時的に頭蓋内圧が急激に上昇し、そのために腰椎神経根部のくも膜が裂け脳脊髄液が神経根部から硬膜外に漏出する」と述べている。それでは、事故の衝撃があった場合、どのようなメカニズムで髄液圧が上昇するのだろうか。この髄液圧の急激な上昇とは、一体どのくらいの髄液圧の高さであり、どの程度の時間持続するのであろうか。

　2つの空間があり、それを境する膜があるとする。その場合、膜が圧で破れるのは、一方の圧が上昇して、2つの空間の間に圧差が生じた場合である。〈図2-40〉に模式図を示す。

　一般に追突事故などで、脊髄腔Aの圧が上昇する場合、実は硬膜外腔Bの圧も上昇している。衝突に伴い、身構えて筋肉を緊張させ、息を止めることにより、まず、硬膜外腔Bの圧が上昇し、その結果、脊髄腔Aの圧が上昇する。したがって、篠永教授の説明するような「鞭打ちにより一時的に頭蓋内圧が急激に上昇し、そのた

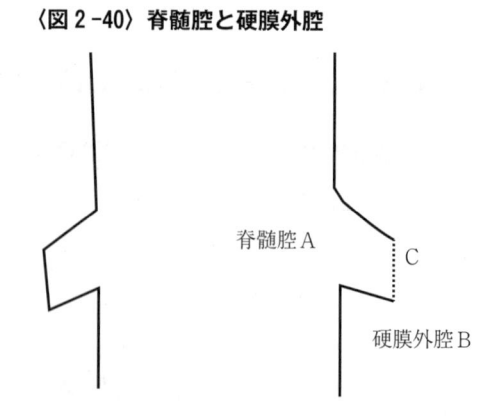

〈図2-40〉脊髄腔と硬膜外腔

脊髄腔A

C

硬膜外腔B

めに腰椎神経根部のくも膜が裂け脳脊髄液が神経根部から硬膜外に漏出する」という説明は、イメージ的には「なるほど」と思えるかもしれないが、実は、非常に不正確な説明の可能性が高い。

　筋肉を緊張させた場合と、息を止めた場合の頭蓋内圧の変化を報告している文献2-23がある。その66頁・図-1では、筋肉を緊張させただけでは、血圧は224mm Hgまで上昇するが、髄液圧は上昇しないことが示されている。同67頁の図-2では、バルサルバ法といって、息を止めた上に腹圧をかけることで、胸腔内圧を上昇させると、その結果として、血圧は197.5mm Hgまで上昇し、髄液圧も上昇することが示されている。なお、胸腔内圧のみを上昇させて、腹圧をかけない場合は、篠永教授の説明は通用することになるが、お腹に力を入れず息だけを止めるということが、実際の鞭打ち損傷のときに生じるとは思いにくい。

　「鞭打ちにより一時的に頭蓋内圧が急激に上昇し、そのために腰椎神経根部のくも膜が裂け脳脊髄液が神経根部から硬膜外に漏出する」という説明には、無理があるように思える。

　ただし、咳をしたり吹奏楽器を吹いたりしたときに、特発性低髄液圧症候群が発症したという報告があることは事実である。これらの場合には、胸腔内圧と腹腔圧との関係が問題になると思われる。

(3) 神経根部に伝播する津波エネルギーに関して

　竹下医師は、追突事故で頚部に力が加わるにもかかわらず、腰部で髄液漏が生じるメカニズムに関して「追突事故においては、頚椎に対する突発的な過伸展過屈曲を来たすエネルギーが加わります。このエネルギーが、頭蓋脊椎腔内髄液に異常な津波現象を発生し、脊髄神経根におけるくも膜接着装置が破綻し、髄液漏出が発生するものと推察しています」と述べている（文献2-3）。また、同1420頁においても、イラストつきで津波現象による腰椎での髄液漏のメカニズムを〈図2-41〉に示すように記載している。この説明ははたして正しいのであろうか。

　まず、津波の発生機序を説明する。津波は、深い海底が地震で持ち上がる

99

〈図2-41〉頸椎捻挫における髄液漏出の発生機序：髄液津波現象仮説

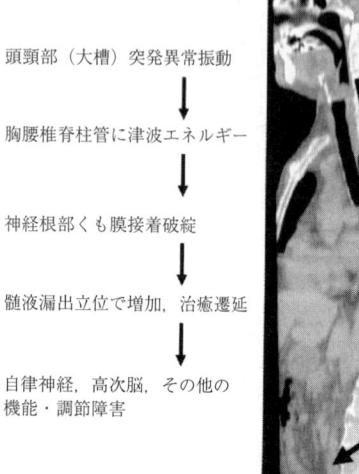

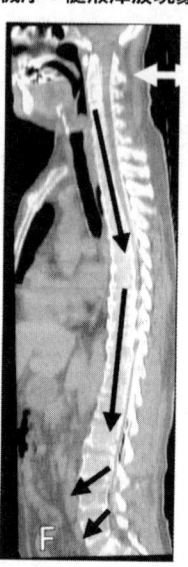

頭頸部（大槽）突発異常振動
↓
胸腰椎脊柱管に津波エネルギー
↓
神経根部くも膜接着破綻
↓
髄液漏出立位で増加，治癒遷延
↓
自律神経，高次脳，その他の機能・調節障害

出典：文献2-3・130頁

と、持ち上がった分だけ水面が上昇する。その時に、持ち上がった水面は隣より高くなり、水は隣に向かって移動し始める。すると、隣はその隣より水面が高くなる。このようにして次々に水面の高さが移動する。津波の場合、この水面の波の波長は、外洋では10kmを超え非常に波長の長い波である。波の解析では、水の深さと波の波長の関係が重要点となる。波の波長が水の深さより短ければ深水波（水が深いというわけではなく、波の波長に較べて相対的に水が深いという意味）という解析の仕方になり、波の波長が水の深さよりも長ければ、浅水波という解析の仕方になる。津波の波長は海の最深部の水深より長いために、浅水波として解析される。深い海の中央では、巨大津波も波の高さは1m以下なのだが、実は海水が巨大な塊として移動している。

さて、竹下医師のいう津波だが、脊椎管のどこに伝播を伝える深海があるのだろうか。波の波長はどのくらいなのだろうか（実はこの波長で、波の波長とエネルギーの減衰率は関係があり、津波の波長は長いために、海を渡る間にエネルギーがあまり減少しない）。ところで、頸椎、胸椎部は腰椎部に比べて、

脊髄液は多くなく、浅瀬とみなされる。つまり、津波を伝える深海が存在しないことになり、竹下医師の津波による説明は、科学的には無理な説明であることがわかる。

次に、津波エネルギーが岸に近づくとなぜ増幅するかについて説明する。津波は岸に近づくと、波の高さが高くなり、巨大なエネルギーとして作用する。一般に、深海部で発生した津波は、巨大な海水の塊を移動させながら岸に向かう。表面からはわからないが、多量の海水が移動している。岸に近づき浅瀬になると、浅瀬には深海ほどの海水がない。それまでは深海で大きな体積の海水が運動エネルギーをもっているが、それよりはるかに小さな海水の体積の中に運動エネルギーが集中することになる。波全体としてはエネルギーを維持し、押し寄せた海水は非常に高くなり、高波が発生する。

ところで、脊椎管の場合は、どうであろうか。頚椎、胸椎部は腰椎部に比べて、脊髄液は多くない。頚椎、胸椎部は相対的に浅瀬であり、腰椎部は相対的に深い海ということになる。つまり、腰椎に至り浅瀬から深みに到達することになる。本来の津波のメカニズムとは逆に、浅瀬から深水に到達する

〈図2-42〉海岸で高くなる津波

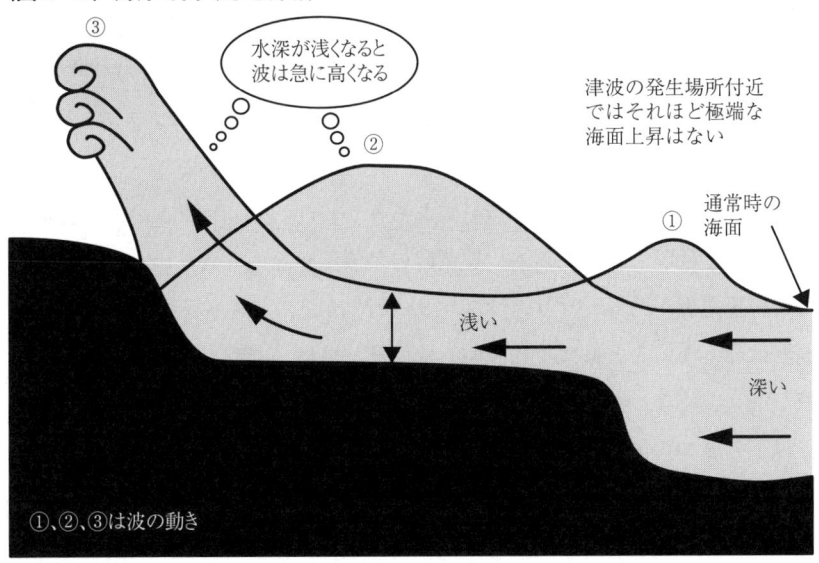

ことになる。その場合、津波のエネルギーは増幅するのではなく減衰する。津波エネルギーによる説明は、そもそも津波が深水から浅瀬に伝わるという本質を欠いていて、この点でも無理な説明と思われる。

(4) **まとめ**

篠永教授の説明も竹下医師の説明も、少し無理な説明であるように思う。むしろ、軽度の頚部外傷では、腰椎に損傷が加わることは難しいという説明の方が、はるかにわかりやすい。

VII ブラッドパッチ後の治癒に関する見解

1 MRI・RI 画像での改善の確認およびプラシーボ効果

(1) ブラッドパッチ前後での脳槽シンチ所見の差

ブラッドパッチの効果を示す証拠として、ブラッドパッチ前後の脳槽シンチが示されることがある。〈図2-43・2-44〉にイメージ写真を示す。ブラッドパッチ前の早期膀胱造影とクリスマスツリー所見である。

確かに、3時間後に膀胱が造影され、クリスマスツリー所見が認められる。そして、ブラッドパッチを行い、以下のような検査所見となり、早期膀胱造影もなくなり、クリスマスツリー所見もなくなったために、ブラッドパッチは髄液漏の漏出部位の閉鎖に有効であったという意見である。

このような意見は、正当な意見であろうか。〈図2-43〉において、髄液漏があることは明らかであるが、穿刺時の髄液漏が除外されていないために、早期膀胱造影があり、クリスマスツリー所見があっても、それだけでは髄液漏とはいえないことはすでに説明した。それでは、ブラッドパッチ後に、髄液が漏れなくなったことはどうしてであろうか。

以下の2つの説明が可能である。1つは、2回目のRI脳槽シンチでは、単に穿刺時に針孔からの髄液漏が生じなかったということであり、2つ目は、ブラッドパッチにより、正常な脊髄での髄液の吸収機構を損傷してしまった

〈図2-43〉ブラッドパッチ施行前の脳槽シンチ

※図中の〇hはRI注入〇時間後の画像の意味

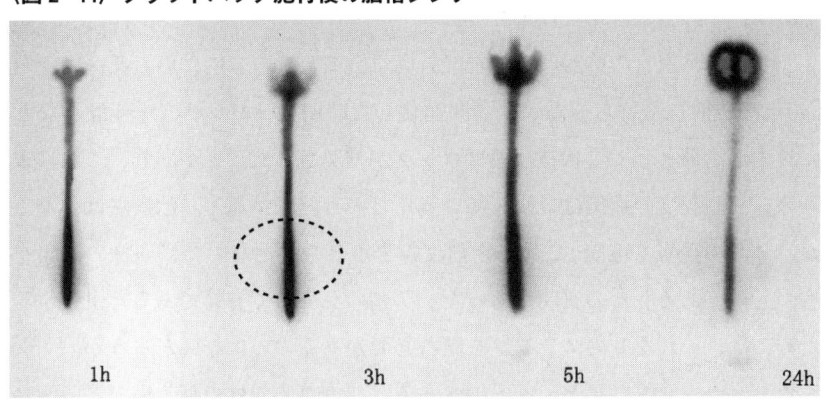

〈図2-44〉ブラッドパッチ施行後の脳槽シンチ

※図中の〇hはRI注入〇時間後の画像の意味

ことである。

　したがって、ブラッドパッチ前には髄液漏があり、ブラッドパッチ後に髄液漏がなくなったという理由により、ブラッドパッチにより髄液漏を止めたという主張が正当であるとはいえない。

(2) **ブラッドパッチにより、患者の7割が軽快する**

　プラシーボ効果は、一般的には3割程度といわれている（文献2-24、2

-25)。したがって、篠永医師らがいうように、ブラッドパッチが7割の患者において効果があったときには、その操作は統計的に有意とみなして、有効な治療法と考えてよい。しかし、ブラッドパッチの効果判定には1つ問題がある。効果判定の客観性を保つためには、本来は、ある操作とプラシーボ投与の2つの操作を行い、被検者も判定する人も、ある操作とプラシーボ投与の2つの操作が行われたかどうかを知らないままに判定する必要があるためである。たとえば、ブラッドパッチの場合、「ブラッドパッチを行いますよ」と患者に告げ、硬膜外針を挿入し、血液を注入した群と血液を注入しなかった群の2つに分けて、その効果判定を行う人は第三者でなければいけない。そして、その2つの群の間で有効性に統計的な差が生じる必要がある。このようなことをして、初めてブラッドパッチの効果が有効であると判定できるのである。このような条件の下で、有効率が70%であれば、その操作は有効であり、その主張は正統性をもつ。

　2006年3月24日の第29回日本神経外傷学会で、フロア内にいた某医師から「40年ほど前むち打ち損傷が社会問題化した時期に、バレリュー症候群などに対する治療として星状神経節ブロックが推奨されたことがあり、これにより8～9割程度の症例は軽快していったという経験がある。治療法は異なるが、今回の発表もEBPで7～8割改善するとのことなので、同様の印象をもつものである」との質問があった。7割のケースで有効であると主張するためには、それなりのステップを踏む必要があるのではないだろうか。

　なお、ホーソン効果というものもある。シカゴの郊外の町工場で"照明の明るさと生産性"などの実験が行われた。最初は工場の照明を明るくして作業能率が上がるかどうか調べられ、照明を明るくすると作業能率が向上したため、照明と作業効率には関係があると言われた。しかし、一方で、照明を暗くしても作業能率が向上することがわかった。そして、「周囲の注目や関心を集める中で実験が行われると、注目されているという意識で頑張って効

36　プラシーボ効果：人の心理的側面から有効成分の含まれた薬と偽薬とを全く同じ方法で投与して、どちらも同じ効果が得られること。

果が表れる」という心理があると説明され、ホーソン効果といわれている。

これと同じことが医学の世界でもいわれている。患者が特別な治療を受けている場合、また、特別な医師に治療をしてもらっている場合など、意識だけで治療効果が上がることが医学の世界のホーソン効果である（文献2-24）。

Ⅷ　低髄液圧症候群 B を積極的に否定

1　低髄液圧症候群における脳槽シンチの所見（脳表の RI）

Mokri の報告（文献 1 - 2）によれば、低髄液圧症候群の患者の RI 脳槽シンチで最もよく認められる所見は、「RI が24時間または48時間後にも脳表に回らないこと」である。その60頁・12行目からの"Radioisotope cisternography"の部分で、「インジウム-111が選択される放射性同位元素である。腰椎穿刺により髄液腔内に注入した後、さまざまな時間間隔で24時間あるいは48時間までその動きを経時的にスキャンする。正常では24時間、しばしばであるがもっと早期に、多量の放射性同位元素が大脳弓隆部（＝脳表の外側面）で検出される。髄液漏では、放射性同位元素は典型的には脳底槽を大きく超えず、その結果、24時間または48時間ですら大脳弓隆部に放射線同位元素は認められない、または、ほとんど認められない。これが髄液漏の場合の最も一般的な脳槽撮影の異常所見である」（原文：Indium-111 is the radioisotope of choice. It is introduced intrathecally via a lumbar puncture and its movement is followed by sequential scanning at various intervals up to 24 or even 48 hours. Normally by 24 hours, but often earlier, abundant radioactivity can be detected over the cerebral convexities. In CSF leaks, the radioactivity typically does not extend much beyond the basal cisterns and therefore at 24 and even 48 hours there is absence or paucity of activity over the cerebral convexities [49,52]. This is the most common cisternographic abnormality in CSF leaks.）と記載されている。

また、Chung の報告（文献 1 - 4）によれば、1321頁の article abstract

(文献要約)の9行目のRI脳槽シンチの所見の部分に、「RI脳槽シンチの結果で漏れの部位が52％の患者で確認でき、最も多いのが腰部である。さらに、脳表にRIがあまりいかない（91％）、膀胱内にRIの早期集積（65％）、軟部組織に早期に移行（43％）である」（原文：Radioisotope cisternographic results identified CSF leakage sites in 52%, most often at the lumbar region. Also observed were limited ascent of the tracer to the cerebral convexity (91%), early appearance of radioisotope in the bladder (65%), and early soft tissue uptake of radioisotope (43%).）と記載されている。

腰から注入されたRIが脳表に回りにくい理由は、脊髄部で髄液が漏れているために、頭部から脊髄部に向かう髄液の流れがあり、髄液漏れのない人に比較すると腰椎部で注入されたRIが腰から頭側まで到達しにくいという意味である。

しかし、低髄液圧症候群Bを主張する医師らが、髄液漏として提出している写真をイメージ写真で以下に示す。〈図2-45〉の左はRI脳槽シンチの5時間後で放射性同位元素は脳底に回り、右は24時間後で、大脳外側面（＝

〈図2-45〉24時間後に脳表に回るRI

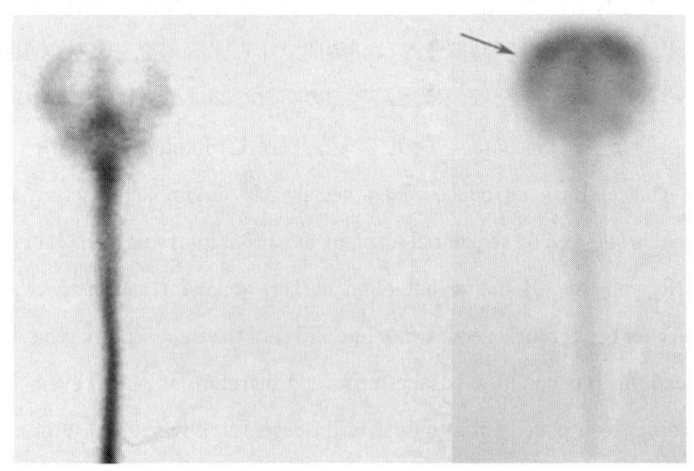

※右図の矢印は脳表に回るRIを示していて、"髄液漏の患者では脳表にRIが回らない"という所見に反している。

弓隆部）に広汎に放射性同位元素活性が認められる（下図の黒矢印）。Mokri や Chung の報告に従うと、この RI 脳槽シンチの所見は、髄液漏で最もよく認められる所見と一致せず、髄液漏ではない可能性が高い。

低髄液圧症候群においては、この所見（24時間後の脳表に RI が少ない）は、「厚労省研究班画像診断基準」でも大切な所見とされ、「24時間像で脳槽より円蓋部の RI 集積が少なく、集積の遅延がある」（本書134頁）と記載されている。

2　低髄液圧症候群 B を積極的に否定する根拠－低髄液圧症候群 B の考えに対する否定的見解

(1) 症状が体位と無関係であること

低髄液圧症候群の最も基本的な症状は、起立性の頭痛である。しかし、いろいろな症状が補足されて起立性の要素がマスクされてくるかもしれない。それでも、発症後早期に、起立時に悪化し、臥位で軽減するということは低髄液圧症候群の本質が髄液漏である限り変わらない。

(2) 記載される診断根拠が正しくないこと

「3時間で膀胱にアイソトープがあれば低髄液圧症候群」と判断したり、「24時間後にアイソトープがあまりなければ低髄液圧症候群」と判断していたりする場合、その判断の信用性は低いものといえる。つぼみ状所見で髄液漏と判断したり、腰椎部でのクリスマスツリー所見のみで髄液漏と判断したりしていて、穿刺時の髄液漏を否定していなければ髄液漏であるとはいえない。

(3) 記載される画像所見が正しくないこと

硬膜の増強効果（＋）、硬膜下腔の拡大（＋）、小脳扁桃の下垂（＋）などと記載されていても、その記載自身が正しくない場合、その意見の信頼性は低いものといえる。

(4) 髄液圧が低くないこと

低髄液圧症候群の本質が髄液漏である以上、低髄液圧になることは病態の

本質である。したがって、低髄液圧になっていない場合、一般的には、低髄液圧にならない何らかの補足の理由が必要である。MRIの画像所見を大きく2つに分けると、1つは脳の下垂像、もう1つは頭蓋内容積の減少を補う像がある。低髄液圧でないにもかかわらず、頭蓋内容積の減少を補う像が存在しない場合、低髄液圧症候群ではないと考えることのほうが自然であろう。また、病気の本体が髄液漏である限り、髄液圧が上昇する理由はないと考えてよいと思う。

(5) 事故の大きさと傷害の関係

人体に加わる傷害の程度は、人体に加わった外力と相関するのは当然である。軽度の外傷でも一定の傷害が生じた場合、さらに強度の外傷であれば、その傷害はより生じやすいと判断することは当然のことである。数メートル後ろの車が発進して追突した事故で、本当に腰部に傷害が生じるかどうかは、津波現象や一時的な髄液圧の亢進のような説明ではなく、より現実的な理論の中での説明が必要であり、そのような現実的な説明が提示されない限り、軽度の頸部外傷で腰椎レベルに損傷は生じにくいと判断することのほうが合理的であろう。

(6) 低髄液圧症候群かどうかがわかりやすい脳槽シンチの所見

最もわかりやすい低髄液圧症候群の画像所見の見方を提示する。低髄液圧症候群Bを主張する医師たちがよく引用するMokriの記載によれば、低髄液圧症候群の脳槽シンチで最もよく認められる所見に関して、以下のような記載がある。なお、詳しくは36頁・105頁を参照してほしい。

「正常では24時間、しばしばであるがもっと早期に、多量の放射性同位元素が大脳弓隆部（＝脳表の外側面）で検出される。髄液漏では、放射性同位元素は典型的には脳底槽を大きく超えず、その結果、24時間または48時間ですら大脳弓隆部に放射線同位元素は認められない、または、ほとんど認められない。これが髄液漏の場合での、最も一般的な脳漕撮影の異常所見である」。

低髄液圧症候群かどうかが最もわかりやすいのは、膀胱の早期造影の有無

ではなくて、24時間または48時間での脳表のアイソトープの有無である。
① 24時間または48時間で脳表にほとんどアイソトープが検出されない場合
　ⓐ 膀胱の早期造影を認めた場合
　　少なくとも、その人の髄液吸収の相当部分が脊椎レベルで行われていることがわかる。したがって、低髄液圧症候群の可能性があることに留意する必要がある。
　ⓑ 髄液漏所見を認めた場合
　　同様に、少なくとも、その人の髄液吸収の相当部分が脊椎レベルで行われていることがわかる。したがって、低髄液圧症候群の可能性があることに留意する必要がある。
② 24時間または48時間で脳表に多くのアイソトープが検出
　ⓐ 膀胱の早期造影を認めた場合
　　膀胱の早期造影を認めた場合には、その膀胱の早期造影は正常な脊髄での吸収を示している可能性が高い。
　ⓑ 髄液漏所見を認めた場合
　　髄液の吸収経路に大きい影響が与えられていないために、穿刺時の髄液の漏出を考慮しなければいけない。なお、ごく一部の低髄液圧症候群の症例で、24時間または48時間で脳表にアイソトープが検出される可能性は存在するが、その場合でも、通常の髄液循環に影響を与えるほどの髄液漏は生じていないことになる。
　ⓒ 傍脊椎にアイソトープのたまりを認めた場合
　　くも膜憩室を考慮する必要がある。

IX　ブラッドパッチの長所と短所

1　ブラッドパッチの長所

低髄液圧症候群の教科書的な治療法は、まず安静および点滴と思われるが、

治療に時間が要することは事実である。ブラッドパッチはメリットに比べてデメリットは少ない確立された治療法であり、積極的に行ってもよいのではないだろうか。低髄液圧症候群と診断され、患者が早期の治療を希望する場合（たとえば早期社会復帰を希望する）や高齢者で長期臥床を避ける場合、ブラッドパッチは極めて適切な治療法と思われ、積極的にブラッドパッチを施行してもよいと思われる。低髄液圧症候群の診断さえ正しくつけば、診断後数日以内に施行してもよいのではないだろうか。また、補償が関係する場合の当事者（加害者や保険会社）においても、早期回復という意味で有用な治療法である。

　一般的には、ブラッドパッチは局所の疼痛や一時的な髄液圧上昇以外に大きい副作用はないとされていて、後遺症が生じるようなことは、極めて例外的であろう。ただし、現在を含めて症例が増加していく場合、副作用は当然に考慮される必要があり、現実に下記に示すように合併症は報告されている。

2　ブラッドパッチの短所

(1)　短期的な短所

　ブラッドパッチは硬膜外腔に血液を注入している。その過程で、脊髄腔の圧を上昇させ、その部位の脊髄の圧迫症状が生じる。脊髄レベルでの硬膜外血腫による四肢麻痺の報告があるが、基本的には同一の四肢麻痺の副作用は起こりうると思われる。また、硬膜外腔の圧を上昇せしめることにより、頭蓋内圧を上昇させ、頭痛や不快感が報告されている。

　もう1つの可能性としては、炎症性の変化が生じることである。報告されているものとしては、局所の痛み、全身の発熱、倦怠感である。なお、誤って硬膜外腔ではなく、一部くも膜下腔や硬膜下腔に血液を注入させることによる合併症も同様な症状が生じると思われる。

　なお、2003年第2回低髄液圧症候群研究会における竹下医師の報告（Medical Tribune36巻40号20頁）によれば、以下のごとく報告されている。

脊椎硬膜外腔自家静脈血注入（EBP54例）の有害事象
・神経痛はほとんどの症例で発生
・2日以上続くもの（12例）：頭痛、頸肩痛、背部痛、発熱、全身倦怠
・1週間以上続くもの（9例）：会陰部痛、下肢痛（坐骨神経痛）
・数日後（3例）：動悸、呼吸困難、前胸部痛、不安感
・重篤な合併症（各1例）：無菌性髄膜炎、敗血症
・54例中1例の敗血症は、大きい合併症といえるかもしれない。

(2) 長期的な短所

　ブラッドパッチの長期的な副作用は報告されていない。しかし、本来あるべき脊髄での髄液の吸収システムを壊し、髄液の吸収能力を低下させていることは事実と思われる。このことは、髄液の吸収パターンが2相性から1相性になること、膀胱への早期排出がなくなることなどで示されている。また、神経根部での硬膜の癒着を生ぜしめ、何らかの癒着性神経炎が将来的に発症しないとは限らない。また、硬膜外腔に繊維化が生じ、加齢とともに脊椎管狭窄症が増幅されるかもしれない。

　今まではブラッドパッチが行われる件数が少なかったから、ブラッドパッチの将来的な副作用が報告されなかっただけかもしれない。少なくとも、将来的に悪影響が生じる可能性のある手技を行うときは、患者のメリット・デメリットを十分に検討し、きちんとした診断根拠で行う必要があるのではないだろうか。現在ブラッドパッチを受けている患者たちは、将来的に生じうるデメリットについて、きちんと説明を受けているのであろうか。

3　まとめ

　以上示されたように、ブラッドパッチは、欠点よりは長所の多い治療法といえるが、欠点はないわけではなく、中でも、正常の髄液の吸収システムを壊すことと、将来的に癒着性の神経根炎、脊髄周囲の瘢痕化が生じた場合の難治性の脊髄周囲炎の状態を考えると、低髄液圧症候群と正しく診断されていない人に対して安易に行ってよい治療法とは思われない。

第3章
脳脊髄液減少症説に対する医学界の対応

I 篠永教授らが提唱する低髄液圧症候群を拡張した脳脊髄液減少症

　医学界の一般的な低髄液圧症候群の概念は、第1編第1章で記載したような「低髄液圧症候群A」の概念であった。脳脊髄液減少症研究会の医師たちは、この概念を拡張して、第1編第2章で記載したような脳脊髄液減少症(「低髄液圧症候群B」)(髄液圧は正常が多い、起立性頭痛がないことがある、びまん性硬膜肥厚はまれ、圧倒的に腰椎部の漏れ、交通事故で年間1万例発生、RI脳槽シンチで診断)の概念を提唱した。しかし、真の髄液漏を診断しているか疑問の多い内容であり、この新しい概念には問題が多いことはすでに記載した。

　現在、一般の人が低髄液圧症候群を理解するうえで混乱が生じているが、その原因は、多くの医師に支持され疾患としてきちんと定義されている疾患名を一部の医師が異なる病態にまで拡大解釈して用いていることにある。

　もちろん、医学は常に進化していくものであり、ある時につくられた基準が金科玉条のように守られるものではない。既存の常識とは異なるかもしれない新しい概念を提唱していくことが医学の進歩につながってきた歴史がある。しかし、医学という学問においては、きちんと正しい治療法を確立していく中で、多くの医師が共通言語で疾患を呼び合う必要があって基準がつくられているのである。診断基準は、その時点までの多くの知恵の結晶であり、まったく無視してよいものではない。そのような意味で、「低髄－A基準」は有効なのである。もし、既存の診断基準を変更する、もしくは新しい疾患概念を提唱するのであれば、きちんとしたデータに基づいた合理的な理由を

提示する必要がある。

II 2006年－2007年の医学界の状況

　篠永教授らが主張する脳脊髄液減少症（「低髄液圧症候群B」）をめぐっては、文献3－1、および、その編集後記（416頁）に、篠永教授たちの主張が医学界で容認されているわけではないことが記載されている。医学界は、本来新しい意見に対して排他的ではなく容認的なのだが、新しい意見が容認されるためには、その主張とともに、主張の根拠が提示される必要がある。なお、同文献の締めくくりの言葉として「診断がつけられる診療ガイドラインを作っていただきたい」（395頁）と記載されているように、脳脊髄液減少症研究会の医師らには医学界から統一したガイドラインの作成と公表が要求されていた。各自ばらばらな基準で診療していたことが批判されていたのである。

　そこで、2006年の日本脳神経外科学会総会の学術シンポジウム「脳脊髄液減少症の現状と問題点解明に向けて」において、篠永教授を作成委員長とした「脳脊髄液減少症暫定ガイドライン2006」が発表された（なお、2007年4月にほとんど同じ内容の「脳脊髄液減少症ガイドライン2007」が発表されている）。その中で、「現時点では最も信頼性が高い髄液漏れの診断」として、髄液に特殊な薬品（RI＝ラジオ・アイソトープ）で印を付けて髄液の動きを調べるRI脳槽シンチをあげた。そして、「RI注入から3時間以内にRIが膀胱にたまる」、「本来、髄液がない場所にRIがある」、「RI注入から24時間でRIの体内の残存率が30％以下である」のうちの1つを満たせば、「髄液が漏れている証拠である」と主張した。また、頭部MRIやMRミエログラフィーなどの他の画像検査所見は参考所見に留めるとした。

　しかし、同シンポジウム座長の山形大学医学部の嘉山孝正教授は、この「脳脊髄液減少症暫定ガイドライン2006」をコミュニティスタンダードと位置づけて日本脳神経外科学会としては採用せず、社会問題化しているために[37]

学会としても対応をとる必要上、今後1年かけて社会に通用するガイドラインを学会として作成することを発表した。

篠永正道教授らが発表した「脳脊髄液減少症暫定ガイドライン2006」、および、「脳脊髄液減少症ガイドライン2007」は、この「髄液が漏れている証拠である」としている3つの基準に関して、髄液が漏れていない正常な人ではどうなっているかは示さなかった。診断基準の根拠を示さなかったのである。132頁から記載するように、「脳脊髄液減少症ガイドライン2007」で主張されるRI脳槽シンチによる髄液漏所見を、厚労省研究班は髄液漏の所見と判断していない。篠永教授たちがRI脳槽シンチで脳脊髄液減少症と診断する患者らのほとんどは、髄液漏の証拠がない患者といえる。

日本脳神経外傷学会は、2007年3月に「脳神経外傷学会報告」を発表した。なお、同学会は、2006年の脳神経外科学会で中間報告を発表し、RI脳槽シンチの問題点として、「穿刺部位からの髄液漏出」による偽陽性の問題点を指摘し、今後の課題として、「間接所見（＝早期膀胱内RIや排出の亢進）の拡大解釈や安易な診断基準に基づく診断的治療を避ける」と結論した。日本脳神経外傷学会の診断基準は「国際頭痛分類〔第2版〕」の診断基準を外傷用に書き換えたもので、ほとんど同じ内容といえる。日本脳神経外傷学会は「脳脊髄液減少症ガイドライン2007」を全く採用せず、従来どおりの診断基準を発表したということである。

このように、篠永教授らの意見は、2007年当時の医学界で認められているわけでも、医学界が篠永教授たちの主張を認める方向に動いているわけでもなかった。

37　一部の地域（この場合は医師）で通用するスタンダードで、全体に通用するスタンダードではないという意味。

III 2009年－2011年の医学界の状況： 日本脳神経外傷学会の報告

1 脊椎脊髄ジャーナルの報告

　ある診断基準、および、その診断基準で診断された病態が提唱された場合、診断基準を容認しないことはその診断基準で診断された病態を容認しないことと医学的には同じ意味である。

　上記IIでは、文献3-1を引用して、篠永教授たちの主張が医学界で容認されていたわけではないことを記載した。文献3-1より3年後に、座談会の続編「低髄液圧症候群の現状と問題点」が掲載された（文献3-2）。

　座談会に出席した篠永教授以外の、阿部俊昭医師、馬場久敏医師、川又達朗医師、井田雅弘医師が脳脊髄液減少症研究会の診断基準（「脳脊髄液減少症ガイドライン2007」）をどのように判断しているかを示す発言を抜き出す。

> **阿部俊昭医師**：通常、診断のガイドラインとは診断をつけるための基準を規定するものですが、今の説明をお聞きすると、この研究会のメンバーが脳脊髄液減少症と想定した例に合うように基準が作られ、その後、その基準に合わない例が出た場合は、この例を脳脊髄液減少症から除外するのではなく、この例も入るようにガイドラインを変更している印象を受けます。すなわち、初めの印象ですでに診断が付いているように感じます。(387頁右7行目)
>
> 　脳脊髄液減少症研究会のガイドラインですと非典型例も、もれなく低髄液圧症候群と診断されますが、他方で低髄液圧症候群でない例（青〜緑）が多数混入する可能性があるように思われます。(388頁右18行目)
>
> 　篠永先生が作成されたガイドラインでは、赤だけでなく黄色とか緑とか、こういうものも含まれてしまう。(389頁左5行目)
>
> 　真っ赤ではなくて紫から青い部分まで、篠永先生が作成された診断基準では、そういう部分が含まれる余地は十分ありますよね。(395頁左8行目)
>
> 　曖昧なものもすべて含めようとすると、徐々に、黄色や緑のものも含まれてしまうのではないかと思うのです。(395頁左13行目)
>
> **馬場久敏医師**：一番左側の赤い人たちに対してはどういう診断基準が一番正し

> いのかと、彼らはどういう症候論なのか、ここをきちんとするべきです。
> （395頁左2行目）
> **川又達朗医師**：RIの有用性が高いと言われても、なかなか科学的に理解するのは難しいと考えます。（389頁右1行目）
> 　臨床は臨床として、科学的にも摺り合わせていかなければならないと考えます。（395頁左下6行目）
> **井田雅弘医師**：「腎・尿路の早期描出＝髄液漏の存在」という証明はいまだされていません。（390頁左下53行目）
> 　RIによって髄液漏が検出・診断された症例はありますが、それは限局的に髄液漏による硬膜外貯留があるような症例で、明らかな手技的なミスがない場合です。（390頁左下4行目）
> 　腎・尿路が早期に描出されるだけで髄液漏があると診断するのは、科学的根拠が薄いのではないかと考えます。（390頁右3行目）

　以上で示されているように、「脳脊髄液減少症ガイドライン2007」に対して、井田雅弘医師は否定、阿部俊昭医師は過剰診断を指摘、川又達朗医師は懐疑的、馬場久敏医師ははっきりと反対してはいないが賛成もしていない。

　2006年－2007年当時だけでなく2008年の時点でも、篠永教授らの意見は医学界で認められていたわけでも、医学界が篠永教授らの主張を認める方向に動いていたわけでもないことがわかる。

2　日本整形外科学会学術プロジェクト委員会「外傷性頚部症候群の病態解析」部会の意見

　前記文献3-2の座談会で、篠永教授の意見に1人だけはっきりと反対していない馬場教授は、日本整形外科学会学術プロジェクト委員会「外傷性頚部症候群の病態解析」部会の委員長をしている。同教授は同座談会と同時期に別の雑誌で、「日本整形外科学会学術プロジェクト委員会『外傷性頚部症候群の病態解析』部会は、国内外の文献レビューを行った結果、外傷性頚部症候群に起因する脳脊髄液減少症の発生のエビデンスはない、との中間報告を行っている」（文献3-3・150頁）と記載していて、「むち打ち症後に低髄液圧症候群が発生する証拠は無い」と言い切っている。「脳脊髄液減少症ガ

イドライン2007」に、最も強い反対立場をとる医師の1人である。

3　脳神経外傷学会報告

　日本脳神経外傷学会は2007年3月に診断基準を発表し、その診断基準より少し緩めの「エントリー基準」を作成して、2008年9月1日から全国の脳神経外科がある施設に呼びかけて症例のエントリーを開始した。結果、1年かけて25症例しか登録されず、最終的にそのうちの4例だけ外傷後の低髄液圧症候群と認定された。日本脳神経外傷学会の結論は「外傷後の低髄液圧症候群は存在するが稀な病態である」ということであった（「脳神経外傷学会報告」）。

4　2010年の医学文献

　「脳脊髄液減少症ガイドライン2007」に反対する、「頭部外傷に伴う低髄液圧症候群治療にエビデンスはあるか？」（文献3－4）と題する文献があるが、多くの脳神経外科医の意見を代弁した意見であり、以下のように記載されている。

> 　日本の報告では硬膜外ブラッドパッチの治癒率は22％であり極端に低い。手技的な問題ではなく、低髄液圧症候群ではない症例が、相当数硬膜外ブラッドパッチによって治療されていることが原因であろうと推測される。（236頁23行目）
> 　診断方法に関しては、問題点が多い。日本ではRI脳槽造影の有用性を強調した論文が多いが、科学的根拠に欠けることは前述したとおりである。（237頁5行目）
> 　「外傷性」低髄液圧症候群診療の混乱は、日本固有の現象である。……これらの混乱は、一部のコミュニティ[38]の意見が、疾患関連学会での十分なコンセンサスを得ないまま独り歩きし、これをマスコミと一部の政治家が実情を正確に理解しないまま取り上げた結果起きたものである。（237頁24行目）
> 　日本脳神経外傷学会の前向き調査の結果は、「外傷性」低髄液圧症候群はまれ

---

[38]　篠永教授らが属する脳脊髄液減少症研究会を指す。

> な疾患であることを示している。(237頁35行目)

　医学情報を扱う雑誌である「日経メディカル」に「脳脊髄液減少症の正体」(文献3-5)と題した記事が記載されている。それには2010年当時の医学界の状況が記載されていて、「多くの専門家たちが篠永教授たちの診断基準に懐疑的であること、外傷性低髄液圧症候群の患者は非常に少ないこと」などが記載されている。また、厚生労働省の研究費を受けて日本脳神経外科学会が中心となってガイドラインを作成している研究班の代表である嘉山教授は、厚生労働省の研究班が作成する低髄液圧症候群の診断基準も「日本脳神経外傷学会の診断基準と似たものになるであろう」と発言している(文献3-5・26頁)。また、奈良県立医大が「脳脊髄液減少症ガイドライン2007」に従って初期にブラッドパッチを行っていたが、現在は、従来の診断基準に回帰したことなども記載されている。

IV　2011年の医学界の状況：厚生労働省研究班の中間発表と画像判断基準の報告

　2011年6月半ば過ぎに、日本脳神経外科学会を中心として7つの学会(日本神経学会、日本整形外科学会、日本頭痛学会、日本脳神経外傷学会、日本脊髄外科学会、日本脊椎脊髄病学会、日本脊髄障害医学会)が協力した脳脊髄液減少症に関する厚労省研究班の4年間にわたる研究の中間報告としての「厚労省研究班総括研究報告書」が発表された。この総括研究報告書の内容は新聞等で報道され、脳脊髄液減少症研究会に属する医師たちや患者団体も「ついに自分達が主張してきた脳脊髄液減少症が医学界でも正式に認められるようになった」と主張した。しかし、「厚労省研究班総括研究報告書」に記載されている内容は、報道内容や脳脊髄液減少症研究会の医師たちの主張とは異なり、医学界で従来いわれていた内容が記載されていて、篠永教授たち脳脊髄液減少症研究会の医師たちの意見はほとんど採用されていなかった(第1編第5章を参照)。

そして、厚労省研究班は、2011年10月に「厚労省研究班画像診断基準」も追加で発表したが、そこに記載されている画像診断基準も、「厚労省研究班総括研究報告書」の内容と同様に篠永教授ら脳脊髄液減少症研究会の医師らの意見をほぼ否定している内容になっていた（第１編第５章を参照）。

　厚労省研究班の診断フローチャート（案）（「厚労省研究班総括研究報告書」）並びに「厚労省研究班画像診断基準」は、19名の班員中６名が篠永教授自身を含む脳脊髄液減少症研究会の会員で構成され、上記７学会が協力し承認した診断基準である。脳脊髄液漏出症（≒低髄液圧症候群）の診断・治療に関して、今後の日本の臨床の場では厚労省研究班の基準に基づいた医療が行われることになる。現在の日本で法的な判断をする際も、厚労省研究班の基準が最も重要な基準の１つになると思われる。

Ⅴ　2012年の医学界の状況：先進医療に認定されたブラッドパッチ

　厚労省研究班の研究結果から、ブラッドパッチ療法が先進医療に認定され、2012年６月１日付で、官報に公示された（文献３-６）。そして、先進医療としてブラッドパッチ療法が受けられる対象患者は、「脳脊髄液漏出症（起立性頭痛を有する患者に係るものであって、脳脊髄液漏出症の画像診断基準（社団法人日本整形外科学会、社団法人日本脳神経外科学会、一般社団法人日本神経学会、一般社団法人日本頭痛学会、一般社団法人日本脳神経外傷学会、一般社団法人日本脊髄外科学会、一般社団法人日本脊椎脊髄病学会及び日本脊髄障害医学会が認めたものをいう。）に基づき確実であると診断されたものをいう。）」と定義された。

39　厚労省の画像診断基準は、画像基準を「確定、確実、強疑、疑」の４段階に分け、「参考所見」は診断基準に含まれていない（「厚労省研究班画像診断基準５頁・６頁」）。そして、「確実」以上で髄液漏と診断される。頭部MRIでは、複数の「参考所見」があれば「疑」と判定されるが（「厚労省研究班画像診断基準」８頁）、髄液漏とは判定されない。

119

第4章
日本脳神経外傷学会の診断基準と厚生労働省研究班の診断基準

I 日本脳神経外傷学会の診断基準

1 診断基準

　日本脳神経外傷学会は、2010年3月に以下の診断基準をホームページ上で公表した〈http：//www.neurotraumatology.jp/pdf/10_Diagnosticnorm.pdf〉(「診断基準、フローチャート」)。

【日本脳神経外傷学会の診断基準】

日本脳神経外傷学会
「外傷に伴う低髄液圧症候群」の診断基準　　(平成22年3月)

1. 低髄液圧症候群の診断基準

前提基準	1. 起立性頭痛〔注1〕 2. 体位による症状の変化〔注2〕
大基準	1. 造影MRIでびまん性の硬膜肥厚増強〔注3〕 2. 腰椎穿刺にて低髄液圧(60mmH$_2$O以下)の証明 3. 髄液漏出を示す画像所見〔注3〕

(前提基準1項目) + (大基準1項目以上)で低髄液圧症候群と診断する。

2.「外傷に伴う」と診断するための条件

外傷後30日以内に発症し、外傷以外の原因が否定的（医原性は除く）

〔注1〕 国際頭痛分類の特発性低髄液圧性頭痛に倣い、起立性頭痛とは、頭部全体および・または鈍い頭痛で、座位または立位をとると15分以内に増悪する頭痛である。
〔注2〕 注1と同様、国際頭痛分類に示される頭痛以外の症状として挙げられる。1. 項部硬直 2. 耳鳴 3. 聴力低下 4. 光過敏 5. 悪心を指す。
〔注3〕 びまん性硬膜肥厚増強と髄液漏出について診断する基準については別添（参考資料）の「外傷に伴う低髄液圧症候群」診断基準における撮像プロトコールと画像所見に従う。

3.「外傷に伴う低髄液圧症候群」診断フローチャート

```
起立性頭痛 または 体位による症状の変化
           │ YES                              NO ──→ 除外
           ▼
造影MRIでびまん性硬膜肥厚増強
    YES │       │ NO
        │       ▼
        │   腰椎穿刺にて低髄液圧(60mmH₂O以下)の証明
        │       YES │   │ NO
        │           │   ▼
        │           │  直接的な髄液漏出を示す画像所見
        │           │       │ YES            NO ──→ 除外
        │           │       │
        ▼           ▼       ▼
外傷後30日以内に発症し、外傷以外の原因が否定的（医原性は除く）
        │ YES                      │ NO
        ▼                          ▼
 外傷に伴う低髄液圧症候群      外傷の関与が否定的な低髄液圧症候群
```

2 撮像プロトコールと画像所見

日本脳神経外傷学会は、撮像プロトコールと画像所見を以下のホームページ上で発表している〈http://www.neurotraumatology.jp/pdf/10_protocol and image opinion.pdf〉(「外傷に伴う低髄液圧症候群」診断基準における撮像プロトコールと画像所見」)。

「外傷に伴う低髄液圧症候群」診断基準における撮像プロトコールと画像所見

低髄液圧大基準1.必須項目の硬膜のびまん性造影効果について

1.Gd造影T1強調画像　冠状断(可能なら軸位追加)
撮像シーケンス:SE法(GRE法は不可)
スライス厚5-8mm
　＊　冠状断は小脳天幕の造影効果を判定するのに有用
　＊　さらに矢状断像を撮像するときは正中中心に3-4mm厚で撮像する。脂肪抑制を併用し、上位頸椎レベルまで含めて撮像すれば、脊椎管内の硬膜肥厚も判定可能。
造影法:Gd　0.1mmol/kg　静脈投与
所見:びまん性の硬膜造影効果

2.FLAIR(必須ではないが、可能ならば施行する)
　　撮像法:FSE法、スライス厚5-8mm
　　所見:硬膜下水腫

大基準3.髄液漏出の画像診断法について
　髄液漏出の画像診断法については確立された方法はない。現時点ではCT myelographyが、空間分解能が高く、動態的な検査法で最も精度が高いと考えられるが、最適な撮像時間に関する報告や検出率に関するまとまった報告はない。硬膜外漏出のscreeningには全脊椎の撮像が必要となるため、複数回の撮像は被曝量が問題となる。ヨード造影剤を髄液腔に投与するリスクもあり、screening法としては非侵襲的とは言えない。
　RI cisternographyは、1回のトレーサー投与で経時間的に撮像が可能である

が、周囲構造、局所解剖の描出ができないため、硬膜外の髄液の漏出について単独では確定的な所見は得られない。腎尿路系の早期排泄や24時間後におけるRIの早期クリアランスについては間接的な所見であり、その判定基準について確定的な報告はなく、本症に特異的な所見とはいえない。

MR myelographyは非侵襲的な静態的診断法であるが、脳脊髄液に特異的でないことから、単独では髄液漏出の確定診断にはならない。

現時点では、MR myelographyもしくはRI cisternographyで髄液漏出が疑われた部位に対し、さらにMRT2強調画像（脂肪抑制併用）軸位像およびGd造影T1強調画像（脂肪抑制併用）軸位像による精査を追加する必要がある。

MR による髄液漏出のscreeningと精査

Ⅰ．漏出のscreening
> 髄液漏出に関しては全脊椎をscreeningする必要がある。全脊椎のscreeningには、MR myelographyもしくはRI cisternographyが有用である。MR myelographyは、短時間で撮像可能なシングルショットFSE法が推奨される。

1．MR myelography
撮像法：2D FSE法（シングルショット）、3D FSE法、3D SSFP法
* screeningには撮像時間の短い2D FSE法（シングルショット）でよい
* 撮像範囲：全脊椎（頚椎から腰椎、仙椎レベル）
  1．冠状断（正面像）と矢状断（側面像）
  2．「頚椎から胸椎レベル」、「胸椎から腰仙椎レベル」のように撮像可能なFOV、脊椎の前弯、後弯、側弯にあわせて分割撮像する。
所見：髄液の硬膜外漏出のスクリーニング

Ⅱ．髄液漏出の精査（以下で示される数字1〜7は表3を参照）
> RI cisternographyやMR myelographyで髄液の硬膜外漏出が疑われたレベルを精査する。脊椎コイルもしくはさらに高い性能を有する専用コイルを用いる。

2．T2強調画像（脂肪抑制併用） 軸位像
撮像部位：4、5、6で髄液の硬膜外漏出が疑われた部位を中心に
撮影法：FSE スライス厚3-4 mm
脂肪抑制：CHESS

所見：髄液漏出、拡張した静脈叢とも高信号
3．Gd 造影 T1強調画像脂肪抑制　横断像
　　撮像部位：7．と同じ部位
　　撮影法：FSE スライス厚 3 - 4 mm
　　脂肪抑制：CHESS
　　造影法：追加投与の必要はない
　　所見：髄液漏出と拡張した静脈叢の鑑別（髄液漏出は造影効果なし、拡張した静脈叢には造影効果あり）

➢　2．3から髄液漏出が確実な場合
4．T2強調画像矢状断像
　　6．7．から髄液漏出が確実な場合、漏出部位の脊椎高位が特定できるような T2強調画像矢状断像を施行する。ただし、上位頚椎レベルでの漏出で、3．4の撮像から脊椎高位が特定できる場合は必要ない。

注釈
このプロトコールは低髄液圧症候群の診断のためのものであって、他の中枢神経疾患（脳血管障害や腫瘍性病変、脱髄疾患等）や脊椎・脊髄疾患（退行変性による脊椎管狭窄症や腫瘍性病変等）を診断するものではない。造影前に頭部 T2強調画像、T1強調画像、拡散画像、MRA などを追加してもよい。

解説

表1　低髄液圧症候群の画像診断

目的と検査法	主な所見
1．低髄液圧症候群の診断	
①MR	硬膜造影効果、硬膜下水腫、脊椎硬膜外静脈拡張
1．髄液漏出の診断	
1）動態的検査法	
①CT myelography	造影剤硬膜外漏出
②RI cisternography RI	硬膜外漏出
2）静態的検査法	
③MR myelography	広範囲の撮像に時間を要する。CSF 特異的

④ MR（T2WI + Gd T1WI）　局所解剖、その他の水分貯留や静脈叢との鑑別。

表2　MRによる硬膜外静脈叢の拡張と髄液漏出との鑑別

	T2強調画像 脂肪抑制	Gd造影T1強調画像 脂肪抑制	CT myelography
硬膜外静脈(叢)	高信号	造影される	造影剤漏出なし
硬膜外漏出	高信号	造影されない	造影剤漏出あり

表3　低髄液圧症候群のMRプロトコール

使用コイルと撮像シーケンス	所見
Ⅰ．頭部MRI（頭部専用コイル）*	
1．FLAIR冠状断**	硬膜下水腫
2．Gd造影T1強調画像冠状断**	硬膜びまん性造影効果
3．脂肪抑制T2強調画像正中矢状断***	後頭蓋窩から脊椎管内硬膜下水腫 上位頸椎レベルの髄液漏出スクリーニング
4．Gd造影脂肪抑制T1強調画像正中矢状断	後頭蓋窩から脊椎管内硬膜造影効果 髄液漏出と拡張した静脈叢を鑑別
Ⅱ．脊椎コイル	
5．MR myelography冠状断および矢状断**** ① 頸椎から上位胸椎レベル ② 下位胸椎から仙椎レベル	髄液漏出スクリーニング
Ⅲ．3もしくは5から髄液漏出が疑われたレベルについて、頭部もしくは脊椎コイルで*****	
6．脂肪抑制T2強調画像軸位	表2参照
7．Gd造影脂肪抑制T1強調画像軸位	表2参照

*他の疾患を鑑別するために、拡散画像、T2強調画像、MRAも適宜追加する．
**可能ならば軸位も追加する．
***2DシングルショットFSE法（厚いslab厚）で施行することもある．その際は、冠状断も撮像する．
****2DシングルショットFSE法を用いる（1回の撮像時間は数秒程度）．スラブ厚を40〜60mm程度とする．
*****

Ⅰ．低髄液圧症候群の画像診断の目的と方法
　低髄液圧症候群の画像診断の目的は、1．低髄液圧症候群の診断及び2．髄液漏出も検出にある。臨床レベルで脳脊髄液量や脳脊髄液圧を直接測定する画像診断法はない。脳脊髄液減少症の診断については間接的な所見となる。髄液漏出については MR は静態的な診断法で、RI cisternography や CT myelography は動態的診断法である。

Ⅱ．MR による低髄液圧症候群の診断
1）びまん性の硬膜の Gd 造影効果 diffuse dural enhancement
- Gd 造影 T1強調画像（Gd T1WI）で硬膜に両側対称性に瀰漫性かつ連続性に造影効果と硬膜の肥厚を認める。硬膜の造影程度は正常の静脈プール（海綿静脈洞や上矢状静脈洞）と同程度に顕著に造影される。
- 硬膜の造影効果は天幕上のみならず、小脳テントから、後頭蓋窩硬膜にも連続して認める。さらに、脊椎管内硬膜にも連続して増強効果を認めることがある。
  A）正常でも Gd T1WI で頭蓋内硬膜に軽度の造影効果を認める。上矢状静脈洞周囲の硬膜や、中頭蓋窩、小脳天幕などで認められる。正常硬膜の増強効果は硬膜の肥厚を伴わず、線状で滑らかで薄く、不連続で、正常静脈ほど強く造影されない。
- 軸位断像の他に全体の冠状断像や正中矢状断像を加えることによって、造影効果のびまん性進展がより明瞭となる。
- Gd 造影正中矢状断像は後述する上位頚椎レベルの硬膜外の静脈叢と髄液漏出との鑑別に有用で、頚椎レベルの評価には硬膜外組織の脂肪組織（高信号）と鑑別するために、脂肪抑制法を併用が必須となる（脂肪組織が低信号化）。
- T1WI の撮像法については通常のスピンエコー（SE）法が推奨される。エコー時間（TE）の短いグラディエントエコー（GRE）法 T1強調画像では正常硬膜の造影効果が強調されるので判定が困難となる。頭蓋内の硬膜の造影効果の評価には脂肪抑制法を併用する必要はない。
- 肥厚した造影効果のある硬膜は FLAIR で高信号を呈する。これは後述する硬膜下水腫とも関連する。造影できない症例では FLAIR が診断に有用である（硬膜下水腫の項を参照）。
- 硬膜のびまん性の造影効果は治療による症状の経過とともに消失する。ただし症状の経過と造影所見の消失時期についてはまだ明確にはなっていな

い。また、症状発現直後の急性期においては硬膜の造影効果はまだ出現しないことがあり、急性期に硬膜の造影効果がなくても典型的な症状があるときは、経過観察の MR が必要となる。

2) 硬膜下水腫　subdural effusion
- Gd 造影効果及び肥厚を呈する硬膜に、硬膜下水腫をきたすことがある。硬膜下水腫の内容は T2WI では脳脊髄液とほぼ同等の均一な高信号を呈する。T1WI では低信号ではあるが、脳脊髄液よりも信号がやや高い。
- FLAIR 法では脳脊髄液よりも高信号を呈するので、硬膜下水腫の診断には FLAIR が有用である。
- 硬膜下水腫は後頭蓋窩にも認めることがある。さらに脊椎管内硬膜下腔にも連続する症例がある。

3) 頭蓋内皮質静脈の拡張、硬膜外静脈及び硬膜外静脈叢の拡張
- 頭蓋内皮質静脈に拡張を認めることがあるが、正常の皮質静脈の径には variation が大きく診断の確定的な所見にはならない。後頭蓋窩では斜台背側の下錐体静脈の拡張を認めることもある。
- 脊椎管内では硬膜嚢容積の減少に伴い硬膜外静脈叢（T2強調画像で高信号．造影T1強調画像で造影効果）や、硬膜外静脈の拡張（T2強調画像で flow void を呈することがある）を認めることがある。

4) その他の MR 所見
- 小脳扁桃の下垂や脳幹の扁平化、下垂体前葉の腫大（上に凸）等が挙げられるが、いずれも硬膜の造影効果ほど顕著な所見ではなく、単独では本症の確定診断にはならない。

Ⅲ．MR による髄液漏出の診断
- MR myelography とは heavily T2強調画像により水成分を高信号に描出し、さらに周囲の軟部組織（脂肪組織や筋組織）の信号抑制し、脳脊髄液を相対的に浮き出させて描出する撮像法である。
- MRmyelography の撮像法には、GRE（gradient echo）法、FSE（fast spin echo）法、SSFP 法に大別され、現時点では後2者が主流である。
- MR myelography の撮像については、硬膜嚢と少量の髄液漏出の重なりを防ぐために2D法では複数方向からの撮像すること（冠状断と矢状断など）．

3D法では多方向からの最大値投影画像（minimum intensity projection：MIP）を作成し元画像でも評価することが重要である。ただしscreeningには、短時間で撮像可能な2D FSEシングルショット法を用いる。

- MR myelographyで描出される高信号は、脳脊髄液に特異的ではなく、撮像範囲内にある水成分が高信号となって描出される可能性がある。GRE法では周囲の静脈が描出されるため、神経根のtractgraphyには有用であるが椎体周囲の静脈も高信号に描出され、髄液漏出に類似した所見を呈する。FSE法では比較的緩徐な静脈血流もflow voidとなるため周囲の静脈叢は描出されない。SSS P法でも周囲の静脈が高信号として描出される可能性がある。
- 静脈血成分以外にも、椎間関節の退行変性や、椎体の異常信号、腎盂尿管内の尿．筋組織や後腹膜の浮腫性変化も高信号に描出され、硬膜嚢と近接して投影されたときに硬膜外髄液漏出と間違えられることがある。
- 従ってMR myelographyで髄液漏出が疑われた場合は、その部位についてT2強調画像脂肪抑制横断像とGd造影T1強調画像脂肪抑制横断による他の水成分との鑑別や、局所解剖、硬膜外静脈叢とも鑑別のための精査が必要となる。
- 脂肪抑制併用T2強調画像軸位断像で高信号の局在を確認し、脳脊髄液以外の他の水成分による高信号の可能性を鑑別する。さらに髄液漏出と硬膜外静脈叢の拡張との鑑別が必要となる。流速がある硬膜外静脈はT2強調画像でflow voidを呈するが、硬膜外静脈叢レベルでは静脈血が停滞しているため高信号となる。従ってMR myelographyや脂肪抑制T2強調画像のみでは、拡張した静脈叢と硬膜外に漏出した髄液の鑑別ができない。
- 脂肪抑制造影T1強調画像では硬膜外静脈叢は静脈プールなのでほぼ均一な造影効果を示すが、髄液漏出部位には造影効果は認めない。ただし反応性に周囲に血管増生や拡張はあると、淡い造影効果をきたすことがある。

II 厚生労働省研究班の診断基準

1 診断基準

2011年6月半ば過ぎに発表された「厚労省研究班総括研究報告書」の50頁に、「『脳脊髄液漏出症』診断フローチャート（案）」が記載されている。

このフローチャートには「＜参考となる症状（注1）＞」として以下の内容が記載されている。これらは、厚労省の研究班が症例を集めるに際し、髄液漏の有無と起立性頭痛以外の症状を解析した結果である。結局、起立性頭痛以外に参考になる症状はないということである。[40]

- 「髄液漏あり」群において「髄液漏なし」群より、統計的に有意に多い症状はない（髄液漏に特異的な症状はないということ）。
- 「髄液漏あり」群と「髄液漏なし」群で、統計的に有意に差がない症状として、「嘔気嘔吐、項部硬直、上背部痛、歩行困難、耳鳴り、難聴、音が大きく響く、物が二重に見える、顔面非対称、排尿障害」（髄液漏の有無と関係があるとはいえない症状）。
- 「髄液漏なし」群において「髄液漏あり」群より多い症状として、「めまい、目のかすみ・視力低下、倦怠・易疲労感、顔面のしびれ、上肢の痛み・しびれ、腰痛」（これらの症状がある場合、髄液漏とはむしろ関係ない可能性がある）。

---

40 画像で髄液漏の所見があっても、それだけで患者の訴える症状の原因のすべてが髄液漏といえるわけではない。患者が何らかの症状を訴えて医師を受診する。医師は、その患者が訴える症状（自覚症状）の原因を探して検査を行い、症状を説明できる所見（他覚所見）が得られた場合、診断が確定する。つまり、髄液漏の画像所見が得られたとしても、症状との関連がない場合、その症状は髄液漏と関係がないことになる。国際頭痛分類や厚労省研究班が起立性頭痛を必要とし、日本脳神経外傷学会が起立性頭痛または体位による症状の変化を問題とするのは、症状と髄液漏の関連を考えているからである。ところで、脳脊髄液減少症研究会の医師たちの主張に「脳脊髄液減少症の患者は多主訴」という主張があるが、ここのデータから示されることは、「めまい、目のかすみ・視力低下、倦怠・易疲労感、顔面のしびれ、上肢の痛み・しびれ、腰痛」が症状としてある場合は髄液漏ではない可能性が高いということである。

【「脳脊髄液漏出症」診断フローチャート（案）】

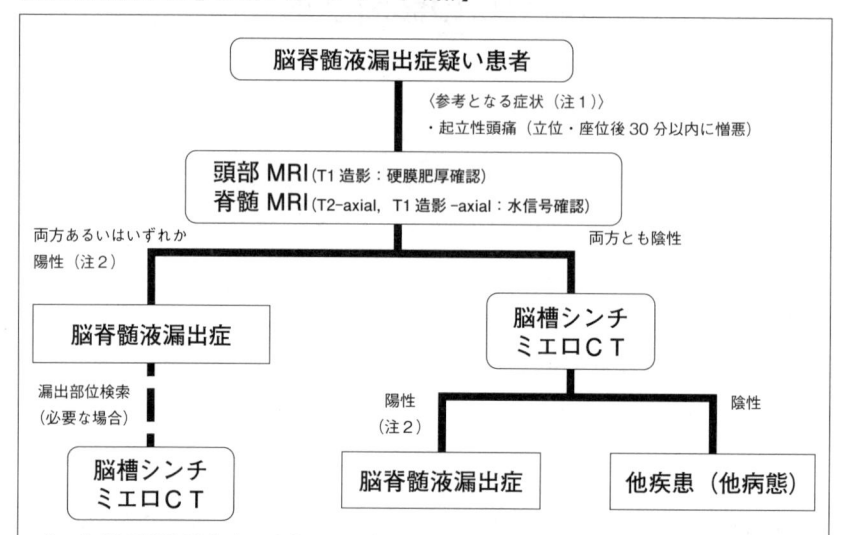

```
              脳脊髄液漏出症疑い患者
                        │
                        │    〈参考となる症状（注1）〉
                        │    ・起立性頭痛（立位・座位後30分以内に憎悪）
                        │
              頭部 MRI（T1 造影：硬膜肥厚確認）
              脊髄 MRI（T2-axial, T1 造影 -axial：水信号確認）
                        │
     ┌──────────────────┴──────────────────┐
両方あるいはいずれか                        両方とも陰性
陽性（注2）
     │                                      │
  脳脊髄液漏出症                      脳槽シンチ
     │                                ミエロCT
漏出部位検索                               │
（必要な場合）                ┌───────────┴───────────┐
     │                      陽性                      陰性
  脳槽シンチ                （注2）
  ミエロCT                   │                        │
                        脳脊髄液漏出症          他疾患（他病態）
```

注1）脳脊髄液減少症の症状には、起立性頭痛以外にも多彩な症状があるとされるが、今回評価可能であった94例の症状出現頻度について統計解析を行った結果は、以下の通りであった。
・有意に「髄液漏あり」＞「髄液漏なし」：なし
・「髄液漏あり」と「髄液漏なし」で有意差なし：吐気嘔吐、頂部硬直。上背部痛、歩行困難、耳鳴り、難聴、音が大きく響く、物が二重に見える、顔面非対象、排尿障害。
・有意に「髄液漏あり」＜「髄液漏なし」：めまい、目のかすみ・視力低下、倦怠・易疲労感、顔面の痛み・しびれ、上肢の痛み・しびれ、腰痛。
注2）各検査とも、「疑」所見以上を陽性とする。

出典：「厚労省研究班総括研究報告書」（50頁）

2 画像診断基準・判定基準

厚労省研究班は、疾患名として、「脳脊髄液減少症」ではなく、「脳脊髄液漏出症」を採用し、2011年10月に、「厚労省研究班画像診断基準」を発表している。そして、「低髄液圧症」の診断は「脳脊髄液漏出症診断」の補助診断として有用であるとして、脳脊髄液漏出症とは別に「低髄液圧症」の画像判定基準と診断基準を定め、参考として掲載している。

以下、「脳脊髄液漏出症の画像判定基準・画像診断基準」を転載する〈http://www.id.yamagata-u.ac.jp/NeuroSurge/nosekizui/pdf/kijun10_02.pdf〉。

脳脊髄液漏出症画像判定基準・画像診断基準

＊本画像判定および画像診断基準は、以下に示す脳脊髄液漏出症（脳脊髄液減少症）に関係する我が国の学会が了承・承認したものです。

　　日本脳神経外科学会　　日本神経学会　　　　日本整形外科学会
　　日本頭痛学会　　　　　日本脳神経外傷学会　日本脊髄外科学会
　　日本脊椎脊髄病学会　　日本脊髄障害医学会

＊研究班では、以下の基準を作成するにあたり、疾患概念についての検討を行った。「脳脊髄液減少症」という病名が普及しつつあるが、現実に脳脊髄液の量を臨床的に計測できる方法はない。脳脊髄液が減少するという病態が存在することは是認できるとしても、現時点ではあくまでも推論である。画像診断では、「低髄液圧」、「脳脊髄液漏出」、「RI 循環不全」を診断できるにすぎない。

　以上のような理由で、今回は「脳脊髄液減少症」ではなく「脳脊髄液漏出症」の画像判定基準・画像診断基準とした。

　一方、硬膜肥厚に代表される頭部 MRI の所見は、「低髄液圧」の間接所見であるが、「脳脊髄液漏出症」と「低髄液圧症」は密接に関係しており、「低髄液圧症」の診断は「脳脊髄液漏出症診断」の補助診断として有用である。そのため、「低髄液圧症」の画像判定基準と「低髄液圧症」の診断基準を別に定め、参考として掲載した。

　なお、以上の基準は原因によらず共通である。

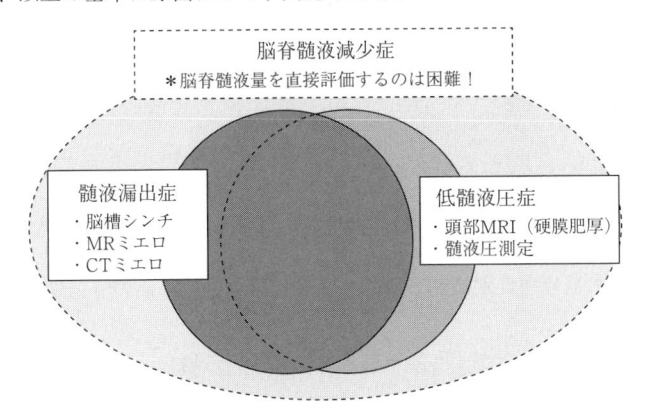

脳脊髄液減少症
＊脳脊髄液量を直接評価するのは困難！

髄液漏出症
・脳槽シンチ
・MRミエロ
・CTミエロ

低髄液圧症
・頭部MRI（硬膜肥厚）
・髄液圧測定

＜脳脊髄液漏出症の画像判定基準と解釈＞
A．脊髄 MRI/MR ミエログラフィー
1．硬膜外脳脊髄液
【判定基準】

硬膜外に脳脊髄液の貯留を認める。
　① 硬膜外に水信号病変を認めること。
　② 病変は造影されないこと。
　③ 病変がくも膜下腔と連続していること。
＊静脈叢やリンパ液との鑑別が必要である。
＊perineural cyst や正常範囲の nerve sleeve 拡大を除外する必要がある。

【特徴】

MIP 像（MR ミエログラフィー）における所見の陽性率は低いが、重要な所見である。

脊髄 MRI の脂肪抑制 T2強調水平断像と脂肪抑制造影 T1強調水平断像による脊柱管内における硬膜外脳脊髄液の所見は診断能が高い。

【解釈】

硬膜外の水信号病変のみの場合、脳脊髄液漏出の『疑』所見とする。

病変が造影されない場合、脳脊髄液漏出の『強疑』所見とする。

病変がくも膜下腔と連続している場合、脳脊髄液漏出の『強疑』所見とする。

病変が造影されず、かつくも膜下腔と連続している場合、脳脊髄液漏出の『確実』所見とする。

2．硬膜下脳脊髄液
【特徴】

理論上あり得るが、実際の診断例はない。
＊くも膜嚢胞との鑑別が必要である。

【解釈】

異常所見には含めない。

3．まとめ

MR ミエログラフィーにおける所見陽性率は低いものの、脊髄 MRI/MR ミエログラフィーは脳脊髄液漏出の診断に重要である。

硬膜外に水信号病変を認める場合、脳脊髄液漏出の『疑』所見とする。

硬膜外の水信号病変が造影されない場合、脳脊髄液漏出の『強疑』所見とする。

硬膜外の水信号病変がくも膜下腔と連続している場合、脳脊髄液漏出の『強

疑』所見とする。
　硬膜外の水信号病変が造影されず、かつくも膜下腔と連続している場合、脳脊髄液漏出の『確実』所見とする。

B．脳槽シンチグラフィー
1．硬膜外のRI集積
【判定基準】
　〈陽性所見〉
　　① 正・側面像で片側限局性のRI　異常集積を認める。
　　② 正面像で非対称性のRI　異常集積を認める。
　　③ 頸〜胸部における正面像で対称性のRI　異常集積を認める。
　〈付帯事項〉
　　① 腰部両側対称性の集積（クリスマスツリー所見等）は参考所見とする。
　　　＜理由＞
　　　＊technical failure（half-in half-outや穿刺部からの漏出等）を除外できない。
　　　＊PEG（pneumoencephalography）では硬膜下注入がしばしば認められた。
　〈読影の注意事項〉
　　① 正確な体位で撮像されていること、側湾症がないこと。
　　② 腎や静脈叢への集積を除外すること。
　　③ perineural cystや正常範囲のnerve sleeve拡大を除外すること。
　　④ 複数の画像表示条件で読影すること。
　　　＊脳槽シンチグラフィーは撮像条件や画像表示条件が診断能力に強く影響するが、未だ条件の標準化はなされていない。（本研究班では、ファントムスタディーを行い、撮像・画像表示を標準化している。）

【特徴】
　本法は脳脊髄液漏出のスクリーニング検査法と位置づけられる。
　本法のみで脳脊髄液漏出を確実に診断できる症例は少ない。

【解釈】
　片側限局性のRI異常集積は、脳脊髄液漏出の『強疑』所見とする。
　非対称性のRI異常集積は、脳脊髄液漏出の『疑』所見とする。
　頸〜胸部における対称性の集積は、脳脊髄液漏出の『疑』所見とする。

2．脳脊髄液循環不全
【判定基準】

24時間後で脳槽より円蓋部のRI集積が少なく、集積の遅延がある。

＊いずれかの時相で、脳槽内へのRI分布を確認する必要がある。

【特徴】

脳脊髄液漏出がある場合に、一定の頻度で認められる。

【解釈】

円蓋部のRI集積遅延は、脳脊髄液循環不全の所見とする。

脳脊髄液漏出の『疑』所見に加えて脳脊髄液循環不全が認められた場合、脳脊髄液漏出の『強疑』所見とする。

脳脊髄液漏出の『強疑』所見に加えて脳脊髄液循環不全が認められた場合、脳脊髄液漏出の『確実』所見とする。

3．2.5時間以内の早期膀胱内RI集積

【判定基準】

観察条件を調整して膀胱への集積を認めれば、陽性とする。

【特徴】

正常者でも高頻度にみられる。正常所見との境界が明確ではなく、今回の診断基準では採用しない。

【解釈】

客観的判定基準が確立されるまでは参考所見にとどめ、単独では異常所見としない。

4．まとめ

片側限局性のRI異常集積は、脳脊髄液漏出の『強疑』所見とする。

非対称性のRI異常集積は、脳脊髄液漏出の『疑』所見とする。

頸～胸部における対称性の集積は、脳脊髄液漏出の『疑』所見とする。

脳脊髄液漏出の『疑』所見と脳脊髄液循環不全があれば、『強疑』所見とする。

脳脊髄液漏出の『強疑』所見と脳脊髄液循環不全があれば、『確実』所見とする。

C．CTミエログラフィー

1．硬膜外の造影剤漏出

【判定基準】

硬膜外への造影剤漏出を認める。

① 画像上、解剖学的に硬膜外であることを証明すること。
② 穿刺部位からの漏出と連続しないこと。
③ 硬膜の欠損が特定できる。
④ くも膜下腔と硬膜外の造影剤が連続し、漏出部位を特定できる。

【特徴】
　症例の蓄積が少ない。
　technical failure（half-in half-out や穿刺部からの漏出等）を否定できれば、現時点で最も信頼性が高い検査法と言える。
【解釈】
　硬膜外に造影剤を証明できれば、脳脊髄液漏出の『確実』所見である。
　硬膜の欠損や漏出部位を特定できれば、脳脊髄液漏出の『確定』所見である。

2．硬膜下腔への造影剤漏出
【判定基準】
　硬膜下腔への造影剤漏出を認める。
　　① 画像上、解剖学的に硬膜下腔であることを証明すること。
　　② 穿刺部位からの漏出と連続しないこと。
　　③ くも膜の欠損が特定できる。
　　④ くも膜下腔と硬膜下腔の造影剤が連続し、漏出部位を特定できる。
【特徴】
　理論上あり得るが、実際の診断例はない。
　＊くも膜嚢胞との鑑別が必要である。
【解釈】
　異常所見には含めない。

3．まとめ
　CT ミエログラフィーで硬膜外に造影剤を証明できれば、脳脊髄液漏出を診断できる。
　穿刺部位からの漏出を否定できれば、脳脊髄液漏出の『確実』所見である。
　硬膜の欠損やくも膜下腔と連続する硬膜外造影剤貯留は、脳脊髄液漏出の『確定』所見である。

＜脳脊髄液漏出症の画像診断基準＞

脳脊髄液漏出症の画像診断
・脳脊髄液漏出の『確定』所見があれば、脳脊髄液漏出症『確定』とする。
・脳脊髄液漏出の『確実』所見があれば、脳脊髄液漏出症『確実』とする。
・脳槽シンチグラフィーと脊髄 MRI/MR ミエログラフィーにおいて、同じ部位に『強疑』所見と『強疑』所見、あるいは『強疑』所見と『疑』所見の組み合わせが得られた場合、脳脊髄液漏出症『確実』とする。
・脳槽シンチグラフィーと脊髄 MRI/MR ミエログラフィーにおいて、同じ部

位に『疑』所見と『疑』所見、あるいは一方の検査のみ『強疑』、『疑』所見が得られた場合、脳脊髄液漏出症『疑』とする。

『確定』所見
CT ミエログラフィー：
　　くも膜下腔と連続する硬膜外造影剤漏出所見
『確実』所見
CT ミエログラフィー：
　　穿刺部位と連続しない硬膜外造影剤漏出所見
脊髄 MRI/MR ミエログラフィー：
　　くも膜下腔と連続し造影されない硬膜外水信号病変
脳槽シンチグラフィー：
　　片側限局性 RI 異常集積＋脳脊髄液循環不全
『強疑』所見
脊髄 MRI/MR ミエログラフィー：
　　① 造影されない硬膜外水信号病変
　　② くも膜下腔と連続する硬膜外水信号病変
脳槽シンチグラフィー：
　　① 片側限局性 RI 異常集積
　　② 非対称性 RI 異常集積 or 頸～胸部における対称性の集積
　　　　　　　　　　　　　　　　＋脳脊髄液循環不全
『疑』所見
脊髄 MRI/MR ミエログラフィー：
　　硬膜外水信号病変
脳槽シンチグラフィー：
　　① 非対称性 RI 異常集積
　　② 頸～胸部における対称性の集積

＜低髄液圧症の画像判定基準と解釈＞

＊脳脊髄液漏出症と低髄液圧症は密接に関係しており、低髄液圧症の診断は脳脊髄液漏出症診断の補助診断として有用である。

脳 MRI
1．びまん性の硬膜造影所見　diffuse dural enhancement
【判定基準】
　　硬膜に両側対称性にびまん性かつ連続性に造影効果と硬膜の肥厚を認める。

① 冠状断像で大脳鎌および小脳テントが連続的に造影されること。
② 少なくとも連続する 3 cm 以上の範囲で造影効果が確認できること。
③ 造影程度は少なくても大脳皮質よりも高信号を示すこと。

【特徴】
低髄液圧症の特徴的所見として、広く受け入れられている所見である。
低髄液圧症であっても、時期によっては認められないことがある。

【解釈】
びまん性の硬膜増強所見があれば、低髄液圧症の『強疑』所見とする。
びまん性の硬膜増強所見がなくても、低髄液圧症を否定はできない。

2. 硬膜下水腫　subdural effusion

【判定基準】
硬膜とくも膜間に液体貯留を認める。
① T2強調像では脳脊髄液とほぼ同等の均一な高信号を呈する。
② FLAIR 法では脳脊髄液よりも高信号を呈することがある。
注：脳萎縮に伴うくも膜下腔の拡大と混同してはいけない。

【特徴】
低髄液圧症の随伴所見として、広く受け入れられている所見である。
外傷や脳萎縮に伴い、低髄液圧症とは関係なく臨床的にしばしばみられる所見でもある。
本所見単独では診断的意義が乏しい。

【解釈】
低髄液圧症の『参考』所見とする。

3. 硬膜外静脈叢の拡張

【判定基準】
斜台あるいは上位頸椎背側の静脈叢が拡張する。
① 脂肪抑制造影 T1強調像の正中矢状断像で判定する。
② ある程度の範囲と厚さで、拡張所見陽性とする。
＊皮質静脈や静脈洞の拡張所見については variation が大きく除外した。

【特徴】
重要な所見の一つではあるが、客観的判断が難しい。

【解釈】
低髄液圧症の『参考』所見とする。

4. その他の脳MRI所見

〈小脳扁桃の下垂、脳幹の扁平化、下垂体前葉の腫大（上に凸）等〉

【特徴】
　いずれも硬膜の造影効果ほど顕著な所見ではなく、正常所見との境界を明確に規定することができない。
【解釈】
　低髄液圧症の『参考』所見とする。

5．まとめ
　びまん性の硬膜造影所見を、低髄液圧症の『強疑』所見とする。
　その他の脳 MRI 所見は、すべて『参考』所見にとどめる。複数の『参考』所見があった場合には、低髄液圧症の『疑』所見とする。
　脳ヘルニアやキアリ奇形の除外が必須である。

＜低髄液圧症の診断基準＞

・起立性頭痛を前提に、びまん性の硬膜造影所見と 60mm H_2O 以下の髄液圧（仰臥位・側臥位）があれば、低髄液圧症『確定』とする。
・起立性頭痛を前提に、びまん性の硬膜造影所見と 60mm H_2O 以下の髄液圧（仰臥位・側臥位）のいずれか1つあれば低髄液圧症『確実』とする。
・複数の『参考』所見があった場合には、低髄液圧症『疑』とする。

＊脳 MRI におけるびまん性硬膜造影所見のみを『強疑』所見とする。
＊発症直後にはびまん性硬膜造影所見（硬膜肥厚）が認められない場合があるため、数週間の期間を置いて複数回検査することが推奨される。
＊硬膜外静脈叢の拡張、小脳扁桃の下垂、脳幹の扁平化、下垂体前葉の腫大（上に凸）等については、正常所見との境界を明確に規定することができないため低髄液圧症の『参考』所見とする。

平成22年度厚生労働科学研究費補助金障害者対策総合研究事業
（神経・筋疾患分野）脳脊髄液減少症の診断・治療法の確立に関する研究班
（2011.10.14）

第5章
脳脊髄液減少症研究会と一般的な医学会の報告の差

1 はじめに

　脳脊髄液減少症研究会の医師らは、髄液漏の診断においてはRI脳槽シンチが最も信頼性の高い画像診断法であるとする診断基準を発表し、その基準で診断・治療（ブラッドパッチ）を行ってきた（「脳脊髄液減少症ガイドライン2007」16頁）。

　その診断基準は、「RI注入から3時間以内にRIが膀胱にたまる（＝①早期膀胱内RI集積）、本来髄液がない場所にRIがある（＝②脳脊髄液漏出像）、RI注入から24時間でRIの体内の残存率が30％以下である（＝③RIクリアランスの亢進）、のうちの1つを満たせば髄液漏と診断する」というものであった。

　しかし、「厚労省研究班画像診断基準」は、RI脳槽シンチに関して、「スクリーニング検査法であり、本法のみで脳脊髄液漏出症を確実に診断できる症例は少ない」（本書133頁）と記載し、「RI脳槽シンチが最も信頼性の高い画像診断法」という脳脊髄液減少症研究会の医師らの主張を否定し、「脳脊髄液減少症ガイドライン2007」のRI脳槽シンチによる髄液漏の診断基準を全く採用しなかった。

　また、脳脊髄液減少症研究会の代表者である篠永教授が腰からの漏れで対称性と非対称のRI集積があり髄液漏と診断した患者につき、厚労省研究班が髄液漏と認定しなかったことが、篠永教授自身により語られている（文献5-1、本書151頁参照）。

II 「厚労省研究班総括研究報告書」の構成

　日本脳神経外科学会を中心として7つの学会（日本神経学会、日本整形外科学会、日本頭痛学会、日本脳神経外傷学会、日本脊髄外科学会、日本脊椎脊髄病学会、日本脊髄障害医学会）が協力し作成された脳脊髄液減少症に関する「厚労省研究班総括研究報告書」が2011年6月半ば過ぎに公開された。

　この「厚労省研究班総括研究報告書」は4部構成で、全体で166頁に及ぶ大部なものだが、主要部分は1頁～7頁までの「総括研究報告書」である。

III 「厚労省研究班総括研究報告書」の記載内容の説明：起立性頭痛に関して

1 「厚労省研究班総括研究報告書」の対象患者は起立性頭痛の患者

　「厚労省研究班総括研究報告書」の対象患者は「坐位または立位により発生、あるいは増悪する頭痛があること」（2頁左29行目）と規定されている。したがって、「厚労省研究班総括研究報告書」が対象としている患者は全員が起立性頭痛の患者である。ただし、厚労省研究班は、症例を集める時点では起立性頭痛が発生するまでの時間による制限はかけていない。

2 起立性頭痛が発生するまでの時間

　起立性頭痛を前提として集められた100名の患者のうち16名が「脳脊髄液漏出症[41]」と診断された。その16名において起立性頭痛が発生するまでの時間は、「0～30分（中央値2分）」と報告されている（「厚生労働省研究班総括研究

41　低髄液圧症候群と脳脊髄液減少症と髄液減少症と髄液漏は同じ意味で使用されることがほとんどである。しかし、厚労省研究班は、脳脊髄液減少症という呼称は不適当であるとして、脳脊髄液漏出症の呼称を新たに提案した。

140

報告書」4頁左14行目)。中央値の意味は、起立性頭痛が発生するまでの時間を順番に並べると、短い方から8番目と9番目の間の平均が2分だったという意味で、半分の人が2分以内に起立性頭痛が発生したことを意味している。

3 「厚労省研究班総括研究報告書」が示す、脳脊髄液減少症と脳脊髄液漏出症と低髄液圧症候群の関係のイメージ図

「厚労省研究班総括研究報告書」41頁で、脳脊髄液減少症と脳脊髄液漏出症と低髄液圧症候群の共通項を起立性頭痛として示している。

〈図5-1〉 厚労省研究班が示す脳脊髄液漏出症と低髄液圧症と脳脊髄液減少症のイメージ図

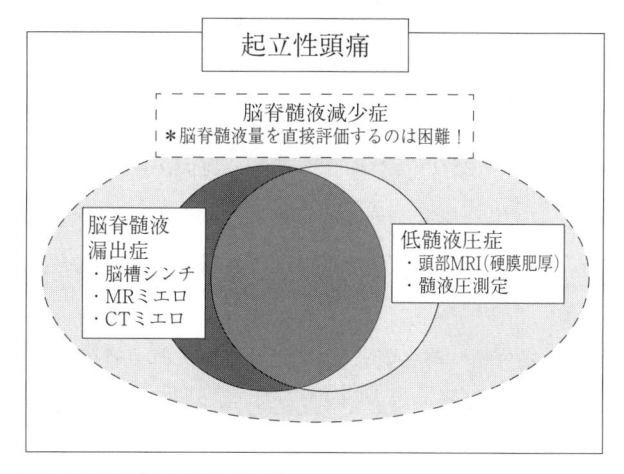

起立性頭痛

脳脊髄液減少症
＊脳脊髄液量を直接評価するのは困難!

脳脊髄液漏出症
・脳槽シンチ
・MRミエロ
・CTミエロ

低髄液圧症
・頭部MRI(硬膜肥厚)
・髄液圧測定

出典:「厚労省研究班総括研究報告書」41頁

4 「厚労省研究班総括研究報告書」が示す「『脳脊髄液漏出症』の診断フローチャート(案)」

「厚労省研究班総括研究報告書」は「『脳脊髄液漏出症』の診断フローチャート(案)」を提案している。そのフローチャートの作成の基になる患者は全員、症状(＝症候)は起立性頭痛である。そして、画像所見から髄液漏が認められる症例を抽出し、それらの情報を統合して診断フローチャート

（案）（本書130頁参照）が作成されている（「厚労省研究班総括研究報告書」11頁）。

　フローチャートとは、思考過程を示した図で、ある四角から次の四角に続く線上に記載された条件に見合えば次の四角に進む。つまり、「脳脊髄液漏出症疑い患者」で起立性頭痛があれば、「頭部MRI、脊髄MRI」に進むことを意味している。起立性頭痛がない場合は、それで終了になる。このフローチャートに従う限りは脳脊髄液漏出症と診断されるためには「立位・坐位後30分以内の起立性頭痛」が必要になる。

5　まとめ

　従来の医学界では、「『国際頭痛分類〔第2版〕』は起立性頭痛が必須、『脳神経外傷学会報告』は起立性頭痛が重要」であった。一方、脳脊髄液減少症研究会の医師たちの主張は「起立性頭痛がないことがほとんど[42]」だった。

　厚生労働省研究班（案）は、発症時間が30分以内の起立性頭痛が必須条件になっている。つまり、脳脊髄液減少症研究会の医師たちの意見を採用せず、従来の医学界（「国際頭痛分類〔第2版〕」や「脳神経外傷学会報告」）の主張に近いものである。

　なお、「国際頭痛分類〔第3版β〕」では診断時の起立性頭痛は免除されるが、発症早期の起立性頭痛が重要であることが記載されている。

IV　「厚労省研究班総括研究報告書」の記載内容の説明：脳脊髄液漏出症患者の数に関して

1　はじめに

　従来の医学界では、「微細な外傷を原因とする低髄液圧症候群の患者は存

42　起立後の時間を3時間まで延長し、「起立性頭痛」があるという医師もいる。

在するが少数」とされていた。一方、脳脊髄液減少症研究会の医師たちの主張は「外傷性脳脊髄液減少症の患者はまれではない」というものである。

2 「日本脳神経外傷学会報告」の患者数

　日本脳神経外傷学会は「外傷に伴う低髄液圧症候群」に関して、日本中の全脳外科医療機関に対してアンケート調査を実施し、その全例について作業部会で検討した結果を「脳神経外傷学会報告」として報告した。実施された「前向き調査」は2008年9月から1年間の計画で施行された。その結果、約1年間で25例（12施設）しか症例登録されず、非外傷が2例含まれていたため、最終的には1年間で登録患者は23例であった。そして、4例が低髄液圧症候群と認められ、残りの19例は低髄液圧症候群とは確定診断されなかった。

　従来から軽度の外傷を契機として低髄液圧症候群が発生することは報告されていたが稀とされていた。「脳神経外傷学会報告」は、そのことを再確認したものになっている。

3 「厚労省研究班総括研究報告書」が報告する患者数

　「厚労省研究班総括研究報告書」は「座位または立位により発生、あるいは増悪する頭痛がある」すべての患者を対象としていて、外傷によるものに限定していない。日本脳神経外科学会を中心として日本整形外科学会、日本神経学会などに依頼して代表者を推薦してもらい、また、各大学は関連病院に依頼して患者を集めたが十分な症例数が集まらなかった。そこで、インターネット上のホームページで情報を公開して患者の収集を図った。結局、約1年かけて登録症例数が100例強しか集まらなかったため、まず100例だけを取り出して臨床的検討を加え中間解析した報告を行った。

　その結果、100例中、16例（16％）が脳脊髄液漏出症と確定診断された。この16例の内訳は、外傷5例（交通事故2例、交通事故以外の頭頸部外傷2例、転倒（尻餅）1例）、腰椎穿刺1例、重労働1例、特発性9例であった。

　なお、「厚労省研究班総括研究報告書」は「原因としては、特にエピソー

ドのない特発性の症例が最も多かったが、一方で交通事故を含む外傷が約1／3の5例に認められ、外傷が契機になるのは、決して稀ではないことが明らかとなった」（5頁・左6行目）と記載している。しかし、「厚労省研究班総括研究報告書」がここで述べていることは、「起立性頭痛患者を100名診察し16名が脳脊髄液漏出症と診断されたが、それらの患者は特発性だけではなく外傷性も稀でない」ということである。

4　まとめ

　脳脊髄液減少症研究会の医師らの主張は、「外傷性脳脊髄液減少症の患者はまれでない」であった（篠永教授は、交通事故により年間1万人の低髄液圧症候群が発生と主張（「篠永論文」））。しかし、「厚労省研究班総括研究報告書」の「外傷を契機とした脳脊髄液漏出症は約1年で5例」という報告は、「日本脳神経外傷学会報告」とほぼ同数となっている。1年あたり5例しか報告されない疾病は稀な疾病である。「厚労省研究班総括研究報告書」の報告は、従来どおりの「外傷を契機として脳脊髄液漏出症が発生するが1年あたりに発生する数は少数であった」ということであり、「交通事故により年間1万人の低髄液圧症候群が発生する」ということではない。

5　追記－1：脳脊髄液減少症研究会の医師たちの脳脊髄液減少症の患者数

　鞭打ち症患者支援協会が、脳脊髄液減少症研究会の施設を含む32病院のアンケート調査の結果を2005年5月に報告している（文献5-2）。その時点で髄液減少症を診断しブラッドパッチ治療を行っていたほとんどの施設が含まれていたと思われる。〔表5-2〕で示されているが、2763名の患者がそれらの施設を脳脊髄液減少症の診断のために受診し、確定診断された症例1910人、疑診例545人、否定例266人であり、2455人にブラッドパッチが行われている。つまり、何らかの訴えを有する患者が受診した場合、約90％の頻度で脳脊髄液減少症が疑われブラッドパッチが行われたことになっている。脳脊髄液減

〔表5-1〕脳脊髄液減少症の診断状況数

(人)

診断総数	確診例	疑診例	否定例	交通事故による患者数
2763	1910	545	266	1515

出典：鞭打ち症患者支援協会会報5巻（2005）

少症研究会の医師たちは、数年間で1515名の交通事故による髄液漏の患者を治療したことになる。

　国立病院機構福山医療センター脳神経外科の守山英二医師も個人で、「2002年8月から2009年6月までの7年間で393名」の患者を脳脊髄液減少症と診断し、大部分が交通外傷と記載している（文献5-3）。

　「厚労省研究班総括研究報告書」の報告数は「脳神経外傷学会報告」の報告数と一致し、それらが示す数字は、脳脊髄液減少症研究会の医師の報告が示す数字とかけ離れている。

6　追記-2：むち打ち損傷で低髄液圧症候群が発生しているか

　従来の医学界では、「鞭打ち損傷による低髄液圧症候群の患者はほとんど存在しない」とされていた。一方、篠永教授の主張は「交通事故により年間1万人の低髄液圧症候群が発生する」（「篠永論文」）というものであった。

　「脳神経外傷学会報告」では、交通事故2例の報告があり、受傷機転が記載されているが、追突によるむち打ち損傷は1例も含まれていない。「厚労省研究班総括研究報告書」は交通事故2例とのみ記載し、受傷機転を記載していないために、むち打ち損傷かどうか不明である。

　「脳神経外傷学会報告」や「厚労省研究班総括研究報告書」は、「鞭打ち損傷による低髄液圧症候群の患者はほとんど存在しない」という従来どおりの医学界の主張を支持する内容になっている。むち打ち症による低髄液圧症候群の発症は脳髄液減少症研究会の医師以外からは1例も報告されていない。

7　追記－3：脊椎脊髄ジャーナルの3回目の低髄液圧症候群に関する特集記事

「脊椎脊髄ジャーナル」（2012年5月号）に、3回目の低髄液圧症候群に関する特集記事が記載されている。そのまとめの言葉で、東京慈恵医科大学脳神経外科の阿部俊昭教授は、「厚労省研究班総括研究報告書」に関して、「交通事故にて脊髄液減少症が発生することはきわめてまれということになる」（文献5－4・566頁）とまとめている。この阿部教授の意見が普通の脳神経外科医の意見である。「むち打ち損傷による髄液漏の患者」が脳脊髄液減少症研究会の医師以外からほとんど1例も報告されないにもかかわらず、「むち打ち損傷による髄液漏の発生頻度は多い」という脳脊髄液減少症研究会の医師たちの主張には無理がある。

V　「厚労省研究班総括研究報告書」の記載内容の説明：脳脊髄液の漏出部位に関して

1　はじめに

従来の医学界の報告では、低髄液圧症候群における髄液の漏出部位は「頸椎、胸椎」であった。一方、RI脳槽シンチで髄液漏を診断する脳脊髄液減少症研究会が主張する脳脊髄液の漏出部位は圧倒的に下部胸椎から腰椎部にかけて（RI脳槽シンチの漏れ画像で髄液漏と診断）であった。この点が、脳脊髄液減少症研究会の医師たちの髄液漏の診断が、RI検査時の腰椎部での穿刺（RI脳槽シンチでは腰椎部で髄液腔を穿刺してRIを髄液腔内に注入するという作業が必須）による医原性のものではないかという疑問の元になっていた。

2　「脳神経外傷学会報告」による髄液漏の部位

「脳神経外傷学会報告」では、4例の外傷性髄液漏患者の髄液漏の部位は、

「頸椎3例、頸椎－胸椎移行部1例」(135頁・右17行目)であり、従来から医学界で報告されていたものと一致していた。

3　総括研究報告書が報告する髄液漏の部位

「厚労省研究班総括研究報告書」では、16例の髄液漏患者の髄液漏の部位は、「頸椎5例、頸椎－胸椎移行部6例、胸椎3例、腰椎2例」(4頁・左38行目)であり、従来から医学界で報告されていたものと一致していた。そして、「漏出部位に関しては、頸胸椎が多く、腰椎は少ないという、これまで報告された欧米の文献と同様の結果であった」(5頁・左15行目)と記載している。

4　まとめ

従来の報告では、低髄液圧症候群における髄液の主たる漏出部位は「頸椎、胸椎」であった。一方、脳脊髄液減少症研究会の医師たちの主張は「脳脊髄液の漏出部位は圧倒的に下部胸椎～腰椎部にかけて」であった。

「脳神経外傷学会報告」や「厚労省研究班総括研究報告書」は、「脳脊髄液の漏出部位は頸椎、胸椎」という従来どおりの医学界の主張を支持する内容になっている。

VI　新聞報道の見出し

厚労省研究班の中間報告に関する2011年6月8日付毎日新聞の報道をみると、新聞の見出しが与えるイメージと、「厚労省研究班総括研究報告書」の実際の内容との乖離がよくわかる。「厚労省研究班総括研究報告書」は従来の医学的な知見とほぼ等しいものであったにもかかわらず、新聞の見出しでは「患者の存在『確認』　厚生省研究班報告」、「課題は後遺症救済」、「損保迫られる姿勢転換」と記載されている。

軽度の外傷で低髄液圧症候群が稀に生じることは従来からの既知の事実で

147

ある。医学界が問題としているのは「軽症外傷による低髄液圧症候群の発症の有無」ではなく、脳脊髄液減少症研究会の医師たちの RI 脳槽シンチによる低髄液圧症候群の過剰診断である。

新聞報道は、低髄液圧症候群に関して、医学界の実体と解離した内容をしばしば報道している。

VII　まとめ

「厚労省研究班総括研究報告書」は、「起立性頭痛の捉え方」、「患者の発生数」、「髄液の漏出部位」など主要な点で、従来の医学界の主張を踏襲している。

最後に、121頁に記載した「日本脳神経外傷学会報告」の診断フローチャートと、130頁に記載した「厚労省研究班総括研究報告書」の診断フローチャート（案）とを比較すると、実は極めて近い内容（ほとんど同じといってもよい）であることがわかる。

① 起立性頭痛で診断開始[43]
② 造影 MRI で所見があれば診断確定、なければ何らかの画像検査[44]
③ 画像検査で髄液漏が認められれば診断確定[45]

医学情報を扱う雑誌である「日経メディカル」（2010年9月号）に「脳脊髄液減少症の正体」（文献3‐5・26頁）と題した記事の中で、厚生労働省研究班の代表である嘉山孝正教授が「（厚生労働省研究班が作成する低髄液圧症候群の診断基準も）日本脳神経外傷学会の診断基準と似たものになるであろう」

---

[43] 日本脳神経外傷学会は15分以内に発生する頭痛、総括報告書は30分以内に発生する頭痛という差がある。これは、どこまで範囲を広げるかの問題であり、どちらが正しいかの問題ではない。

[44] 総括報告書は髄液漏の診断に限定しているため、日本脳神経外傷学会が用いている低髄液圧を診断基準に入れていないという違いがある。

[45] RI 脳槽シンチやミエロ CT において、RI や造影剤の針孔からの漏出や誤注入などの技術的な問題により生じた髄液漏の画像は髄液漏と判断しない。

という発言をしているが、そのとおりの内容が「厚労省研究班総括研究報告書」で報告されたということである。

そして、嘉山教授は、2011年10月に「厚労省研究班画像診断基準」を発表した後に記者会見を行い、「基準ができたことで、この症状（起立性頭痛のこと）を見逃したり、むち打ち症の人まで過剰に診断することは減るだろう」と述べている（2011年11月2日付朝日新聞）。

Ⅷ　追記－1：厚生労働省の研究班は脳脊髄液減少症研究会の医師たちの従来の主張をほとんど否定

脳脊髄液減少症研究会の医師たちは、低髄液圧症候群では「起立性頭痛はまれ、髄液圧が低いこともまれ」[46]と主張していた。そして、髄液漏の診断にRI脳槽シンチが最も信頼性の高い画像診断法とする「脳脊髄液減少症ガイドライン2007」と題した診断基準を発表し、その基準で診断・治療（ブラッドパッチ）を行ってきた。

1　RI脳槽シンチによる診断に関して

「脳脊髄液減少症ガイドライン2007」は、「RI注入から3時間以内にRIが膀胱にたまる（＝①早期膀胱内RI集積）、本来髄液がない場所にRIがある（＝②脳脊髄液漏出像）、RI注入から24時間でRIの体内の残存率が30％以下である（＝③RIクリアランスの亢進）、のうちの一つを満たせば髄液漏と診断する」というものであった。

しかし、「厚労省研究班画像診断基準」は、RI脳槽シンチに関して、「スクリーニング検査法であり、本法のみで脳脊髄液漏出症を確実に診断できる症例は少ない」（本書134頁参照）と記載し、「RI脳槽シンチが最も信頼性の

46　起立してから数時間後の頭痛を起立性頭痛と称することもある。

高い画像診断法」という脳脊髄液減少症研究会の医師たちの主張を否定している。そして、「脳脊髄液減少症ガイドライン2007」の診断基準を全く採用しなかった。

「①早期膀胱内RI集積」に関しては「客観的判定基準が確立されるまでは参考所見にとどめ、単独では異常所見としない」(134頁)と記載している。

「②脳脊髄液漏出像」に関しては、所見を両側対称性の集積・非対称の集積・限局性の集積の3つに分類し、腰椎部の両側対称性のRI集積画像は、「穿刺部からの漏出等を含むtechnical failure（＝技術的な失敗）」が除外できないとし、「参考所見」にとどめるとしている(133頁)。また、頸－胸部の対称性のRI集積画像と非対称性のRI集積画像は「疑」、片側限局性のRI集積画像は「強疑」所見として、それのみでは髄液漏と判断しなかった[47](134頁)。188頁で記載したが、髄液漏ではない人でも篠永教授たちが髄液漏と診断する人達とほとんど同じ頻度で、このような所見が認められるため、厚労省の研究班はこのような画像を穿刺時の針孔からの漏出の可能性が高いと判断したということである。

「③RI注入から24時間でRIの体内の残存率が30％以下」に関しては、特に言及せず、診断基準として採用しなかった。

次に、「起立性頭痛はまれ」という主張に関してだが、「厚労省研究班総括研究報告書」で扱う患者は「起立性頭痛」の患者に限定されている。

脳脊髄液減少症研究会の医師たちの意見は、「厚労省研究班総括研究報告書」、並びに、「厚労省研究班画像診断基準」では、ほとんど否定されているに近い内容といえる。

---

[47] 厚労省の画像診断基準は、画像基準を「確定、確実、強疑、疑」の4段階に分け、「参考所見」は診断基準に含まれていない（「厚労省研究班画像診断基準」5頁・6頁）。そして、「確実」以上で髄液漏と診断する。頭部MRIでは、複数の「参考所見」があれば「疑」と判定されるが（「厚労省研究班画像診断基準」8頁）、髄液漏とは判定されない。

IX　追記－2：厚生労働省の研究班は篠永教授の登録した患者のほとんどを髄液漏と認定しなかった

　篠永教授が髄液漏と主張したにもかかわらず厚労省研究班が漏れと認定しなかったことが、以下のように篠永教授自身により語られている（文献5－1・67頁）。脳脊髄液減少症研究会の医師らが髄液漏と判断する画像に関して、厚労省研究班はこのような画像を穿刺時の針孔からの漏出と区別ができないと判断したということである。

> **篠永**　これで本当に交通事故などの後に苦しんでいる患者さんを救えるのかどうか。そこを見て行くと、やはり今回のガイドライン案[48]には非常に限界があります。
> 　特に現実問題としては腰から髄液が漏れている人が多いのですが、それを評価できない、また十分に評価していないのが最大の問題点ではないかと思います。
> **中井**　たとえば、どういったことでしょうか。
> **篠永**　腰からの漏れで、左右対称の漏れの画像は診断から除外することなどです。
> 　それから、非対称の漏れの画像は、「疑いと認める」と言っておきながら、私が提出した33症例について、私自身は間違いなく「漏れ」だとおもっているものが「これは漏れではない」と評価されている。これは、どうみても納得できません。
> **中井**　その33症例が今回のガイドライン案に当てはまるとすれば、今回のガイドライン案作成時の登録患者100症例中の確定例は、実質16例ではなく、もっと多いということになりますね。
> **篠永**　もちろん。もっともっと多いと思います。しかも交通事故を契機とする確定例が2例などとんでもないことです。もっと多いはずです。
> **中井**　まだ問題点はたくさんあると。
> **篠永**　そうですね。言ったら切りがないですが、たとえば、出発点が起立性頭痛だけを取りあげています。

---

[48]「厚労省研究班総括研究報告書」のことを指す。

> これでは、起立性頭痛のない人たちは、はじめから切り捨てられてしまいます。これも大きな問題と思っています。
> 　それから、脳のMRIの評価に関して非常に厳しいというか、「びまん性硬膜肥厚」だけしか評価しない。
> ……
> 　私は、やはり本当に症例だけの検討からやってくれていれば、あのような結論は出ないのではないかと、少し残念に思います。

　脳脊髄液減少症研究会の医師らが髄液漏に間違いないと判断した患者が、第三者の医師から髄液漏と認められるわけではない。

X　追記-3：RI脳槽シンチのもう1つの問題点

　83頁に記載したように、守山医師と名古屋市立大学脳神経外科の西尾実医師の2名は、RI脳槽シンチの直前とRI脳槽シンチ後の当日にMRミエロを撮影すると、RI脳槽シンチで漏れた画像が得られた症例で、RI脳槽シンチの直前のMRミエロでは髄液漏の所見がなくてもRI脳槽シンチ後のMRミエロで髄液漏の所見を認めたことを発表した。

　また、西尾医師は、英語の文献（文献2-14）も発表し、針孔からの漏出がさまざまな形をとることを記載した。MRミエロで検出する場合、RI脳槽シンチの穿刺時に75％の症例で医原性の髄液漏が認められる。

　また、この点に関して、山梨厚生病院脳神経外科の渡辺新医師は、「（RI脳槽シンチで）腰仙部に漏出像がある場合には、少なくとも現在のところRI脳槽シンチグラムで脳脊髄液が漏出していることを示すには無理があります」（文献2-15・129頁・13行目）と記載し、「脳脊髄液減少症ガイドライン2007」のRI脳槽シンチによる診断の問題点だけでなく、「交通事故により脳脊髄液漏出症になることは頻度としては少ない」（iv頁・13行目）、「これまで『外傷性脳脊髄液減少症』と診断されてきた患者さんは、全員が本当に脳脊髄液の漏出を起こしているのかという、より根源的な問題が存在するの

です」(v頁・10行目)など、脳脊髄液減少症研究会の医師らが従来行ってきた診断基準で診断された患者は実は髄液漏ではなかった可能性を記載している。

そして、「脳脊髄液減少症ガイドライン2007」の作成者の1人である山梨大学脳神経外科の堀越徹医師は、「脳槽シンチグラフィを根拠とするガイドラインには、医原性漏出などの理由により髄液漏出のない患者を脳脊髄液減少症と診断する危険性があると考えられ、とくにMRI所見を伴わない症例については慎重な判断が必要であることを改めて強調したい」として、「脳脊髄液減少症ガイドライン2007」による診療を中止したことを公表している(文献5-5)。

XI 追記-4：RI脳槽シンチによる髄液漏の診断に関して

2013年7月に公開された「国際頭痛分類〔第3版β〕」には、「脳槽造影は時代遅れの検査であり、今ではまれにしか行われない」と記載されている(717頁・左21行目)。

第6章
今後の診断基準（「国際頭痛分類〔第3版β〕」と日本脳神経外傷学会と厚労省研究班の画像判断基準）

1　はじめに

　低髄液圧症候群の診断基準は多数提案されているが、個人の提案した診断基準と医学会が作成した診断基準では、その信頼性に大きな差がある。医学会は、複数の委員（ある概念に賛成の人もいれば反対の人もいる）による委員会を作成し、その委員らが、個人が発表した多くの文献を吟味し取捨選択したうえで、コンセンサスをとり、まとめ上げ、診断基準を作成・公表する。医学会の責任で作成された診断基準は、反対意見の委員も作成に参加しているからこそ、個人の報告よりはるかに信頼性が高い内容と評価される。

　その診断基準は公表されると、その時点から、各研究者が独立して研究を行い、診断基準の至らないところを指摘していく。必要な修正が一定以上蓄積されたところで、各医学会が各医学会の責任で再度新たに診断基準を作成し直すことになる。改訂した新しいものほど以前のものより信頼性が高いといえる。

　そのような意味で、診断基準としては「国際頭痛分類〔第3版β〕」が最新のもの、画像診断基準としては「厚労省研究班画像診断基準」が最新のものであり、最も信頼性が高いと思われるため、それぞれについて解説する。

　なお、「国際頭痛分類〔第3版β〕」の低髄液圧症候群関連領域である「7.2.1 硬膜穿刺後頭痛」、「7.2.2 髄液瘻性頭痛」、「7.2.3 特発性低髄液圧性頭痛」の日本語訳を掲載した（161頁）。

II 「国際頭痛分類〔第3版β〕」における特発性低髄液圧症候群

1 「国際頭痛分類〔第3版β〕」の起立性頭痛に関する記載

　従来から、「国際頭痛分類〔第2版〕」における「7.2.2 髄液瘻性頭痛」は、髄液瘻が推定され、明瞭な髄液漏の原因がある患者の頭痛の診断基準として、軽傷外傷に伴う髄液漏は「7.2.3 特発性低髄液圧性頭痛」として議論されてきた。

　特発性低髄液圧症候群の国際的に通用している診断基準としては、1998年～2000年にかけて提唱されたMokri-4分類、2004年の国際頭痛2-基準が存在した。ただし、Mokri-4分類は個人的な提案であること、国際頭痛2-基準はあくまで頭痛を基本症状とした診断基準であった。そして、国際頭痛2-基準は、「15分以内の起立性頭痛」が厳しすぎること、「ブラッドパッチの治療効果」という治療効果が診断基準に含まれていることが批判されていた。

　そこで、2013年7月に「国際頭痛分類〔第3版β〕」がWebで公開され、「Cephalalgia」33巻9号629頁～808頁でも公開された。以下が、その新しい診断基準の原文と日本語訳である。なお、前書きに、今後は実際にこの「国際頭痛分類〔第3版β〕」を診断基準として使用することが勧められていて、2年～3年間実地で使用した後、不具合を修正した完成版にすることが記載されている。以下は「7.2.3 特発性低髄液圧性頭痛」の記載内容である。

Description：
Orthostatic headache caused by low cerebrospinal fluid (CSF) pressure of spontaneous origin. It is usually accompanied by neck stiffness and subjective hearing symptoms. It remits after normalization of CSF pressure.
Diagnostic criteria：
　A． Any headache fulfilling criterion C
　B． Low CSF pressure (〈60mm CSF) and/or evidence of CSF leakage on imaging

155

> C. Headache has developed in temporal relation to the low CSF pressure or CSF leakage, or has led to its discovery
> D. Not better accounted for by another ICHD-3 diagnosis.

(訳)
解説：
特発性の低髄液（CSF）圧による起立性頭痛。通常は、項部硬直や主観的な聴覚症状を伴っている。髄液圧の正常化に伴い寛解する。
診断基準：
> A．基準Cを満たすすべての頭痛
> B．低髄液圧（＜60mm 水柱）かつ／または 画像で髄液漏の証拠
> C．低髄液圧または髄液漏と時間的に関連して始まった頭痛、または、頭痛によりそれ（低髄液圧または髄液漏）が発見された
> D．その他のICHD-3[49]の診断で、より適切に説明されない

「国際頭痛分類〔第3版β〕」は、冒頭の解説で、特発性低髄液圧症候群の基本が低髄液圧による起立性頭痛であると記載している。そして、A項で「基準Cを満たすすべての頭痛」と定義している。C項は頭痛の説明として、「低髄液圧または髄液漏と関連する頭痛」と定義している。解説の記載内容とあわせると、診断基準のC項の「低髄液圧または髄液漏と時間的に関連して始まった頭痛」は「起立性頭痛」である必要がある。

ただし、コメントが記載されていて、慢性時における「頭痛」は「硬膜穿刺後の起立性頭痛」のような典型的な「起立性頭痛」を示さない場合があることが記載されている。

> 特発性髄液漏、または、特発性低髄液圧の患者の頭痛は、7.2.1 硬膜穿刺後の頭痛（直立位を取ると直後や数秒以内に発生し、水平位になると1分以内のように素早く解決する）に似ているかもしれない。あるいは、直立位の数分後または数時間後に悪化し、水平位の数分後または数時間後に改善（必ずしも寛解しない）するという、体位変化に遅れた反応を示すかもしれない。7.2.3 特発性低頭蓋内圧性頭痛の患者のほとんどが明瞭な姿勢変化に伴う症状変化を示

---

[49] ICHD-3は「国際頭痛分類〔第3版〕」のこと。

すが、それは、7.2.1 硬膜穿刺後の頭痛の患者ほど劇的または直後ではないかもしれない。

　そして、病歴を聴取するときに注意が必要で、「発症時の頭痛の起立性の性質をよく聞かなければならない。時間が経つにつれ、この起立性の特徴がずっとより明確でなくなるかもしれないからである」と指摘している。[50]理由は、発症初期は「起立性頭痛」を示すが、慢性化すると「起立性」と「時間」の関係があいまいになってくることがあるため、発症早期の起立性頭痛を確認することが診断に大切ということである。

　「国際頭痛分類〔第3版β〕」は、「国際頭痛分類〔第2版〕」の「ブラッドパッチの治療効果」を診断基準から外し、Mokri-4分類を取り込んで、診断時における15分以内という起立性頭痛の要件を緩和し、「低髄液圧」と「画像所見」を重視したものとなっている。したがって、現在まで、国際的に通用している国際頭痛2-基準とMokri-4分類のどちらで診断されたものもあわせて含むようになり、現在の現実に行われている医療に近いものとなっている。「国際頭痛分類〔第3版β〕」の発表に伴い、「国際頭痛分類〔第2版〕」は使用されないことになる。

　なお、「脳脊髄液減少症ガイドライン2007」が「最も信頼性が高い画像診断法」と主張するRI脳槽シンチに関して、「時代遅れの検査であり、今ではまれにしか行われない」と記載していて、脳脊髄液減少症研究会の意見が国際的にも通用しない意見であることがわかる。

2　起立性頭痛に関する他の記載

　「国際頭痛分類〔第3版β〕」に先立って、SchievinkやMokriを含む医師たちが、低髄液圧症候群の診断基準に関する「Schievink提案」を行っている。そこには、「起立性頭痛」に関して、「発症時の頭痛の起立性の性質をよ

---

[50] 英語の原文は "The orthostatic nature of the headache at its onset should be sought when eliciting a history, as this feature may become much less obvious over time." と記載されていて「勧告」を意味した表現になっている。

く聞かなければならない。時間が経つにつれ、この起立性の特徴がずっとより明確でなくなるかもしれないからである」と、「国際頭痛分類〔第3版β〕」とほとんど同じ内容が記載されている。

　その文献の中で、Schievinkは、診断基準のA項として「起立性頭痛」が必須であることを記載している。ただし、特発性低髄液圧症候群において、時間が経って慢性化すると、起立性の要素が薄くなることがあるため、髄液漏発症時のはっきりとした「起立性頭痛」を確認することが大切としている。そして、慢性期で診断する場合、診断時点の「起立性頭痛」は時間にそれほど厳密である必要はないことを記載している。

　世界で最も評価の高い医学書である『ハリソン内科学』（文献6-1）も同じ内容を記載している。新規発症の低髄液圧性頭痛の場合、「持続性連日性頭痛」が「体位変化により生じる」ことが記載されている。しかし、慢性的になると、「毎日起こる」のではあるが、「体位変化と時間の関係は初期ほど厳密ではなくなる」ことが記載されている（文献6-1・108頁・左15行目）。

> 　二次性の新規発症持続性連日性頭痛・低髄液圧性頭痛 low CSF volume headache　この症候群では、頭痛は体位によって生じる。坐位または立位で出現し、横になると消失する。疼痛は後頭から前頭部にわたり、鈍痛が多いが、拍動性のこともある。慢性的な低髄液頭痛患者では、一般にめざめたときにはないが日中に増悪する頭痛が毎日起こる。臥位になると数分で頭痛は改善することが多いが、立位をとると数分〜1時間で再発する。

　Schievinkと『ハリソン内科学』は同じことを言っている。特発性低髄液圧症候群は発症初期は「起立性頭痛」を示すが、慢性化すると「起立性」と「時間」の関係があいまいになってくることがあるため、発症早期の起立性頭痛を確認することが診断に大切であることを指摘しているということである。

III 「国際頭痛分類〔第3版β〕」の二次性頭痛の記述方法とその誤解

1 二次性頭痛の一般診断基準の改訂提案

「国際頭痛分類〔第3版β〕」の「7.2.3 特発性低髄液圧性頭痛」は、A項で「A．基準Cを満たすすべての頭痛」と記載している。これに関して、「『国際頭痛分類〔第3版β〕』では起立性頭痛の要件がなくなった」と誤った主張がされることがあるため説明する。

「国際頭痛分類〔第3版β〕」の二次性頭痛[51]の診断基準は、その記述方法も公開されている（文献6-2）。そこで記載される記述法は以下のとおりである。

A．基準CとDを満たす頭痛がある
B．科学的に、頭痛を引き起こしうることが示されている他の疾患が診断されている（注1）
C．以下のうちの少なくとも2つにより、原因とする根拠が示される（注2）
　1．頭痛の発現は、推定される原因疾患の発症と時間的関係が一致する
　2．頭痛の発現または有意な増悪は、推定される原因疾患の悪化と、時間的関係が一致する
　3．頭痛の改善は、推定される原因疾患の改善と時間的関係が一致する
　4．頭痛に、原因疾患の典型的な特徴がある（注3）
　5．原因と推定できる他の証拠がある（注4）
D．頭痛は、他の頭痛診断によって、うまく説明できない

注1：頭痛は有病率の高い疾患であるので、他の疾患と偶発的に合併しているだけで、因果関係がないということもありうる。したがって、ある疾患が頭痛を引き起こすことを示す科学的な研究に基づく根拠が存在する場合にのみ、二次性頭痛の確実な診断を行うことが可能となる。科学的な証拠とは、ある疾患と頭痛の時間的な関連をその治療と頭痛の経過を含めて観察した大規模

---

[51] 何らかの疾患が原因で発生している頭痛のこと。

な臨床研究や、小規模でも、最新の画像検査、血液検査、他の臨床検査（paraclinical tests）で、日常臨床では利用できないようなものであってもよい。換言すれば、研究方法は診断基準として日常臨床に使用できるものでなくとも、診断基準Bの疾患と頭痛の因果関係を一般的に明確にするものであれば有用であるということである。ただし、分類全体をとおして、診断基準の内容は一般的な臨床で診断医が利用可能な情報や検査項目に制限すべきである。

注2：一般基準では、関係を示唆する根拠のうち独立した2項目以上を満たすことが必要であり、関係を示す根拠として5種類が設定されている。これらの5つの類型がすべての二次性頭痛で適切とは限らないし、特定の二次性頭痛に特化した診断基準においてはすべてが必要というわけでもない。原因疾患の悪化や改善は、臨床的に判断するか、画像検査や他の臨床検査によって判定しうる。

注3：腰椎穿刺後の起立性頭痛や、くも膜下出血における突発性頭痛がよい例である。頭痛に特徴があれば、各二次性頭痛において特定する必要がある。

注4：この項目は、原則として、各二次性頭痛において、各々、特定されるべきである。たとえば、頭痛の部位と推定される原因疾患の位置が一致しているといった根拠をあげることができる。

2　誤解されたA項の主張

「国際頭痛分類〔第3版β〕」の二次性頭痛の診断基準の記述方法では、A項は、「基準CとDを満たす頭痛がある」ことが必須条件である。つまり、「C．低髄液圧または髄液漏と時間的に関連して始まった頭痛、または、頭痛によりそれ（低髄液圧または髄液漏）が発見された」と「D．その他のICHD-3の診断で、より適切に説明されない」という制限条件付きの「すべての頭痛」という意味であり、単に「すべての頭痛」を意味しているわけではない。C項の「低髄液圧または髄液漏と関連する頭痛」は必須条件である。

ところで、「国際頭痛分類〔第3版β〕」は、解説で、特発性低髄液圧症候群の基本が低髄液圧による起立性頭痛であるとまず定義している。そして、コメントで、起立性頭痛の時間的な経過を詳しく記載している。まとめると、

発症早期の起立性頭痛が必須ということになる。

「国際頭痛分類〔第3版β〕」では、ほとんどの頭痛の診断基準で、A項は「A．基準Cを満たすすべての頭痛」と記載されている。「7.2.3 特発性低髄液圧性頭痛」のA項の「A．基準Cを満たすすべての頭痛」と記載されていることは、「起立性頭痛」を診断基準から外したということを意味していない。

IV 「国際頭痛分類〔第3版β〕」の低髄液圧症候群領域の日本語訳

以下は、筆者による「国際頭痛分類〔第3版β〕」の低髄液圧症候群領域の日本語訳である。

本来は、日本頭痛学会の翻訳を掲載すべきところではあるが、本稿執筆の時点では、翻訳が公表されていないため、便宜的に筆者が、一部を翻訳した。日本頭痛学会による翻訳が公表された後は、そちらを参照されたい（原文は国際頭痛学会ウェブサイト〈http://www.ihs-headache.org/〉より全文のダウンロードが可能）。

7 非血管性頭蓋内疾患による頭痛

7.2 低髄液圧による頭痛

解説：
　低髄液圧（特発性または二次性）または髄液漏がある時の起立性頭痛。しばしば、項部痛、耳鳴り、聴力の変化、羞明、かつ／または、嘔気を伴う。髄液圧が正常化または髄液漏の閉鎖に成功すると寛解する。

診断基準：
　A．基準Cを満たすすべての頭痛
　B．低髄液圧（＜60mm 水柱）、かつ／または、画像で髄液漏の証拠
　C．低髄液圧または髄液漏と時間的に関連して始まった頭痛、または、頭痛によりそれ（低髄液圧または髄液漏）が発見された
　D．その他のICHD-3の診断で、より適切に説明されない

コメント：
　低髄液圧による頭痛は通常は起立性であるが、必ずしもそうであるとは限らない。直立の坐位または立位後すぐに極めて悪化する、かつ／または、水平位に横になると改善する頭痛は低髄液圧により生じている可能性が高いが、これは診断基準としては信頼できない。因果関係の証拠は、推定される原因と時間的に一致して始まっていることと他の診断の除外に依存するかもしれない。

7.2.1　硬膜穿刺後頭痛
以前に使用された用語：
　腰椎穿刺後頭痛
解説：
　腰椎穿刺後5日以内に生じる、硬膜穿刺を介した髄液漏が生じることによる頭痛。通常は、項部硬直、かつ／または、主観的な聴覚症状を伴っている。2週間以内に自然に、または、腰部硬膜外自家血パッチによる髄液漏の閉鎖後に寛解する。
診断基準：
　A．基準Cを満たすすべての頭痛
　B．硬膜穿刺が行われた
　C．頭痛は硬膜穿刺後、5日以内に発現
　D．その他のICHD-3の診断で、より適切に説明されない
コメント：
　7.2.1 硬膜穿刺後頭痛の独立した危険因子が最近示された：女性、31～50歳の間、7.2.1 硬膜穿刺後頭痛の既往、硬膜穿刺時の脊柱管の長軸に針の傾斜の向きが垂直。

7.2.2　髄液瘻性頭痛
解説：
　持続性の髄液漏による頭蓋内圧低下を生ぜしめる行為または外傷の後で生じた起立性頭痛。髄液漏の閉鎖が成功すると寛解する。
診断基準：
　A．基準Cを満たすすべての頭痛
　B．以下の二つとも満たす：
　　1．持続性の髄液漏（髄液瘻）が時々生じることが知られている、行為が

行われた、または、外傷が生じた
 2．低髄液圧（＜60mm　水柱）、かつ／または、低髄液圧の証拠、かつ／または、MRI・ミエログラフィー・CTミエロ・RI脳槽シンチのどれかで髄液漏
 C．頭痛は行為、または外傷と時間的に一致して始まった
 D．その他のICHD-3の診断で、より適切に説明されない

7.2.3　特発性低頭蓋内圧性頭痛

以前に使用された用語：
　特発性低髄液圧、または、一次性頭蓋内圧低下による頭痛；髄液量減少性頭痛；低髄液漏性頭痛
解説：
　特発性の低髄液（CSF）圧による起立性頭痛。通常は、項部硬直や主観的な聴覚症状を伴っている。髄液圧の正常化に伴い寛解する。
診断基準：
 A．基準Cを満たすすべての頭痛
 B．低髄液圧（＜60mm　水柱）、かつ／または、画像で髄液漏の証拠
 C．低髄液圧または髄液漏と時間的に関連して始まった頭痛、または、頭痛によりそれ（低髄液圧または髄液漏）が発見された
 D．その他のICHD-3の診断で、より適切に説明されない
コメント：
　7.2.3 特発性低頭蓋内圧性頭痛は、直前の1月以内に硬膜穿刺が行われている患者では診断できない。
　特発性髄液漏、または、特発性低髄液圧の患者の頭痛は、7.2.1 硬膜穿刺後の頭痛（直立位をとると直後や数秒以内に発生し、水平位になると1分以内のように素早く解決する）に似ているかもしれない。あるいは、直立位の数分後または数時間後に悪化し、水平位の数分後または数時間後に改善（必ずしも寛解しない）するという、体位変化に遅れた反応を示すかもしれない。
　7.2.3 特発性低頭蓋内圧性頭痛の患者のほとんどが明瞭な姿勢変化に伴う症状変化を示すが、それは、7.2.1 硬膜穿刺後の頭痛の患者ほど劇的または直後ではないかもしれない。病歴を聴取するときに、発症時の頭痛の起立性の性質をよく聞かなければならない。時間が経つにつれ、この起立性の特徴がずっとより明確でなくなるかもしれないからである。
　髄液漏の閉鎖に硬膜外自家血パッチ（EBPs）はしばしば有効であるが、1回

のEBPの効果は永久的でないかもしれない。そして、2回またはそれ以上のEBPを行うまで、症状が完全になくなることが達成できないかもしれない。しかし、数日以上の一定程度の持続する改善が通常は期待されている。EBPでは持続する改善が得られず、手術が必要かもしれない患者も存在する。

明らかな原因がない典型的な起立性頭痛の患者では、姿勢起立性頻脈症候群（POTS）を除外すれば、腰椎部の自家血EBPを行うことは、臨床的な診療行為としては合理的である。

髄液漏に一致する、従わざるを得ない病歴や脳の画像所見があるにもかかわらず、すべての患者が活動性の髄液漏を呈しているかは明らかでない。脳槽造影は時代遅れの検査であり、今ではまれにしか行われない；それは、他の画像検査様式（MRI、CTまたはデジタルサブトラクションミエログラフィー）に比べてずっと感度が低い。硬膜を穿刺して髄液圧を直接測定することは、造影剤による硬膜の造影効果などのMRIによる陽性所見が認められる患者では不必要である。

7.2.3 特発性低頭蓋内圧性頭痛の根本的な障害は低髄液量かもしれない。些細な頭蓋内圧の亢進（たとえば、激しい咳）の既往が引き出されることがある。起立性頭痛は性交後に報告されている：髄液漏の結果である可能性が最も高いため、そのような頭痛は、7.2.3 特発性低頭蓋内圧性頭痛にコード化されるべきである。

V 「厚労省研究班画像診断基準」

1 「脳脊髄液漏出症の画像診断基準」の概要

「厚労省研究班画像診断基準」は、136頁に記載したので、要点を記載する。

画像診断基準は、各検査の画像所見を「確定」、「確実」、「強疑」、「疑」、「参考所見」の5段階に細かく分類し、詳細に記載しているため参照されたい（136頁）。そして、複数の所見を組み合わせて総合判断を行い、その総合判断が「確定」または「確実」であれば髄液漏と診断され、それ以外では髄液漏とは診断されない。総合判断の基準は以下のとおりである。

漏出の「確定」所見があれば、脳脊髄液漏出症「確定」とし、漏出の「確

実」所見があれば、脳脊髄液漏出症「確実」となる。

　脳槽シンチグラフィーと脊髄MRI／MRミエログラフィーにおいて、同じ部位に「『強疑』所見と『強疑』所見」、あるいは「『強疑』所見と『疑』所見」の組み合わせが得られた場合、脳脊髄液漏出症「確実」となる。

　また、「『疑』所見と『疑』所見」、あるいは一方の検査のみ「強疑」、「疑」所見が得られた場合は、脳脊髄液漏出症「疑」となるとしている。

2　「脳脊髄液漏出症の画像診断基準」で「確実」以上に該当する各画像所見のまとめ

　脊髄MRI／MRミエログラフィーでは、硬膜外に水信号（T2強調画像やMRミエロで高輝度に白く描出されるもの）を認め、病変が静脈注射された造影剤で造影されず、かつくも膜下腔と連続しているときに、「確実」所見と判断される（132頁）。

　脳槽シンチグラフィーはRIを脊髄腔内に注入して行われるが、片側限局性のRI異常集積の所見に加えて脳脊髄液循環不全（24時間後で脳槽より円蓋部のRI集積が少ない）が認められるときに、「確実」所見と判断される。ただし、いずれかの時相で、脳槽内へのRI分布は確認されなければならない（134頁）。

　CTミエログラフィーは造影剤を脊髄腔内に注入して行われるが、硬膜外に造影剤を証明し、穿刺部からの漏出が否定できれば「確実」所見である（37頁で記載したように、CTミエログラフィーでは針孔からの漏出が高頻度で生じている）。また、硬膜の欠損部位や漏出部位を特定できれば「確定」所見である（135頁）。

　脊髄MRI／MRミエログラフィーと脳槽シンチグラフィーの組み合わせでは、一方が「強疑」所見に該当し、同じ部位にもう一方が「強疑」所見または「疑」所見に該当するとき「確実」所見と判断される（136頁）。なお、それぞれの「強疑」所見と「疑」所見は136頁からの記載に該当するものである。

ただし、脊髄 MRI ／ MR ミエログラフィーと脳槽シンチグラフィーと CT ミエログラフィーで共通して、perineural cyst や正常範囲の nerve sleeve 拡大を除外する必要があるが、perineural cyst と髄液漏を鑑別することは困難なことが多い。

3 「脳脊髄液漏出症の画像診断基準」における RI 脳槽シンチ画像の説明

腰椎部の RI の漏れのパターンを〈図 6-1〉に示す。1 と 2 が両側対称性の集積（クリスマスツリーパターン、中央の棒が脊髄腔、それから外に突き出る黒い部分）、3 が非対称の集積、4 が限局性の集積である。そして、5 は硬膜外腔への誤注入（RI が線路パターンを示していて上方の脊髄腔に伸びていかない）の画像である。

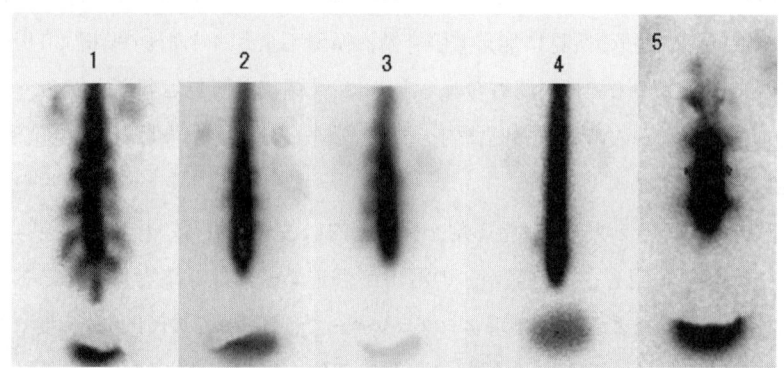

〈図 6-1〉RI 脳槽シンチの漏れ画像の分類

※ RI 脳槽シンチでは、RI を脊髄腔内に注入するために、皮膚から脊髄腔まで針を穿刺する必要がある

〈図6-2〉RI注入24時間後の頭蓋内のRIの分布

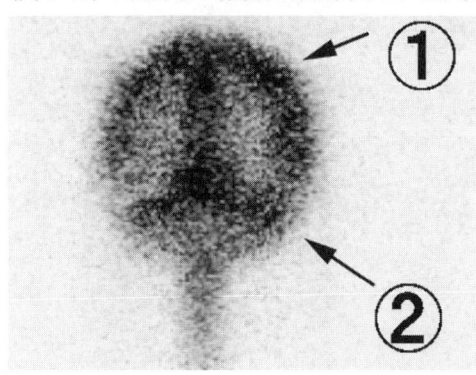

脳脊髄液循環不全の画像所見の判断法を〈図6-2〉に示す。24時間後の画像において、①の円蓋部のRIの集積（黒い部分の量）が②の脳槽より少ないときに、脳脊髄液循環不全と判断する。

VI 過剰診断されている低髄液圧症候群の画像所見

1 RI脳槽シンチ

髄液漏と誤って主張される画像を〈図6-3〉に示す。RIシンチで、「3時間で膀胱内にRIが集積し、脊髄腔から神経根に沿って複数の髄液漏様の所見が認められる」ため、「脳脊髄液減少症ガイドライン2007」に従えば髄液漏と判断される。しかし、〈図6-3〉では24時間後に脳表にRIが存在がすることが問題となる。脊髄から頭蓋に向かう正常の髄液の循環動態を示しているからである。

〈図6-3〉RI 脳槽シンチによる誤った髄液漏の主張

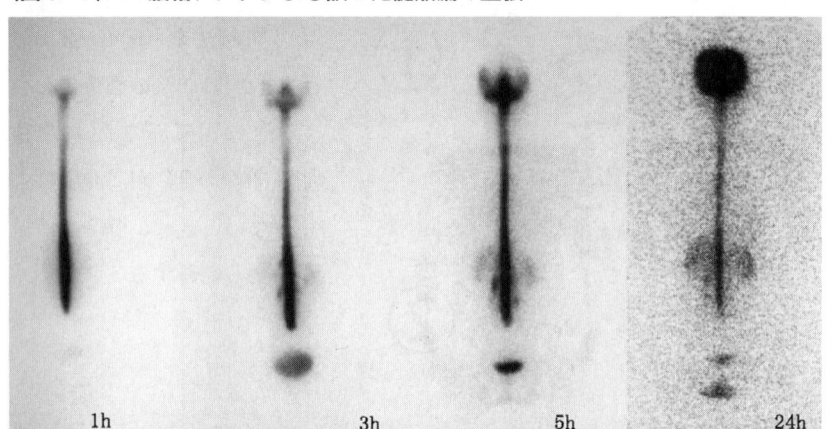

※3時間で膀胱内 RI 集積と複数の髄液漏様の所見、しかし、24時間後の脳表 RI（＋）所見

　RI 脳槽シンチで認められる髄液漏が MR ミエロで認められない場合、穿刺による髄液漏の可能性が高い（〈図6-4〉）。

〈図6-4〉RI 脳槽シンチと MR ミエロ画像の比較

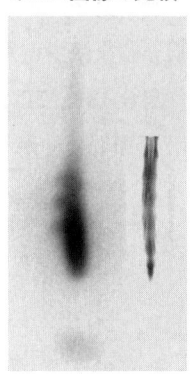

※ RI 脳槽シンチで非対称の髄液漏、しかし、MR ミエロで同部位に所見がない

　なお、ほんの少しの脊髄腔の周辺の不整も髄液漏と主張されることがあるが、脊髄腔は本来不整である（〈図6-5〉）。

〈図6-5〉 MR ミエロの不整画像

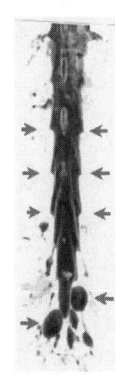

※正常人の MR ミエロ：神経根部は不整、複数のくも膜憩室を認めることがある

2　頭部 MRI

「硬膜の正常な増強効果を異常と判断・くも膜下腔を硬膜下腔と誤って判断・根拠なく脳表静脈の拡張と判断・根拠なく小脳扁桃や脳の下垂と判断」がしばしば行われている。

硬膜の増強効果はスピンエコー法（SE）で撮影された画像から判断し、グラディエントエコー法（GR、GE、GRE などと略記される）で撮影された画像

〈図6-6〉 髄液漏ではない人の GR 法による硬膜の増強効果

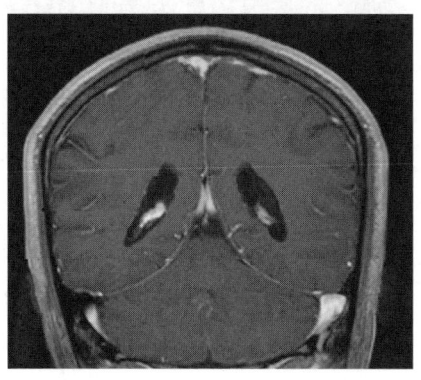

※ GR の画像では大脳鎌、小脳テントを含めて、髄液漏のない人の硬膜も全周性に増強される。

で判断してはいけないことは51頁に記載した。グラディエントエコー法では、普通の人の硬膜の75～100％に増強効果が示されるからである（〈図6-6〉）。

3　MRミエロ

一部の医師がMRミエロで胸部の肋間の高信号画像が髄液漏だと主張しているが以下の理由から誤った主張と思われる。①腰椎レベルの髄液漏で胸部に幅広く髄液がたまる、②RI脳槽シンチでRIが肋間に描出されない（〈図6-7〉）、③正常人で描出される、④髄液漏が停止した症例で画像が持続する。

〈図6-7〉MRミエロとRI脳槽シンチの比較

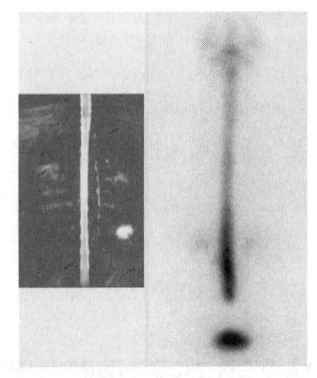

※左のMRミエロで胸部肋間に高信号、しかし、右のRI脳槽シンチで同部位にRI（-）
※腰部や頸部のMRミエロに関しては71頁参照

4　CTミエロ

CTミエロでは穿刺針による髄液漏が問題となる。37頁で記載したように、CTミエログラフィーでは針孔からの漏出が高頻度で生じている〈図6-8〉。

〈図6-8〉CT ミエロの穿刺針による造影剤の漏れ

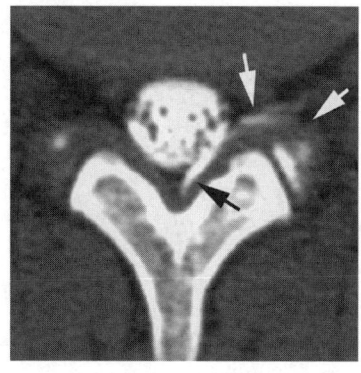

※髄液漏ではない人のCT ミエロ。白矢印で示す神経根に沿った髄液漏が認められる。なお、この症例では、黒矢印で示すように穿刺針に沿った髄液漏も認められる

Ⅶ 真の低髄液圧症候群の画像所見

1 頭部 MRI

　頭部 MRI では画像所見を3つに分類することができる。1つ目は髄液が減少した所見、2つ目はモンロー・ケリーの法則（頭蓋内の容積は一定のため髄液の減少分を別のものが補う）による所見、3つ目は脳組織が頭蓋内でわずかに脊髄腔側へ移行した所見である。

　Gd による硬膜のびまん性増強効果では硬膜が静脈洞と同程度の強い増強効果を示す。両側対称性・びまん性・連続して認められ、肥厚も認め、最も重要な画像所見である。なお、正常の人の硬膜の一部も弱い増強効果を認めることと、SE（スピン・エコー）法による T1強調画像で判断することも注意する必要がある（〈図6-9〉）。

〈図6-9〉硬膜のびまん性増強効果

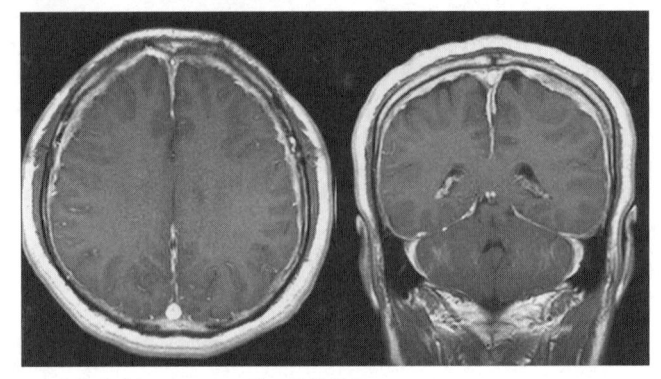

※全周性の硬膜の肥厚とGdによる強い増強効果

　小脳扁桃の下垂・脳の下垂・脳幹の扁平化・下垂体の腫大・脳室の縮小・脳溝や脳槽の狭小化等が挙げられるが、これら所見のみでは判断できない。なお、小脳扁桃の下垂と脳の下垂には基準がある（〈図6-10〉）。

〈図6-10〉小脳扁桃の下垂の基準線

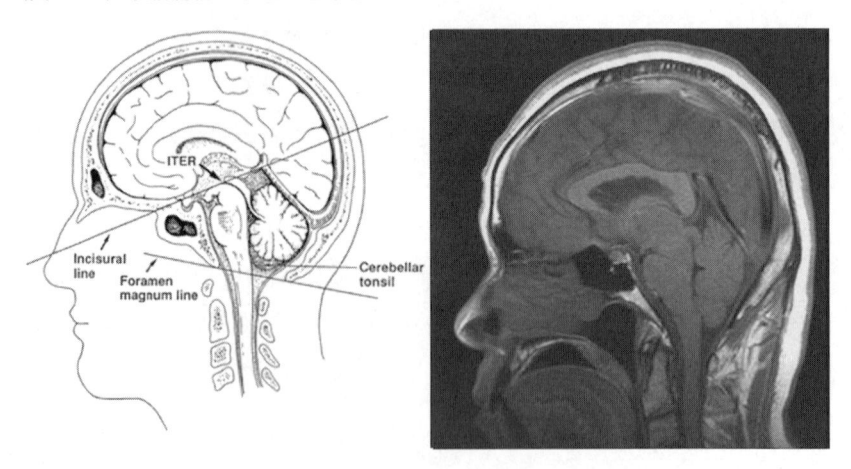

※右図は中脳水道がIncisural lineより下垂
出典：左図-MRI changes on intracranial hypotension1）（Pannullo SC, Reich JB et al.）

2 MRミエロ

MRIの新しい撮像方法で得られた画像の評価は難しい。MRミエロは脂肪信号を抑制したheavy T2画像で、動きの遅い自由水が描出される〈図6-11〉。ただし、画像周辺部では100％脂肪の信号が抑制されているとは限らない。したがって、リンパ、静脈、浮腫、胸水、脂肪も一部描出されることになる。また、撮像方法（GRE（gradient echo）、FSE（fast spin echo）、SSFP（steady state free precession））により画像が少しずつ異なる。MRミエロで高信号画像が得られても脊髄液とは限らないため、横断画像などの通常のMRI画像や、MRI以外の画像と合わせて、解剖学的知識に基づいた判断が必要である。

〈図6-11〉MRミエロによる髄液漏

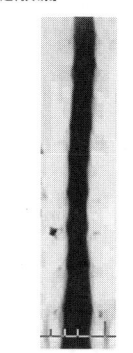

※胸椎の11番の右側の髄液漏

侵襲がほとんどない検査であることと画像の空間分解能がよいため最初の検査に適し、RI脳槽シンチなどの画像とあわせた総合評価に用いるのに有用である（〈図6-12〉）。

〈図6-12〉MRミエロとRI脳槽シンチとCTミエロの比較

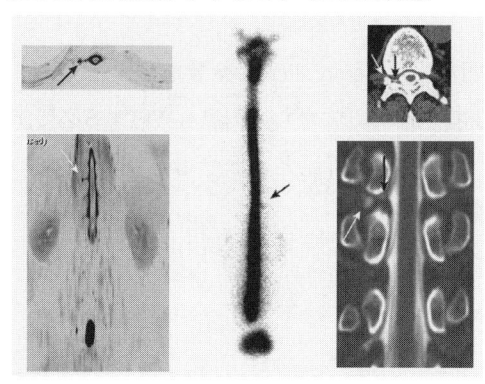

※左はMRI、中央はRI脳槽シンチ、右はミエロCTで〈図6-11〉と同位置に髄液漏

3 RI脳槽シンチ

　RIがくも膜下腔以外の部位にあるときは髄液漏の所見である。また、3時間以内の膀胱への早期RI集積も髄液漏の可能性を示唆する所見である。ただし、穿刺時の針穴からのRIの漏出と脊髄での正常のRIの吸収を考慮しなければいけない。これらの鑑別には、24時間後にRIが脳表にまわらないこと（〈図6-13〉）や他の画像所見との対比（〈図6-12〉）が必要となる。

〈図6-13〉24時間後の脳表RI

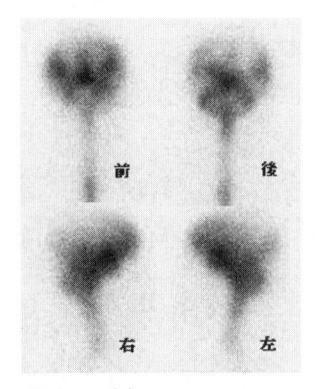

※24時間後のRI脳槽シンチで脳表RI（-）

4 CTミエロ

　漏出部位が不明な場合、thin sliceで全脊椎を撮影すれば被ばく線量が問題となる。また、穿刺時の針穴からの漏出も考慮する必要がある。ただし、空間分解能がよく他の画像所見とあわせると髄液漏の診断に有用である（〈図6-12〉を参照）。

第7章
低髄液圧症候群と損害賠償

I　外傷との因果関係

　特発性低髄液圧症候群は、特に誘因なく発症しているものや、誘因として、咳をしたり、いきんだり、軽い運動であったり、軽く頭部をぶつけただけに伴うものまで報告されている。

　「国際頭痛分類〔第3版β〕」では、髄液が漏れる原因（瘻孔）がはっきりとしているものは「7.2.2　髄液瘻性頭痛」、髄液が漏れる原因（瘻孔）がはっきりとしないものは「7.2.3　特発性低髄液圧性頭痛」とされている。軽度の外傷後の低髄液圧症候群は、髄液漏になる原因（瘻孔）のはっきりしないものとして「7.2.3　特発性低髄液圧性頭痛」として議論されている（第8章補足解説6を参照）。いずれにしろ、病気の本質が脳脊髄腔からの髄液の漏出であることに変わりはない。

　低髄液圧症候群は、軽度の外傷により発症する可能性は十分にあり、鞭打ち後に発症したとしても否定できるものではない。もちろん、それ以外の普段の日常生活においても十分発症するとはいえる。

　なお、実際の髄液漏の発生時期と低髄液圧症候群の症状の発生時期に関しては、腰椎穿刺後の低髄液圧症候群で詳しく知られている。腰椎穿刺後から2日以内に発症することが一般的ではあるが、1週間程度を経て発症する症例が存在することもある。「国際頭痛分類〔第3版β〕」の記載では、腰椎穿刺後の起立性頭痛は、「頭痛は硬膜穿刺後5日以内に発現」と記載されている。また、日本脳神経外傷学会の診断基準では「外傷後30日以内に発症し、外傷以外の原因が否定的」とされている。

II 素因

　結合組織が先天的に脆弱な病態が知られている。有名なものとして、Ehlers-Danlos 症候群、Marfan 症候群などである。これらの場合、脊髄の神経根を取り巻く硬膜の脆弱性が知られているために、素因があると考えて差し支えはないと思われる。しかし、単に、低髄液圧症候群になる人・ならない人が存在するという程度では、個々人の素因が髄液漏に影響したかどうかは不明としかいえない。その個人の持つ脆弱性がはっきりと指摘できない限り素因減額の対象になるとは思われない。

III 損害賠償

　低髄液圧症候群には、一部未確定の部分が残るものの、現時点で、多くの医師が認める診断基準が存在する。一般的な低髄液圧症候群の診断基準（Mokri―4分類、国際頭痛学会、日本脳神経外傷学会、厚生労働省研究班など）がそれに該当する。その診断基準を満たす症例において、損害の補償を行うことは当然のことと思われる。なお、損害の補償とは、

　　A：患者が安静を希望して完治する間の（休業損害などの）補償
　　B：患者が早期社会復帰を望む場合、ブラッドパッチを含む医療費
　　C：重症化するケースも報告されていて、その場合の補償

などを含む休業補償、医療費の補償、後遺障害の補償のことである。
　なお、医学的に正当な根拠がなく低髄液圧症候群と診断されているものに、上記の損害賠償の記述が適応されないことは当然のことである。

IV 外傷後に特発性低髄液圧症候群が合併した場合

　特発性低髄液圧症候群として、特別の誘引がなく髄液漏が発生することが

知られている。ある人が、軽度の鞭打ち損傷を受け、その2週間後に低髄液圧症候群が発症したとする。この低髄液圧症候群が特発性低髄液圧症候群であるのか、軽度の外傷後の外傷性低髄液圧症候群かは鑑別のしようがない。結局、100％は不確実であるために、その他の原因との関係を考えて判断するしかない。

V　慢性硬膜下血腫との類似点（理解の手助けとして）

　低髄液圧症候群の賠償を考えるときに、慢性硬膜下血腫と比較することで理解が容易になるのではないだろうか。

　この二者の共通点は、軽度の外傷後一定期間を経て訴えが生じることであり、本人に何らかの素因がある可能性があることであり、治療が必要ではあるが後遺症を残さず治癒することがほとんどであることなどである。

　軽度の外傷後、1カ月後に慢性硬膜下血腫が生じた場合、その軽度の外傷との因果関係は一般に認められると思う。しかし、その外傷の時間的な前後を含んで慢性硬膜下血腫の発症までに、その外傷より強度の外傷が具体的に提示された場合は、逆に因果関係はなくなるということではないだろうか。低髄液圧症候群も同様に考えてよいであろう。外傷が軽度だから無関係ということではなく、低髄液圧症候群が事実である限り、一定程度の外傷であれば因果関係が存在するということになる。つまり、より強度の外傷が示されない限り、もっとも主要な外傷を起因と捉えることは合理的と思われる。

　素因についてであるが、慢性硬膜下血腫の場合、抗凝固剤を服用中とか出血傾向が存在するなどのような強い素因が存在する場合は、素因として捉えられていると思うが、老人で脳が幾分萎縮している場合、本来は一部素因といえるのかもしれないが、その程度は素因と捉えられていないのではないだろうか。Marfan症候群とかEhlers-Danlos症候群とか習慣性の髄液漏とかであれば素因といってよいかもしれないが、特別のものがない限り素因とは

捉えないのではないだろうか。素因が具体的に提示できない限り素因はないということであろう。

　補償についても同様に考えると理解しやすい。慢性硬膜下血腫を治療する期間は、休業損害などの補償は行われていると思うし、治療費も補償されていると思う。また、問題なく治癒することがほとんどであるが、一部遷延化した場合は、その補償は行われていると思う。Mokriの報告では、低髄液圧症候群の症状が遷延化し半年以上かかった症例が報告されている。

　なお、もう一度、強調するが、きちんとした証拠に基づいて低髄液圧症候群と診断された場合のみの話である。

第8章　補足解説

I　補足解説1：病名に関して

　ある病態を、医学の世界で共通に検討していくためには、世界中で統一された病名で呼称することで混乱を避ける必要がある。2015年に WHO の ICD-11が発表予定であるため、各国際学会が自らの立場を明らかにした疾患名と診断基準を公表している。国際頭痛学会も2013年7月に「国際頭痛分類〔第3版β〕」を発表した。

　ところで、1988年発表の「国際頭痛分類〔第1版〕」では、「7.2.1 硬膜穿刺後頭痛」と「7.2.2 髄液瘻性頭痛」しか存在しなかった。しかし、2004年発表の「国際頭痛分類〔第2版〕」では、明瞭に髄液漏の原因が認められるものを「7.2.2 髄液瘻性頭痛」に分類し、軽傷外傷のような髄液漏の原因として明瞭でないものは「7.2.3 特発性低髄液圧性頭痛」として分離した。〔表8-1〕が、「国際頭痛分類〔第2版〕」の「7.2 低髄液圧による頭痛」の項目で、3つにコード化し診断基準を記載している（「国際頭痛分類〔第2版〕」）。2013年7月に発表された「国際頭痛分類〔第3版β〕」でも同じ分類と同じコードを用いている。なお、これらの病態の本質はすべて髄液漏性である。

　そして、〔表8-1〕で示されるように、ICD-10においては、国際頭痛分類の「7.2.1 硬膜穿刺後頭痛」と「7.2.2 髄液瘻性頭痛」は示されているが、「7.2.3 特発性低髄液圧性頭痛」は示されていない。ICD-10は、「国際頭痛分類〔第1版〕」と同じ分類で、「7.2.2 髄液瘻性頭痛」と「7.2.3 特発性低髄液圧性頭痛」が分離されていない。したがって、軽症外傷後の低髄液圧症

〔表8-1〕「国際頭痛分類〔第2版〕」とWHO ICD-10 NAコード

IHS ICHD-II code	WHO ICD-10 NA code	Diagnosis	診断	[二次性頭痛のICD-10病因コード]
7.2	[G44.820]	Headache attributed to low cerebrospinal fluid pressure	低髄液圧による頭痛	
7.2.1	[G44.820]	Post-dural puncture headache	硬膜穿刺後頭痛	[G97.0]
7.2.2	[G44.820]	CSF fistula headache	髄液瘻性頭痛	[G96.0]
7.2.3	[G44.820]	Headache attributed to spontaneous(or idiopathic) low CSF pressure	特発性低髄液圧性頭痛	

候群をICD-10でコード化する場合、最も近い「G96.0 脳脊髄液漏」に該当させることになる。

　一方、「脳脊髄液減少症」という疾患名だが、「国際頭痛分類〔第3版β〕」は、特発性低髄液圧性頭痛の基本が「特発性の低髄液圧による起立性頭痛」であるとまず定義し、「脳脊髄液減少症（low CSF-volume）」を以前に使用されたが今は採用されていない用語として記載している。

　脳脊髄液減少症研究会の医師たちが主張する「疾患の本質は脳脊髄液減少」に関して、「国際頭痛分類〔第3版β〕」は「特発性の低髄液圧による起立性頭痛」（163頁）、「低髄液量かもしれない」（164頁）と記載し、「疾患の本質は脳脊髄液減少」とは記載していない。

　「特発性低髄液圧症候群」という傷病名は国際頭痛学会の分類に従った疾患名であり、厚労省研究班の「脳脊髄液漏出症」はICD-10に従った疾患名

である。そして、「脳脊髄液減少症」は、国際頭痛学会も厚労省研究班もICD-10の作成者であるWHOも採用していない。

　脳脊髄液減少症研究会の医師たちは、医学文献を吟味せず、自分のイメージだけで意見を構成するため、一般的な医学の世界の医学用語やその定義から乖離した意見になっている。

II　補足解説2：低髄液圧症候群と脳脊髄液減少症の本質は同じ髄液漏

1　低髄液圧症候群と脳脊髄液減少症の本態は髄液漏

　「脳脊髄液減少症」と「低髄液圧症候群」の関係について説明する。病気には本態があり、それが病気の本質で、低髄液圧症候群の本態は髄液漏である。髄液漏が生じている部位は、脳脊髄腔のどこでもよい。そして、その本態（＝病態）により症状が発生する。低髄液圧症候群の場合、主たる症状は起立性頭痛であり、主症状と呼ばれる。また、随伴症状と呼ばれる他の症状[52]が発生することもある。症状は患者の訴えであるため表面に出るが、髄液漏のような病態は隠れていて検査等を行わなければ明らかにならない。そこで、主症状をもつ患者、または、複数の随伴症状をもつ患者がいる場合、患者がその病態に該当するかどうかを調べるための検査が必要となる。

　この病気の本質を明らかにするために行われる検査にもいろいろな検査がある。たとえば、容易には行えない検査であったり[53]、その検査を行ったからといって全員の患者で隠れている病態が明らかになるとは限らない検査であ[54]

---

[52] 「国際頭痛分類〔第3版〕」では「項部硬直、主観的な聴力障害」が随伴症状として記載されている。個人差や例外があるため、主症状が常に存在するとは限らないが、多くの場合、主症状は存在する。

[53] 患者に危険が伴う検査、多大の時間や費用を要する検査など。

[54] ある病態のときに必ず陽性に出るとは限らない検査、またその病態ではない人でも陽性に出てしまう検査など。

〈図8−1〉疾患と診断基準の関係

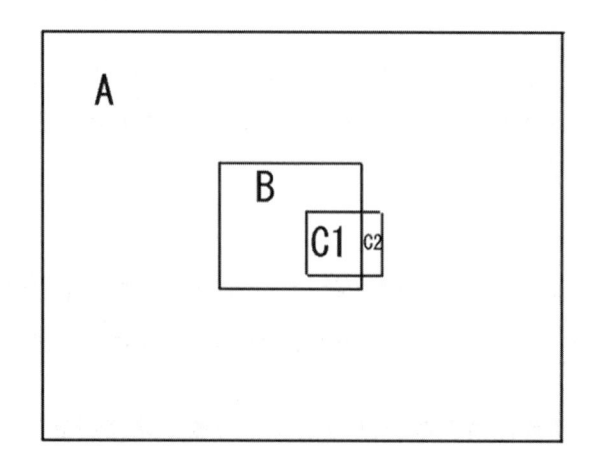

っized。また、どんな検査を行っても明らかにすることが難しい病態もある。

　病態に1対1に対応している検査があることが理想であるが[55]、医学の世界では多くの病態において、その病態に1対1に対応している検査はない。そこで、患者の症状と実施可能な各種の検査を組み合わせて、ある病態の診断基準がつくられることになる。

　〈図8−1〉でいえば、A＋B＋C1＋C2が全部の人、B＋C1がある診断基準を満たす人、C1は診断基準を満たすある病気の人、C2はある病気であるにもかかわらず診断基準では病気と認定されない人である。この図のような基準の場合、Bの人は誤診になり、C2の人は見落としに該当することになる。

　そこで、診断基準をつくるときには、専門用語では「特異度[56]を下げない範囲で感度[57]を上げた基準」をつくることを目指すことになる。Bをできるだけ

---

[55] ある病態であれば必ず陽性に出る検査があり、一方で、その検査が陽性に出た場合は必ずある病態であること。〈図8−1〉でいえば、BとC2が0ということ。
[56] ある診断基準で判断する場合、正常の人が正常と判断される確率。
[57] ある診断基準で判断する場合、ある病態の人がその病態と判断される確率。

少なくなるように努力しながらC2を少なくするようにするということである[58]。

多くの研究結果に基づいた努力の積み重ねで、一般的な低髄液圧症候群の診断基準（Mokri-4分類、国際頭痛学会、日本脳神経外傷学会、厚生労働省研究班など）がつくられている。これらの診断基準を併せた場合、Bは非常に少ないと想定されている。つまり、これらの診断基準を満たしていれば低髄圧症候群と診断してほとんど間違わないということである。C2がどれぐらいあるかはわかっていないが、これまでの研究の積み重ねで、これも少ないことは想定されている。その理由は、これらの診断基準を満たさない髄液漏の人がほとんど報告されていないからである[59]。

2 「脳脊髄液減少症ガイドライン2007」の問題点

一方、脳脊髄液減少症研究会の医師たちも、脳脊髄液減少症の本態が髄液漏であるとしている[60]。本態が同じ場合、脳脊髄液減少症と低髄液圧症候群と呼称が異なっても同じ疾病ということになる。しかし、診断基準が異なれば、脳脊髄液減少症と低髄液圧症候群の患者群が異なる可能性が生じる。

一般的な低髄液圧症候群の診断基準で診断される低髄液圧症候群を低髄液圧症候群、脳脊髄液減少症研究会の医師らのいう低髄液圧症候群（＝脳脊髄液減少症）は低髄液圧症候群Bと記載して説明する。

脳脊髄液減少症研究会の医師たちは「一般的な低髄液圧症候群の診断基準で診断した場合、C2がたくさん発生してしまう」と主張し、「脳脊髄液減少症ガイドライン2007」を発表した。その「脳脊髄液減少症ガイドライン

---

58 正常の人を病気と誤診する率をできるだけ下げるようにしながら、病気の人を見落とさない診断基準をつくること。
59 脳脊髄液減少症研究会の医師たちの主張は多数のC2の人がいるというものである。C2が0になる基準をつくることは現実には不可能なため、脳脊髄液減少症研究会の医師たちの診断基準が間違っていることは証明できてもC2が0であることは証明できない。ここに現在の混乱が生じている本質がある。
60 低髄液圧症候群の本態が低髄液圧ではないように、脳脊髄液減少症の本態も髄液減少ではない。どちらも、本態は髄液漏であり、低髄液圧や髄液減少は本態による結果である。

2007」は、RI脳槽シンチで「①早期膀胱内RI集積（3時間以内の膀胱内RI）、②脳脊髄液漏出像、③RIクリアランスの亢進（24時間後の体内RI残存率が30％以下）」のうち1つを満たすと低髄液圧症候群と診断できるという内容であった。

　しかし、診断基準を発表したが、その診断基準を満たせば髄液漏と診断できる根拠は示さなかった。一方で、髄液漏ではない人でも、「3時間以内の膀胱内RIが認められる」、「RI脳槽シンチで髄液漏出像が認められる」、「24時間後のRI体内残存率が30％以下の人がいる」ことは知られていた。髄液漏ではない人も「脳脊髄液減少症ガイドライン2007」の診断基準に当てはまることがあることが数多くの文献で示されている。

　つまり、「脳脊髄液減少症ガイドライン2007」で診断された人は低髄液圧症候群Bと診断されても、真の低髄液圧症候群（髄液漏）とは限らないということである。〈図8-1〉でいえば、Bが大きくなったということになる。

　なお、脳脊髄液減少症研究会の医師らは「低髄液圧症候群Bは低髄液圧症候群の慢性期」、「低髄液圧症候群Bは低髄液圧症候群の髄液漏の少ないグループ」と主張することがあるが、従来の低髄液圧症候群の診断基準は急性期と慢性期、髄液漏の量の過多を区別した診断基準ではなく、すべてを含んでいて、慢性期の髄液漏にも、少量の髄液漏にも適応される診断基準である。

3　「脳脊髄液減少症ガイドライン2007」で診断すると日本人の半分以上が髄液漏

　先の図の診断基準を「脳脊髄液減少症ガイドライン2007」として説明する。「脳脊髄液減少症ガイドライン2007」の診断基準に該当する人、つまり、低髄液圧症候群Bは（BとC1）であるが、このうちBはどのくらいの大きさなのだろうか。

　後掲「補足解説3」（186頁）で記載するが、2008年6月の日本整形外科学会で、髄液漏れではない人にRI脳槽シンチを行った結果が杏林大学整形外

科の市村正一教授（当時は准教授）により報告され、篠永教授が低髄液圧症候群B（BとC1）と診断した人のほとんどがBで説明可能であった。つまり、低髄液圧症候群Bの人のほとんどが髄液漏（C1）ではないことが推定されることになる。

このような結果が生じた原因は「脳脊髄液減少症ガイドライン2007」にある。「脳脊髄液減少症ガイドライン2007」は低髄液圧症候群の診断基準として、感度は高いかもしれないが、特異度が低すぎるのである。その結果、多くの髄液漏ではない人を髄液漏と診断してしまうことになっていると思われる。

4 脳脊髄液減少症研究会の施設を受診した患者が髄液漏と診断される割合

鞭打ち症患者支援協会が、脳脊髄液減少症研究会の医師が所属する施設を含む32病院のアンケート調査の結果を2005年5月に報告している（文献5-2）。調査対象には、調査時点で髄液減少症を診断しブラッドパッチ治療を行っていたほとんどの施設が含まれていたと思われる。〔表5-2〕（145頁）で示されているように、2763名の患者がそれらの施設を髄液減少症の診断のために受診し、確定診断された症例1910人、疑診例545人、否定例266人であり、2455人にブラッドパッチが行われた（144頁参照）。つまり、何らかの訴えを有する患者が受診した場合、約90％の頻度で髄液減少症と診断されるということである。脳脊髄液減少症研究会の医師らは「髄液減少症の患者は多い」と主張しているが、単に髄液漏ではない人を髄液減少症と診断しているだけなのではないだろうか。

III 補足解説3：髄液漏ではない人にRI脳槽シンチを行った結果の報告

1 RI脳槽シンチで髄液漏と篠永教授により判断される割合

　2008年6月の日本整形外科学会で、髄液漏れではない人にRI脳槽シンチを行った結果が市村教授（発表当時は准教授）により報告された（文献8-1）。それは、髄液漏ではない56例の人にRI脳槽シンチを行い48時間追跡したというものであった。なお、筆者は、文字数の関係で抄録に含まれなかったデータも市村教授から直接提供を受けている。

　この市村教授の報告の意味することを理解するには、まず篠永教授の報告を理解している必要がある。篠永教授はRI脳槽シンチで髄液漏と判断する写真を「脳脊髄液減少症ガイドライン2007」24頁に、〈図8-2〉のように記載している。

〈図8-2〉篠永教授のRI脳槽シンチによる髄液漏の分類

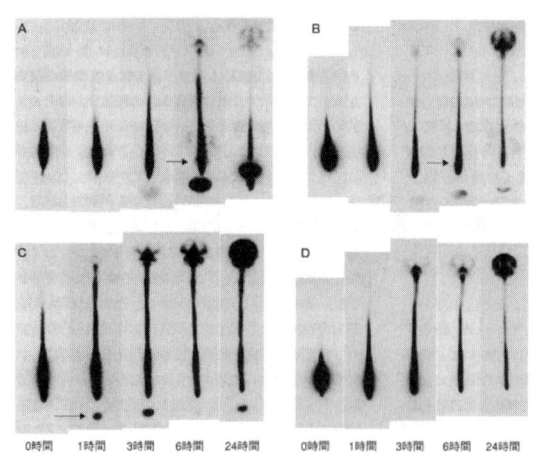

A群（明瞭な髄液漏出像、クリスマスツリー状）、B群（わずかな髄液漏出像）
C群（3時間以内の膀胱内のRI集積のみ）、D群（正常）
出典：「脳脊髄液減少症ガイドライン2007」24頁

そして、篠永教授は185例の患者でRI脳槽シンチを行い、A群44例、B群24例、C群55例、D群62例で、A群＋B群＋C群の123例を髄液漏と判断したと報告している。[61]

2 市村教授のRI脳槽シンチの結果

市村教授はRI脳槽シンチを解析するにあたり、髄液腔からはっきりと突き出した画像がある場合を瘤状と分類した。また、片側（または両側）の3個以上連続した神経根に瘤状の所見がある場合をクリスマスツリー状と分類した。篠永教授と画像判断基準が必ずしも一致していないが、市村教授のクリスマスツリー状が篠永教授のA群、瘤状がB群に該当し、いずれの定義も篠永教授の定義より厳しいため、市村教授がRI脳槽シンチで陽性と判断した人たちは、篠永教授の判断では髄液漏と判断されることになる。

その結果、クリスマスツリー状と瘤状を併せると、21例（37.5％）において、篠永教授の判断基準に従う限り髄液漏と判断される患者が発生したということであった。[62][63]

また、3時間以内の膀胱造影に関しては、表示の感度を変えるだけで同じ人でも膀胱が映ったり映らなかったりするために、正確な数字を述べることは難しいということであった。ただし、通常の感度で、2時間で20％～30％の人が、クリスマスツリー状や瘤状所見の有無にかかわらず、膀胱造影されたということであった。[64]

つまり、髄液漏でない人のRI脳槽シンチの結果を篠永教授ら脳脊髄液減

---

61 篠永医師達の髄液漏の診断基準は「脳脊髄液減少症ガイドライン2007」を参照。なお、市村教授のデータと比較するため、24時間後にRI残存率30％以下の診断基準は考慮していない。
62 脊髄腔から神経根が突き出る画像を脳脊髄液減少症研究会の医師たちは直接漏所見としている。筆者も混乱を避けるため針穴からの漏出所見として記載するが、正常の神経根を写しているだけの可能性もある。
63 針穴からのRIの直接漏所見の比率が40％近くに達し、一般にいわれる針孔からの漏出の頻度（10-25%）より高くなっているのは、脳脊髄液減少症研究会の髄液漏出の基準（神経根が描出されただけでも髄液漏）が緩いからである。
64 前図で示されるように、篠永教授が非常に感度を高めていることが脊髄腔の幅が広いことからわかる。

少症研究会の髄液漏の基準で判断すると、A群＋B群で37.5％、C群で18.75％（62.5％の30％で計算）、合計56.25％の人が髄液漏と判断されるということであった。

3 篠永教授と市村教授のRI脳槽シンチの結果の比較

篠永教授の場合、185例中68例（36.8％）がA群＋B群である。また、A群＋B群以外の117例中にC群が55例（117例中の47％）存在した。この47％は市村教授の30％に比較すると高いが、市村教授は、撮影時間が3時間ではなく2時間と短いこと、表示の感度が低いことを併せると大きい差でないかもしれない。

篠永教授は、A群＋B群68例（185例中の37％）、C群55例（185例中の30％）、合計123例を髄液漏と判断した。しかし、次図に示すように、この123例の多くは検査時の漏れとして説明可能であり、篠永教授が髄液漏と診断する患者のほとんどが髄液漏ではない可能性が示唆されている。

なお、福山医療センター脳神経外科の守山英二医師も、A群＋B群40％、C群20％と報告しているのでグラフに追加した。

〈図8-3〉RI脳槽シンチの髄液漏所見

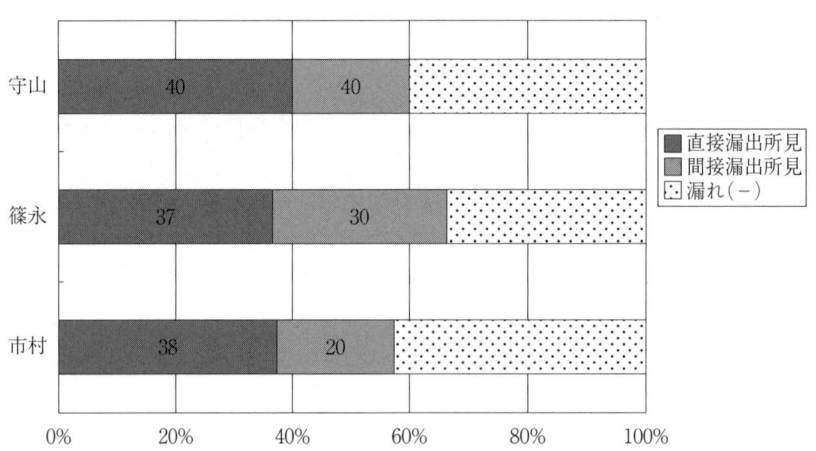

4 篠永教授の患者と髄液漏ではない人の RI 脳槽シンチの結果の比較

　篠永教授の患者の24時間後の RI の体内残存率が髄液漏ではない人と同じであるというデータも存在する（「脳脊髄液減少症ガイドライン2007」24頁）。〈図8-4〉は、篠永教授の全185症例のデータであり、このうち126例が髄液漏と判断されていた。この185例の24時間後の RI 残存率は35％を中心として上下に均等に分布している。一方、77頁で、正常の24時間の RI の体内残存率が35％であるとする文献を3つ引用した。

　つまり、篠永教授の全患者の24時間後の RI の体内残存率が髄液漏ではない人と同じであるということである。この点からも、篠永教授が髄液漏と診断している患者のほとんどが本当は髄液漏ではない可能性が高いと推定されることになる。[65]

〈図8-4〉RI 脳槽・脊髄髄液シンチグラム全185例

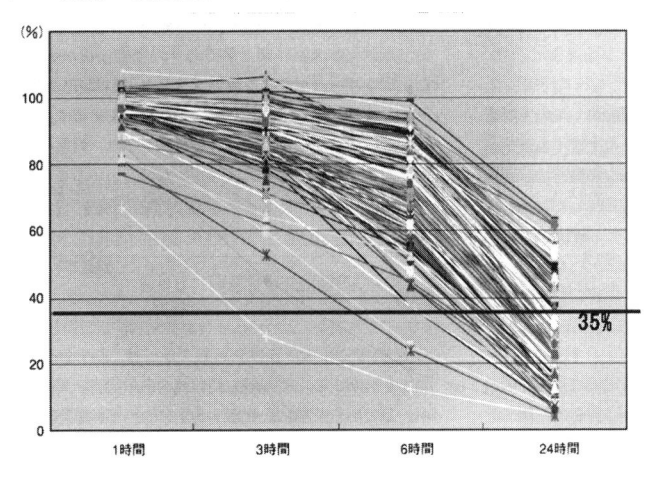

※35％線は筆者が追加
出典：「脳脊髄液減少症ガイドライン2007」25頁

---

[65] 篠永医師の言うように185例中126例までが髄液漏であるならば、185例の平均は35％よりずっと低くなる必要がある。

5 まとめ

　脳脊髄液減少症研究会の医師らの「脳脊髄液減少症ガイドライン2007」のRI脳槽シンチの診断基準は、診断基準の根拠が示されていない。一方で、髄液漏ではない人で高頻度に穿刺時の漏れが発生する数多くの報告がある。つまり、ある患者で漏れの画像が得られても、針穴からの漏れではないということが説明できない場合、その漏れ画像は針穴からの漏れの画像の可能性のほうが高いということになる。

　市村教授の報告（文献8-1）の数字を篠永教授の報告に当てはめた場合、髄液漏と判断されている人のほとんどが実は髄液漏ではなくても説明可能になる。「脳脊髄液減少症ガイドライン2007」の診断基準に従って髄液漏と判断する限り、髄液漏ではない人の約60％の人が誤って髄液漏と判断されることになる。

IV　補足解説4：これまでに提唱されている低髄液圧症候群の診断基準の相互関係

　低髄液圧症候群に関して、これまで提唱されている診断基準の関係についてまとめる。低髄液圧症候群の診断基準として国際的に通用している基準として、①Mokri-4分類、②「国際頭痛分類〔第2版〕」[66]、があった。一方、医学界で正式に認められているわけではないが、従来の低髄液圧症候群の概念を拡張した③脳脊髄液減少症研究会の診断基準（「脳脊髄液減少症ガイドライン2007」）を提唱する医師らが現れた。この一部の医師により提唱された基準による診断が社会的に問題となったため、日本脳神経外傷学会が④同学会の診断基準を提案した（「脳神経外傷学会報告」「脳神経外傷学会画像診断基

---

[66]　「国際頭痛分類〔第3版β〕」が発表された。しかし、これまで使用されていたのが〔第2版〕であるため、ここでは〔第2版〕に関しても記載する。

準」)。さらに、これらをまとめるものとして、⑤厚労省研究班の診断基準（案）・画像診断基準が2011年に提案された（「厚労省研究班総括研究報告書」「厚労省画像診断基準」)。また、最も新しいものとして、2013年7月に、次期国際頭痛分類基準である⑥「国際頭痛分類〔第3版β〕」[67]が公開された。

まず、医学界で認められていると思われる5つ（①②④⑤⑥）の診断基準の関係について説明する。②は①を参考にして作成されているため、両者は[68][69]近いものになっている。また、④は、①と②を参考に作成されているため、[70]これら3つは近いものになっている。そして、⑤は、①②④の3つを参考に作成しているため、結局、①②④⑤の4つは近いものになっている。[71]

そして、最も新しく提案された⑥だが、②の「ブラッドパッチの治療効果」を診断基準から外し、起立性頭痛は必要ではあるがその15分以内という要件を緩和している。そして、「低髄液圧」と「画像所見」を重視したものとなっている。ところで、①④⑤は、「ブラッドパッチの治療効果」を診断基準に含んでいなかった。そして、①と④では、もともと起立性頭痛は絶対的な基準ではなかった。その結果、⑥は、①と②を足したもののようになり、①、④、⑤を併せたものに近いものとなった。

---

[67] 「国際頭痛分類〔第3版β〕」は、「国際頭痛分類〔第2版〕」の「ブラッドパッチの治療効果」を診断基準から外し、「Mokri-4分類」を取り込んで起立性頭痛の要件を緩和し、「低髄液圧」と「画像所見」を重視したものとなっている。したがって、現在、国際的に通用している「国際頭痛分類〔第2版〕」と「Mokri-4分類」を併せたものに近いものになっていて、現在実際に行われている医療に近いものになっている。この「国際頭痛分類〔第3版β〕」の発表に伴い、国際頭痛分類〔第2版〕は使用されないことになる。

[68] 正確には頭痛の視点から見た診断基準である。頭痛のある人の中での低髄液圧症候群という意味であり、頭痛のない低髄液圧症候群は、定義上は除外される。

[69] 国際頭痛分類と異なり、純粋な低髄液圧症候群の診断基準で、頭痛の有無と無関係である。ただし、頭痛のない低髄液圧症候群は極めてまれであるため、結局、両者はほぼ等しいものとなる。

[70] 国際頭痛分類の方が、起立性頭痛の条件に厳しいのだが、ほとんどの患者で起立性頭痛が存在するため、両者の関係は実質的に近いものになる。また、診察時に起立性頭痛の要素が少ない患者でも、髄液漏の発症初期は起立性頭痛があるとされている。

[71] 新しい基準を作成するときに一定の合理的な根拠の基に作成された既存の基準を参考にすることは当然のことである。一方で、③は診断基準の根拠（基礎データ）が示されないため参考にできない。

〔表8-2〕各診断基準の比較

	① Mokri	② 国際頭痛分類2版	③ 脳脊髄液減少症研究会	④ 日本脳神経外傷学会	⑤ 厚労省研究班	⑥ 国際頭痛分類3版β
起立性頭痛	重要	必須	不要	重要	必須	重要(必須)
発生頻度	まれ	まれ	多い	まれ	まれ	
漏出部位	頚椎〜胸椎	頚椎〜胸椎	腰椎	頚椎〜胸椎	頚椎〜胸椎	
診断方法	造影頭部MRIなど	検査の組合わせ	RI脳槽シンチ	造影頭部MRIなど	検査の組合わせ	検査の組合わせ

〔表8-2〕に低髄液圧症候群の主要点に関して、各診断基準の内容を示す。①②④⑤⑥は比較的共通しているが、③のみ内容が他と大きく異なっていることがわかる。

従来の医学界の診断基準は、①と②の診断基準である。それらに基づいて低髄液圧症候群と診断された場合、発生頻度はまれとされ、主たる漏出部位は「頚椎〜胸椎」とされていた。④では、発生頻度はまれとされ、髄液の漏出部位は「頚椎〜胸椎」であった。⑤究班の報告では、外傷性の症例数は1年で5例であり、髄液の主たる漏出部位は「頚椎〜胸椎」であった。⑥は発表されたばかりであり、これに基づいた報告はないため空欄にしたが、すでに示したように、既存の診断基準に近い内容であるため、既存の診断基準と同様の結果が示されることになることが想定される。

画像による診断方法だが、①は、「造影頭部MRI」に重きをおいている。②では、「硬膜の増強などのMRI」、または、「通常の脊髄造影、CTミエロ、脳槽造影」を記載している。③では、「RI脳槽シンチ」が最も信頼性が高いと記載している。④では、「頭部造影MRI」、または、「脊髄MRI、CTミエロ、RI脳槽シンチ」を記載している。⑤では、最初に「頭部MRI、脊髄MRI」、次いで、「RI脳槽シンチ、CTミエロ」が記載されている。⑥では、特に画像検査の方法の指定はなく「低髄液圧の確認または確認画像上で髄液漏の証拠」が必須となっている。ただし、RI脳槽シンチに関して、「時代遅

れの検査であり、今ではまれにしか行われない」と評価していた。

V 補足解説5：複数の診断基準の医学会における位置づけ

　低髄液圧症候群の複数の診断基準を理解するために、Mokri-4分類、国際頭痛学会の分類、脳脊髄液減少症研究会、日本脳神経外傷学会、厚労省研究班の医学会における位置づけを説明する。

　まず、医学界の国内的・国際的組織に関して説明する。日本を例にすると、日本では、日本医学会という日本の医学全体を統括する組織があり、この下に、日本脳神経外科学会、日本脳神経外傷学会や日本頭痛学会などの各学会が所属している。日本医学会に所属する学会であるためには主に、一定以上の会員数を満たし、学術集会が定期的に開催され、機関誌が発行され、上部組織である国際学会がある場合はその国際学会に所属しているという要件が必要となる（〔表8-3〕参照）。なお、日本脳神経外傷学会は、日本医学会という組織の中で日本脳神経外科学会と同格である。しかし、本質的には日本脳神経外科学会の下部組織という側面と日本脳神経外科学会の外傷の専門部会という側面を持っている。

〔表8-3〕日本医学会に医学会として承認されるための要件

2．加盟申請書には、概ね、下記の事項を記載または添付する。

1．目的・沿革（学会設立年、歴史的経緯等）
2．分科会としての独自性・存在の必要性（国内の他学会との関係・関連分野の学会名）
3．会員構成
　・会員総数
　・会員構成（医師、非医師の会員数、役員における医師・非医師の構成比率）
　・学会への会員入会資格

4．学術集会（年間開催数、参加者概数）
5．機関誌（英文誌・和文誌の最近5年間の年間発行回数、総頁数、発行部数）ならびに査読制度の有無
6．国際性（国際学術集会の主催経験、国際学会との関連〈支部等になっているか〉、欧文機関誌の発行等）
7．学会の運営状況（経理、役員構成、研究倫理・研究者倫理、利益相反）
8．定款または会則
9．役員名簿
10．その他参考となる事項

出典：日本医学会ウェブサイト〈http：//jams.med.or.jp/application/index.html〉

　正式な学会として認定される要件の1つに「上部組織である国際学会がある場合は支部等になっている」とあるように、多くの各学会には上部組織として国際学会がある。頭痛学会には、各国ごとに、日本頭痛学会もあれば米国頭痛学会もあり、その上部組織として、国際頭痛学会がある。
　ところで、脳脊髄液減少症研究会は小数の有志の集まった任意団体で、日本医学会に所属する要件を満たさず、研究会と名乗ってはいるが、医学研究を行う団体として公的に認められている団体ではない。
　ここで記載している5つの診断基準は等価ではない。国際頭痛学会の診断基準は、世界レベルの医学会で認定されている公的な診断基準で、世界の医学界で通用する診断基準である。日本脳神経外傷学会の診断基準は日本医学会に属する公的な学会が作成した診断基準である。そして、厚労省研究班の診断基準は、日本脳神経外科学会を中心として数多くの学会（日本神経学会、日本整形外科学会、日本頭痛学会、日本脳神経外傷学会、日本脊髄外科学会、日本脊椎脊髄病学会、日本脊髄障害医学会）が賛同した診断基準である。Mokri－4分類は個人的な提案だが、発表当時に公的な診断基準がなかったことと、低髄液圧症候群の研究に最も貢献した人の既存のデータに基づいた提案であり尊重されている。
　医学会で提唱される診断基準は、医学の進歩とともに、常に変更され続け

る。ただし、既存の診断基準に変更を加える場合には医学的な根拠が求められる。そして、新しい基準に変更されるまでは、既存の診断基準が有効なものとして使用される。

　医学会で認められている診断基準（Mokri-4分類、国際頭痛学会、日本脳神経外傷学会、厚労省研究班）は微妙な違いはあるが、どの診断基準でもその基準を満たす患者は、医学の世界で正式に低髄液圧症候群と認められることになる。そして、いずれの診断基準も満たさない場合、医学の世界で正式に低髄液圧症候群と認められることにはならない。

　一方で、「脳脊髄液減少症ガイドライン2007」で診断されている場合、医学の世界では低髄液圧症候群とは認められない。その理由は、「脳脊髄液減少症ガイドライン2007」に関して、医学的に合理的なデータを提出せず、医学界で認められた診断基準ではないからである。

VI　補足解説6：軽症外傷後の低髄液圧症候群の診断基準は「7.2.3 特発性低髄液圧性頭痛」

　軽症外傷後の低髄液圧症候群に関して、適用すべき診断基準は「7.2.2 髄液瘻性頭痛」と主張されることがある。

　「国際頭痛分類〔第3版β〕」は、「7.2 低髄液圧による頭痛」の項目として、「7.2.1 硬膜穿刺後頭痛」と「7.2.2 髄液瘻性頭痛」と「7.2.3 特発性低髄液圧性頭痛」を記載している。この3者はすべて「髄液漏性」なのだが、髄液漏の原因が硬膜穿刺と明瞭なものを「7.2.1 硬膜穿刺後頭痛」、外傷や手術などの明瞭な髄液瘻があり髄液漏が認められるものを「7.2.2 髄液瘻性頭痛」、軽傷外傷を含む髄液漏の原因が不明瞭なものを「7.2.3 特発性低髄

72　髄液漏の漏は「漏れる」という意味で、髄液漏は「髄液が漏れる」ことを意味している。一方、髄液瘻の瘻は「あな」を意味していて、髄液瘻は髄液が漏れる孔があいていることを意味している。

液圧性頭痛」に分類している。

　従来から、軽傷外傷に伴う髄液漏は「7.2.3 特発性低髄液圧性頭痛」として議論されてきた。たとえば、日本頭痛学会発行の「慢性頭痛診療ガイドライン」の特発性低髄液圧性頭痛の診断基準（文献8-2）は、「7.2.3 特発性低髄液圧性頭痛」の誘因として頭頸部外傷があること、本邦で問題となっている「脳脊髄液減少症」が含まれている可能性があることを記載している。

　国立病院機構福山医療センター守山英二医師が編集し脳脊髄液減少症研究会の医師たちが執筆した『脳脊髄液減少症の診断と治療』の中で、「従来SIH（spontaneous intracranial hypotension＝特発性低髄液圧症候群）と呼ばれていた疾患、および現在問題となっている外傷性脳脊髄液減少症は、脊髄レベルでの持続的髄液漏出（spinal CSF leak）という共通の病態である。したがって診断基準も、外傷性と判定する部分以外は共通と考えてよいはずである」（文献5-3・17頁）と記載している。

　「国際頭痛分類〔第3版β〕」は、「7.2.3 特発性低髄液圧性頭痛」に、「脳脊髄液減少頭痛（low CSF-volume headache）」を以前に使用されたが今は採用されていない用語として記載している。

　軽傷外傷に伴う髄液漏は髄液瘻（孔）が明確ではないため、「国際頭痛分類〔第3版β〕」では「7.2.3 特発性低髄液圧性頭痛」として議論されることになる。

　「7.2.2 髄液瘻性頭痛」の代表は髄液鼻漏や髄液耳漏などの頭蓋部での髄液漏である。頭蓋部での髄液漏にはRI脳槽シンチは有効で、「国際頭痛分類〔第3版β〕」の「7.2.2 髄液瘻性頭痛」が、有益な画像検査として脳槽シンチを記載することは当然のことである。しかし、「7.2.3 特発性低髄液圧性頭痛」では髄液漏の部位は脊髄である。脊髄部の髄液漏の診断に関しては、「RI脳槽シンチは時代遅れの検査であり、今ではまれにしか行われない」とコメントしているのである。

VII 補足解説7：腰椎穿刺による髄液圧の測定

1 腰椎穿刺による髄液圧の測定法

　腰椎穿刺のセットは三方活栓付の腰椎穿刺針（スパイナル針）と圧力測定用の水圧計（マノメーター）と髄液採取用の試験管である。患者は横向きになり、腰椎の部分で腰椎穿刺針を挿入する。髄液腔内に腰椎穿刺針の先端が入っていることが確認された後、三方活栓の上向きの部分に水圧計を取り付け、脊髄腔側と水圧計側のみが交通するように三方活栓を調節する。水圧計の水面の高さが髄液圧である。この圧測定の際に針が小さいと正確な髄液圧が反映されないことになる。

　皮膚から硬膜外腔を通過し、髄液腔（＝くも膜下腔、脊髄腔）に至る経路を示す。背中から針をさし、〈図8-5〉の「④棘間靱帯」と「⑤黄靱帯」を超えた所が、「⑥硬膜外腔」である。通常は脂肪組織が存在する。硬膜外腔よりさらに針を進め、「⑦硬膜」を貫くと、「⑧くも膜」に囲まれた「⑨くも膜下腔」に到達する。くも膜下腔には、脊髄とそれをとりまく髄液が存在し、くも膜下腔は通常陽圧である。

　腰椎穿刺針は、針が細いために、水圧計にゆっくりと髄液が入ってくる。そして、水圧計の水面の高さはゆっくりと数分かけて上昇し、一定の高さになったところでそれ以上は上昇しなくなる。その時の水面の高さが髄液圧であり、髄液圧の測定はそこで終了するが、それ以前の短時間で示される水面の高さは正確な値ではない。

　1例を示すが、針挿入30秒後の水面の高さが2.5cm水柱、1分かけて5.6cm水柱、4分30秒でも上昇が持続している。

　なお、針の先端がきちんと髄液腔内に入っていないと、測定された髄液圧は正確な髄液圧とはいえない。その場合、水圧計にゆっくりと髄液が入ってきて、水圧計の水面の高さはゆっくりと数分かけて上昇することが観察されない。

〈図8-5〉脊髄腔穿刺と硬膜外腔穿刺

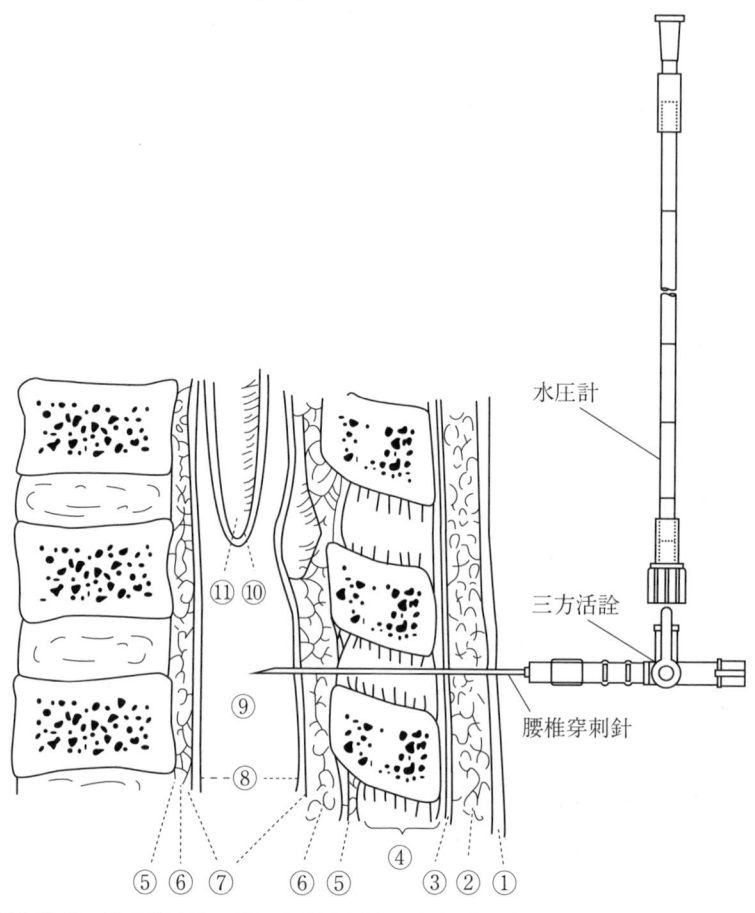

脊髄穿刺時、穿刺針は次の順に組織を通り、くも膜下腔に達する。
①：皮膚、②：皮下組織、③：棘上靱帯、④：棘間靱帯、⑤：黄靱帯、⑥：硬膜外腔、⑦：硬膜、⑧：くも膜、⑨：くも膜下腔、⑩：軟膜、⑪：脊髄

〔表8-4〕圧測定棒の水面の高さの推移

経過時間	0′00	0′30	1′00	1′30	2′00	2′30	3′00	3′30	4′00	4′30	5′00	5′30
髄液圧		2.5	5.6	7.7	8.5	9.6	10.4	11.8	12.7	13.3		

2　腰椎穿刺針の選択

　腰椎穿刺針には目的に応じて2種類存在し、髄液圧の測定も目的とした多目的穿刺針と薬剤注入だけを目的とし、髄液圧の測定を目的としていない脊髄麻酔針がある。

　通常の多目的針は最も小さい針が23ゲージ（径0.7mm）の大きさで、麻酔針ではそれより小さい25ゲージ（径0.5mm、断面積でいえば23ゲージの50％）以下の針が存在する。この違いは、麻酔針は脊髄圧を測定する必要がないこと、および、穿刺後の針孔からの漏出による髄液漏性頭痛の頻度を少なくするためである。しかし、針が小さい場合には、圧測定に関しては不正確になる。

　RI脳槽シンチの際に、針孔からRI漏出が生じることを指摘されたため、25ゲージの針が使用されることが多くなっている。その場合、圧の測定値が不正確になっていて、低い髄液圧が示される可能性があることになる。

　さらに、穿刺後の髄液漏が発生しにくいように工夫されたペンシルポイント針（〈図8-6〉の上図）がある。〈図8-6〉の下図が一般の針で、同じゲージでも、ペンシルポイント針は一般の針より圧測定にはより不向きになる。

　低い髄液圧が低髄液圧症候群の根拠となっている場合、穿刺針のゲージと種類を確認することが必要となる。

〈図8-6〉上がペンシルポイント針、下が通常の針

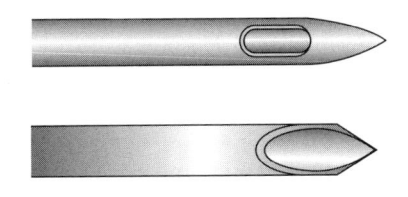

【参考文献】低髄液圧症候群に関する参考文献

第1章　低髄液圧症候群（脳脊髄液減少症）の歴史・沿革・現状

（文献1-1）
　T. A. Rando, R. A. Fishman：Spontaneous intracranial hypotension, Neurology 42：481-487, 1992

（文献1-2）
　B. Mokri：Low cerebrospinal fluid pressure syndrome, Neurol Clin N Am Vol 22：55-77, 2004

（文献1-3）
　間中信也「低髄液圧による頭痛」太田富雄・松谷雅夫編『脳神経外科学〔改訂9版〕』238頁（金芳堂、2004）

（文献1-4）
　S. J. Chung, J. S. Kim, M. C. Lee：Syndrome of cerebral spinal fluid hypovolemia, Neurology, 55：1321-1327, 2000

（文献1-5）
　JW Farn, SA Mirowitz：MR Imaging of the Normal Meninges, Am J of Radiology Vol162, 131-135, 1994

（文献1-6）
　S. C. Pannullo, J. B. Reich et al,：MRI changes on intracranial hypotension, Neurology, 43：919-926, 1993

（文献1-7）
　Schievink. WI：Misdiagnosis of spontaneous intracranial hypotension, Arch Neurol, 60：1713-1718, 2003

（文献1-8）
　J. B. Gormley：Treatment of post spinal headache, Anesthesiology, 21：565-566, 1960

（文献1-9）
　J. L. D. Atkinson, B. G. Weinshenker B. Mokri et al：Acquired Chiari I malformation secondary to spontaneous spinal cerebrospinal fluid leakage and chronic intracranial hypotension syndrome in seven cases, J Neurosurg, 88,：237-242, 1998

第2章　脳脊髄液減少症説（脳脊髄液減少症研究会の考え方とその批判）

（文献2-1）
　篠永正道「低髄液圧性頭痛の診断と治療」日本医師会雑誌136巻11号2205頁～2208頁（2008）

(文献2-2)
　美馬達夫「低髄液圧症候群の治療現場から」痛みと臨床5巻1号112頁〜115頁（2005）
(文献2-3)
　竹下岩男・大田正流・空閑玄明・松岡士郎ほか「低髄液圧症候群（脳脊髄液減少症）の画像診断」ペインクリニック26巻10号1413頁〜1420頁（2005）
(文献2-4)
　久田欣一「脳槽、脳室、ミエロシンチグラフィー」久田欣一編著『最新核医学（改訂第7版）』120頁〜128頁（金原出版、1997）
(文献2-5)
　111In－DTPA 添付文書（日本メジフィジックス（株）、2010）
(文献2-6)
　111In-DTPA 製品情報概要（日本メジフィジックス（株）、2011）
(文献2-7)
　DA Goodwin, CH Song, R Finston et al、題名：Preparation, physiology, and Dosimetry of 111In-Labeled Radiopharmaceuticals for Cisternography、雑誌名：Radiology Vol 108, 91-98, July, 1973
(文献2-8)
　徳力康彦・村田高穂・三輪佳宏ほか「111In-DTPA による RI Cisternography の検討」脳と神経28巻6号579頁〜588頁（1976）
(文献2-9)
　浜田信夫・芝辻洋・安田憲幸ほか「111In-DTPA による Cisternography の検討」核医学15巻1号101頁〜110頁（1978）
(文献2-10)
　川口新一郎・飯尾正宏・村田啓ほか「脳槽スキャンの不成功例の検討」核医学14巻2号243頁〜252頁（1977）
(文献2-11)
　BS Rasmussen, L Blom, P Hansen et al.：Postspinal headache in young and elderly patients, Anaesthesia Vol 44, 571-573, 1989
(文献2-12)
　西尾実・山田和雄・遠山淳子「脳脊髄液減少症候群（低髄液圧症候群）診断における脳槽シンチグラフィーの実用性と留意点」第29回日本脳神経CI学会総会プログラム116頁（2008）
(文献2-13)
　西尾実・櫻井圭太・山田和雄「脳槽シンチグラフィー後の穿刺後髄液漏評価とブラッドパッチ療法の効果について（2J-S17-02）」第70回日本脳神経外科学会総会抄録集16頁（2011）
(文献2-14)
　K Sakurai, M Nishio, S Sasaki et al.：Postpuncture CSF leakage, A potential pitfall of

radionuclide cisternography, Neurology Vol 75, 1730-1734, 2010

（文献 2 -15）
　渡辺新『画像でわかる脳脊髄液漏出症』（日本評論社、2012）

（文献 2 -16）
　堀越徹・木内博之「外傷性脳脊髄液減少症は存在するのか」医学の歩み235巻 7 号787頁～790頁（2010）

（文献 2 -17）
　利波紀久・久保敦司「脳脊髄腔シンチグラフィ」利波紀久・久保敦司編著（久田欣一監修）『最新臨床核医学〔第 3 版〕』129頁・130頁（金原出版、1999）

（文献 2 -18）
　L. Koh, A. Zakharov, M. Johnston：Integration of the subarachnoid space and lymphatics：Is it time to embrace a new concept of cerebrospinal fluid absorption?, Cerebrospinal Fluid Research, 2：6, 1-11, 2005

（文献 2 -19）
　M Edsbagge, M Tisell, L Jacobsson, C Wikkelso：I Spinal CSF absorption inhealthy individuals, Am J Physiol Regulatory Integrative Comp Physiol 287, R1450-R1455, 2004

（文献 2 -20）
　古田敦彦・百瀬郁光ほか「In-DTPAによる脳槽シンチグラム」核医学13巻 3 号203頁～207頁（1976）

（文献 2 -21）
　S Ishihara, N Otani, K Shima：Spontaneous intracranial hypotension（SIH）：The early appearance of urinary blader activity in RI cisternography is a pathognomonic sign of SIH?, Acta Neurochir Vol86, 587-589, 2003

（文献 2 -22）
　T. Sugino, Y. Matsusaka et al：Intracranial hypotension due to cerebrospinal fluid leakage detected by radioisotope cisternography：Neurol. Med. Chir.（Tokyo）, 40：404-407, 2000

（文献 2 -23）
　MJ Haykowsky, ND Eves, DER Warburton, MJ Findlay：Resistance exercise, the Valsalva maneuver, and cerebrovascular transmural pressure：Med Sci Sports Exerc. 35, 65-68, 2003

（文献 2 -24）
　森實敏夫『わかりやすい医学統計学』28頁・29頁（メディカルトリビューン、2007）

（文献 2 -25）
　パトリック・ルモワンヌ（小野克彦・山田浩之訳）『偽薬のミステリー』51頁（紀伊國屋書店、2005）

第3章　脳脊髄液減少症説に対する医学界の対応

（文献3-1）
　阿部俊昭・浜西千秋・篠永正道・土井浩・喜多村孝幸「低髄液圧症候群（脳脊髄液減少症）は本当に外傷により発生するのか？」脊椎脊髄ジャーナル19巻5号386頁〜395頁（2006）

（文献3-2）
　阿部俊明・馬場久敏・川又達朗・篠永正道・井田正博「低髄液圧症候群の現状と問題点」脊椎脊髄ジャーナル22巻4号385頁〜397頁（2009）

（文献3-3）
　小澤浩司・馬場久敏「外傷性頸部症候群と脳脊髄液減少症（最近の考え方）」整形・災害外科52巻2号145頁〜151頁（2009）

（文献3-4）
　川又達朗・片山容一「頭部外傷に伴う低髄液圧症候群治療にエビデンスはあるか？」宮本亨・新井一ほか編『EBM脳神経外科疾患の治療』235頁〜239頁（中外医学社、2010）

（文献3-5）
　小板橋律子「脳脊髄液減少症の正体」日経メディカル9号24頁〜26頁（2010）

（文献3-6）
　官報5812号（平成24年6月13日）5頁

第5章　脳脊髄液減少症研究会と一般的な医学会の報告の差

（文献5-1）
　中井宏・松本英信『「むち打ち症」の新事実』（三五館、2011）

（文献5-2）
　鞭打ち症患者支援協会会報5巻（2005）

（文献5-3）
　守山英二編『脳脊髄液減少症の診断と治療』41頁（金芳堂、2010）

（文献5-4）
　阿部俊明「低髄液圧症候群診断基準の変遷」脊椎脊髄ジャーナル25巻5号559頁〜567頁（2012）

（文献5-5）
　堀越徹・木内博之「外傷性脳脊髄液減少症は存在するのか」医学の歩み235巻7号787頁〜790頁（2010）

第6章　今後の診断基準（「国際頭痛分類〔第3版β〕」と日本脳神経外傷学会と厚労省研究班の画像判断基準）

（文献6-1）

PJGoadsy, NH Raski, 小林裕幸（訳）「二次性の新規発症持続性連日性頭痛」ダン・L・ロンゴほか編（日本語版監修者：福井次矢・黒川清）『ハリソン内科学〔第4版〕』108頁（メディカル・サイエンスインターナショナル、2013）
（文献6-2）
日本頭痛学会・国際頭痛分類普及委員会「慢性片頭痛と薬物乱用頭痛の付録診断基準の追加について」（2010）（日本頭痛学会ウェブサイト〈http://www.jhsnet.org/topics_20100118_info.htm〉）

第8章　補足解説

（文献8-1）
市村正一・宝亀登・高倉基ほか「脊椎疾患におけるRI脳槽シンチグラム所見の検討」日本整形外科学会誌（第81回日本整形外科学会抄録集）82巻2号S79（2008）
（文献8-2）
日本頭痛学会「慢性頭痛の診断ガイドライン」41頁（医学書院、2006）

第2編

法学から検証した
　脳脊髄液減少症
　（低髄液圧症候群）

序　章
──ついに決着の時近づく──

　「脳脊髄液減少症」は、篠永正道医師らが提唱する従来から知られていた低髄液圧症候群を拡大解釈する新説である。本書は、脳脊髄液減少症並びに低髄液圧症候群、脳脊髄液漏出症について、「はしがき」でも述べたとおり、医学と法学の両面から考察を加えて、この髄液漏出問題に明快な指針を示そうとするものである。即ち本書で述べる「医の診断」と、「法の判断」により、この社会問題の解決に資することを目的とするものである。

　なお、本書において「低髄液圧症候群」、「脳脊髄液減少症」という２つの言葉を使用しているが、「低髄液圧症候群」と記した場合は、これまで一般的に医師が使用してきた学会で認められた低髄液圧症候群のことであり、「脳脊髄液減少症」と記した場合は、篠永正道医師らの唱える新説を指す。

　脳髄液圧減少症説は2001年ころ、篠永医師が世界で初めて提唱したものである（篠永医師は脳脊髄液減少症研究会代表医師であり、同医師は脳脊髄液減少症ガイドライン作成委員長でもある。以下、「篠永医師」という）。判決は、両者を区別せずに使用していることもあるので、注意する必要がある。

　脳脊髄液減少症研究会の医師たちは、低髄液圧症候群と診断する患者のほとんどが低髄液圧でなかったため、「低髄液圧症候群」から、「脳脊髄液減少症」に病名を変更した。しかし、脳脊髄液減少症説は、医学的根拠を十分に明らかにしないまま、その概念を拡大してしまっているものである。なお、国際頭痛学会・厚労省基準案は「脳脊髄液減少症」という疾患名を採用していない。

　脳脊髄液減少症（低髄液圧症候群）・脳脊髄液漏出症に関する判決も現在まで筆者が知る限り地裁・高裁を合わせて172件となった。他にも多くの判決、また和解で終了したものもあるに違いない。筆者は平成20年に発表した前記

の著書において、脳脊髄液減少症説は「大発見か、暴論か、決着の時近づく」と述べたが、後に述べる理由により今度こそ「決着の時」に近づいたのではないかと考える。髄液漏問題は、権威ある最新の医学的診断基準に基づき解決すべきだと考える。そこで筆者は、髄液漏研究の第一人者である吉本智信医師に医の部分を担当していただき、髄液漏訴訟問題を決着させたいため、本書を出版しようと考えたものである。

　医も法も今後は、厚生労働省の研究班が2011年（平成23年）に公表した新たな診断基準（案）と、2013年（平成25年）国際頭痛学会（IHS）が発表した「国際頭痛分類〔第3版β〕」により、診断・治療・判断することになろう。また、法の方も後で述べるように、これまでの多くの判決の集積により、いよいよ「決着の時」を迎えようとしていると考える。厚労省基準（篠永医師らも委員になっている）は、脳脊髄液減少症研究会の主張である「①起立性頭痛はまれ、②外傷性低髄液圧症候群の発生は多い、③低髄液圧症候群の髄液漏の部位は腰椎が多い、④低髄液圧症候群の診断はRI脳槽シンチによる」を採用せず、「①低髄液圧症候群の基本症状は起立性頭痛、②外傷性低髄液圧症候群の発症はまれ、③低髄液圧症候群の髄液漏の部位は胸頸椎が多い」という従来の学会で認められているとおりの内容を発表し、「④低髄液圧症候群の診断はRI脳槽シンチによる」という主張も採用しなかったことに注意すべきである（なお、マスコミは、このことを正確に報道すべきである）。

　脳脊髄液減少症はマスコミなどにより社会問題化してしまった。篠永医師、脳脊髄液減少症患者・家族支援協会、一部の政党などの交通事故後の不定愁訴を訴える患者救済の熱意は、高く評価するものである。しかし筆者は、その医学的根拠等については疑問を持っている。前記したとおり、医的・法的な処理にあたっては「最新の権威ある学会の国際診断基準、日本の学会で認められた診断基準」によって、診断・判断しなければならないと考える。患者救済の熱意は十分に理解するが、低髄液圧症候群の概念を拡大するのは問題である。今やこの問題について「決着の時」は近づいたと思うが、今後も髄液漏問題については、医と法の協力により、患者の診断・治療そして救済、

適正な賠償に向かうべきである。

　後掲の脳脊髄液減少症（低髄液圧症候群）判決については、「肯定」としたのは、脳脊髄液減少症（低髄液圧症候群）を認めた判決、「否定」としたのは、脳脊髄液減少症（低髄液圧症候群）を否定した判決、また認めたが因果関係を認めず、損害賠償を否定した判決を指すものである。一部、判決が入手できないものもあった。なお、判決の引用がかなり長くなっているが、これは法的文献が少ないこともあり、また裁判所・裁判官の事件に対する考え方を正確に理解するために必要と考えたからである。判決が出るまでには、原告・被告双方の膨大な主張・立証があったはずである。しかし、当事者以外はその準備書面・カルテ・画像などを見ることはできない。そこで、証拠を十分に検討した結果の判決文を詳しく引用することにしたものである。それは、裁判官の考え方の過程がわかるからである。難事件なので判決は長文のものが多い。50頁～100頁に及ぶ判決もあるが、できるだけわかりやすくまとめたつもりである（判例タイムズ・判例時報の掲載は非常に少なく、判決一覧表の内、約1割という少なさである）。高裁判決については、確定か否かを改めて最終稿において調査した。髄液漏問題を正しい方向に向かわせるには、医学的根拠に基づいた判決を続出させる他ないと考える。

　本書のテーマである脳脊髄液減少症（低髄液圧症候群）問題が社会問題となっているのは、日本だけのものではないかと思われる。

　医と法も科学である。医と法も、専門家として、科学的に対応することが必要があることを訴えたい。髄液漏問題は、損害賠償事案の法的判断方法について多くの示唆を与えるものである。

※　本文中で「引用文献〇」と記述しているのは、巻末に収録した「【参考資料1】引用文献一覧表」に付した番号を表す。

※　判決の紹介部分は、判決原文のまま表記した。ただし、固有名詞については、アルファベットで表記した。なお、読者の理解を深めるのに必要な場合は、医療機関名・医師名を表記した。

※ 判例中にカッコを用いて「注──……」として記述しているものは、筆者の意見等を表す。

※ 引用文献等の略称は以下のとおりである。
- 自保……自保ジャーナル
- 判タ……判例タイムズ
- 交民集……交通事故民事裁判例集
- 判時……判例時報

第1章
法から検証した脳脊髄液漏出症（低髄液圧症候群）の診断基準問題

I　学会の動き

1　医学界の動向

　厚労省基準の発表後、脊椎脊髄ジャーナル25巻5号（2012年5月25日発行）において、「特集　低髄液圧症候群（脳脊髄液減少症）に関する最新の動向 Part 3」が組まれたが、その内、次の文献を引用する。

> **（東京慈恵会医科大学脳神経外科　阿部俊昭）**（引用文献1）
> ① 　2006年、脳脊髄液減少症研究会から「低髄液圧症候群の診断、治療ガイドライン」が発表された。一方、長年、頭部外傷に関する学術活動を行ってきた日本脳神経外傷学会が、「頭部外傷に伴う低髄液圧症候群」作業部会を発足させ、2007年、本症の診断、治療に関する当学会独自の診断、治療ガイドラインが発表された。
> ② 　前者はその基準が比較的ゆるやかであるのに対し、後者はより厳格である。
> ③ 　訴訟の場においてはそれぞれの立場に有利な基準を用いた主張が繰り広げられ、統一基準の作成が望まれていた（注―判決の数では日本脳神経外傷学会を適用しているものが多い）。
> 　そこで厚生労働省は国としての診断基準をつくるべく、2010年、脳脊髄液減少症の診断・治療の確立に関する研究班を発足させた。班員は、先の両診断基準に携わった人々だけでなく関係各分野の代表が集められた。2011年、その統括報告書が発表された（全166頁）。今後、この診断基準が判決の基本となると思われる。（注―脳脊髄液減少症研究会の会員の方々もそう思っているのだろうか）
>
> **（厚生労働省研究報告書）**（喜多村孝幸　日本医科大学脳神経外科、厚労省研究班の研究分担者、脳脊髄液減少症研究会世話人。引用文献2）
> 　最終的な判定基準・診断基準の作成のためには、今回作成した画像判定基

郵便はがき

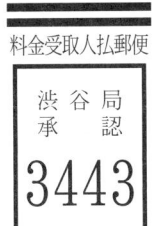

料金受取人払郵便

渋谷局
承認

3443

差出有効期間
平成27年7月
31日まで

（切手不要）

1 5 0 8 7 9 0

0 1 2

東京都渋谷区恵比寿

3 － 7 －16

民事法研究会 行

お名前	（フリガナ）
ご住所	〒　　　　　　　　　　TEL　　（　　）
	E-mail:　　　　　　　□メルマガ（新刊案内）希望
ご職業	

※**個人情報の取扱い**　ご記入いただいた個人情報は、お申込書籍の送付および小会の書籍のご案内等のほかには利用いたしません。□DM不要

書名		読者カード

●本書を何によってお知りになりましたか。
 ・日経新聞広告　　　　　　・新聞（新聞名　　　　　　）
 ・雑誌（雑誌名　　　　　）・書店（書店名　　　　　　）
 ・ホームページ（小会以外）・知人・友人
 ・小会ホームページ　　　　・その他（　　　　　　　　）
●本書をどのようにご購入されましたか。
 ・書店（書店名　　　　　　）・直接小会から
 ・インターネット書店（書店名　　　　　）
 ・贈呈　　　　　　　　　　・その他（　　　　　　　　）
●本書についてのご感想をお聞かせください。
 ・内容は、　　（良い　　まあまあ　　不満）
 ・デザインは、（良い　　まあまあ　　不満）
 ・定価は、　　（安い　　普通　　　　高い）
●本書以外に小会の書籍をお読みになられていますか。
 ・読んでいる　　　　　・読んでいない
●本書のご購入の動機をお教えください。
 ・実務上　　　　・一般教養として　　・試験のため
 ・プレゼント用に　・人に勧められて　・その他（　　　　）
●本書に対するご意見や、出版してほしい企画等お聞かせください。

■ご協力ありがとうございました。

書籍お申込書	申込日　年　月　日
書名	冊
書名	冊

最新の図書目録は小会ホームページ www.minjiho.com でご覧いただけます。

準・画像診断基準の検証作業に加えて、上述の検討も行う必要があり、新たな臨床研究プロトコールを作成して、臨床研究を継続する予定である。(注—厚労省基準は脳脊髄液減少症説をほとんど否定しているとみられるが、その点はどう考えるのであろうか)

2　日本賠償科学会（旧日本賠償医学会）

　日本賠償科学会は、学会研究会において、他の学会に先んじてこれまで数回にわたり、脳脊髄液減少症（低髄液圧症候群）のテーマを取り上げた。

　第63回の研究会（2013年12月14日）では、この問題に決着をつけるつもりでテーマをこれに絞り、後記のような研究会を開催した（日本賠償科学会第63回研究会要旨集）。

　脳脊髄液減少症に賛成する立場、反対する立場の医師が発表・討論するので、大きな成果が期待されたが、意見の一致を見ることはできなかった。この学会は、損害賠償問題を医と法により研究する学際的学会であるので、今後もこの問題について継続的に研究することを期待したい。

> **シンポジウム『低髄液圧症候群・脳脊髄液減少症・脳脊髄液漏出症』の「解剖と生理」・「臨床と裁判」**
>
> 座長：小松　初男（第二東京弁護士会・弁護士）
> 　　　井上　久（順天堂大学整形外科・スポーツ診療科講師）
> 1　脳と脊髄の基礎と解剖—脳脊髄液は主にどこから吸収されているのか？
> 　　　—解剖学的視点からみた髄液循環病態について—
> 　　　演者：秋田　恵一（東京医科歯科大学大学院医歯学総合研究科
> 　　　　　　　　　　　　　　　　　　　　　　　　臨床解剖学分野教授）
> 2　**外傷性脳脊髄液減少症は稀な疾患ではない**
> 　　　—交通外傷後脊髄液減少症の多数の臨床経験から—
> 　　　演者：篠永　正道（国際医療福祉大学熱海病院脳神経外科教授
> 　　　　　　　　　　厚生労働科学研究費補助金による研究：研究分担者）
> 3　**外傷性脳脊髄液減少症は稀な疾患である**
> 　　　演者：吉本　智信（公立学校共済組合関東中央病院脳神経外科部長）

4　難治性むち打ち損傷患者に髄液漏れが発症しているのか？
　　　　　　　　　　—整形外科臨床医の立場から—
　　　演者：遠藤　健司（東京医科大学整形外科講師）
5　脳脊髄液漏出症の画像判定基準と画像診断基準（基準作成の概要）
　　　演者：佐藤　慎哉（山形大学医学部総合医学教育センター教授
　　　　　　　厚生労働科学研究費補助金による研究：研究分担者・研究事務局）
6　交通事故による脳脊髄液減少症の発症の有無、因果関係についての裁判上の法的判断について
　　　演者：羽成　守（ひびき綜合法律事務所・弁護士）
＊指定発言「外傷に伴う低髄液圧症候群について」
　　　演者：有賀　徹（昭和大学病院病院長・救急医学講座主任教授
　　　　　　　厚生労働科学研究費補助金による研究：研究分担者）

II　脳脊髄液減少症（低髄液圧症候群）診断基準の変遷等

　第1編を担当する共著者、吉本医師の記述と重複するところもあるが、以下法律家である筆者の理解したところを述べることとしたい。低髄液圧症候群、脳脊髄液減少症の診断基準等の医学的状況については、第1編を参照されたい。

1　低髄液圧症候群診断基準の変遷

　本書第1編の吉本医師の記述、同医師の前著（引用文献3・7頁〜28頁）、並びに、阿部俊昭医師作成の表（引用文献4・559頁〜567頁）などを参考に記す。
　低髄液圧症候群は、100年近く前から知られていた病態である。10数年前にアメリカのBahram Mokriが大きく概念を進歩させた。2001年頃、世界で初めて日本において篠永医師が脳脊髄液減少症説を発表した。多くの医師たちの研究により、低髄液圧症候群の病態が明らかになりつつある時に発表さ

れたものである。これについては、第1編の第2章を参照されたい。なお、国際頭痛学会は病名を「低髄液圧症候群」を維持しており、「脳脊髄液減少症」の名は採用しなかった。

2 低髄液圧症候群の歴史

低髄液圧症候群の歴史・治療については第1編第1章の記述を見ていただきたい。以下、読者のために筆者が理解したところを表にまとめてみた。

〔表1〕低髄液圧症候群（脳脊髄液減少症）の診断基準などの変遷

年　代	学会・医師等	診断基準等
1990年代	Mokri教授	**Gd造影剤を用いたMRI所見による低髄液圧症候群の診断** 1990年代に入り、米国のMokriらにより、Gd造影剤を用いたMRIによる低髄液圧症候群の診断が報告された。 Mokri—4基準の発表
2003年～	低髄液圧症候群研究会設立 （平塚共済病院篠永正道医師、他）	脳脊髄液減少症に関心のある医師が数十名集まって設立された。 2004年、日本脳脊髄液減少症研究会へ改称。 （わが国の学会で認められた学会ではなく、数十名のグループ研究会に過ぎない。このグループは、明確な具体的医学的データを発表すべきではないか）
2004年	国際頭痛学会・頭痛分類委員会	「国際頭痛分類〔第2版〕」 「7.2.2髄液瘻性頭痛」：診断基準
2005年 2月22日		福岡地裁行橋支部にて、脳脊髄液減少症が問題化してから初めての肯定判決出現（2007年2月13日、控訴審、福岡高裁にて否定）
2006年10月	脳脊髄液減少症研究会ガイドライン作成委員会	日本脳神経外科学会総会にて「脳脊髄液減少症暫定ガイドライン2006」を発表。 「ガイドライン2006」を少し訂正し「ガイドライ

	(委員長：国際医療福祉大学熱海病院脳神経外科　篠永正道医師)	ン2007」を発表。2007年4月、ガイドライン作成委員会は『脳脊髄液減少症ガイドライン2007』を出版
2006年10月	吉本智信医師	『精神医学と賠償シリーズ③低髄液圧症候群〜ブラッドパッチを受けた人、または、これから受ける人へ〜』（引用文献3）を出版
2007年2月	日本脳神経外傷学会（旧日本神経外傷学会）	**外傷に伴う低髄液圧症候群の診断フローチャートを発表**（前提基準、大基準、外傷後30日以内の発症等、詳しくは第1編第4章参照）
2007年	厚生労働省研究班主任研究者：嘉山孝正医師（山形大学脳神経外科教授）	平成19年度厚生労働科学研究費補助金（こころの健康科学研究事業）「脳脊髄液減少症の診断・治療の確立に関する研究」開始（日本脳神経外科学会、日本整形外科学会、日本神経学会、日本脊椎脊髄病学会、日本脊髄障害医学会からの代表、診断に関連のある放射線医学、疫学・統計学の専門家から構成された研究組織）
2008年4月	杉田雅彦	『脳脊髄液減少症（低髄液圧症候群）の判例と実務—大発見か暴論か—』（引用文献5）を出版
2010年	日本脳神経外傷学会	外傷に伴う低髄液圧症候群：前向き調査結果報告（速報） 2008年9月から1年間で25症例登録（うち非外傷2例） 非外傷を除く23例のうち、外傷に伴う低髄液圧症候群として確診例4例、非確診例19例あった。 （備考：外傷に伴う低髄液圧症候群は、わが国においても存在するが、極めてまれであることが確認できた）
2011年10月	脳脊髄液減少症患者・家族支援	『むち打ち症の新事実』出版（引用文献6）

	協会理事長：中井宏、副理事長：松本英信、篠永医師ら医学監修	
2011年	研究代表者：嘉山孝正医師（国立がんセンター中央病院） 研究分担者：篠永正道医師（国際医療福祉大学熱海病院脳神経外科）他	脳脊髄液減少症・治療に関する平成22年度総括研究報告書発表（平成23年度にも発表） 「脳脊髄液減少症・低髄液圧症の画像判定（案）・診断基準（案）」発表 2011年10月、関連の学会が協力・4年間にわたる中間報告。厚労省基準は従来の学会の診断基準を踏襲し脳脊髄液減少症説をほとんど採用しなかった。 起立性頭痛があるものに限定したことに注意する必要がある。このことは正しく報道されているのだろうか。
2012年 6月1日	官報	ブラッドパッチ療法が受けられる対象患者は、脳脊髄液漏出症（起立性頭痛を有する患者に係るものであって、脳脊髄液漏出症の画像診断基準（①社団法人日本整形外科学会、②社団法人日本脳神経外科学会、③一般社団法人日本神経学会、④一般社団法人日本頭痛学会、⑤一般社団法人日本脳神経外傷学会、⑥一般社団法人日本脊髄外科学会、⑦一般社団法人日本脊椎脊髄病学会及び⑧日本脊髄障害医学会が認めたものをいう）に基づき、確実であると診断されたものをいう）
2012年 7月31日	横浜地裁	横浜地裁にて「曖昧判決」が出される。控訴中である。 （マスコミは厚労省基準に基づく肯定判決と報道するが、現在東京高裁で審理中。高裁では否定判決となるのではないかと思われる。判決は平成26年後半頃のようである。原告・被告ともに

			いくつもの医学意見書を提出しているようである）
2013年 1月24日	東京高裁 第4民事部		東京高裁は筆者の言う「リーディング判決」を言い渡した。（上告棄却・確定） 新聞の報道はなかったと思われる。
2013年2月	篠永正道医師		『脳脊髄液減少症を知っていますか』（引用文献7）出版
2013年3月	脳脊髄液減少症研究会・日本メジフィックスの共催		脳脊髄液減少症研究会開催 「脳脊髄液減少症のさらなる診療の発展をめざして」
2013年7月	国際頭痛学会（IHS）		IHSの「国際頭痛分類〔第3版β〕」発表 起立性頭痛の記述があるが、従来の学説と同じように起立性頭痛を要することに注意。なお、3β版は「脳槽造影は時代遅れの検査であり、今では稀にしか行われない」としている。
2013年 10月30日	東京高裁 第5民事部		東京高裁から「国際頭痛分類〔第3版β〕」についての新判断が出された。吉本医師説を採用。 平成26年1月15日東京高裁第11民事部も同旨の判決。

III　脳脊髄液減少症を問題視する医師の見解

　この項では、篠永医師らの見解（脳脊髄液減少症説）に対し反対する、または疑問視する側の意見について述べる。

　篠永医師らは、これらの反対説・疑問点について、基礎的な医学データに基づく回答をしなければならないと考える。

1 大谷清医師の見解

　大谷医師（整形外科）は、篠永医師らの説を次のように批判している（引用文献8・765頁～767頁）。

　「外傷性低髄液圧症候群─むち打ち症損傷にかわって登場」の要旨は、以下のとおりである。

> ① 朝日新聞の投稿欄（注─朝日新聞平成17年8月2日付の「私の視点」に篠永医師が投稿している）に"むち打ち、後遺症に新療法あり"の見出しで某脳神経外科医（注─篠永医師）の投稿文が紹介された。むち打ち損傷の患者には腰椎部から脳脊髄液がもれている。その結果、低髄液圧症候群の症状が発生してくる。ブラッドパッチ療法が効果的であるとの内容である。
> ② 髄液漏出は推測の域にあり、何故に軽微な追突事故で、一過性に脳脊髄液圧が上昇で、何故に腰椎部に限って多発性くも膜破損が生じるか。くも膜、硬膜は弾性に富んだ強靱な組織であり、間接的外力で破れることはない。くも膜外に流出した髄液が何故に神経根嚢部から硬膜外へ漏出するか。（注─この点、医学的に解明するべきではないか）
> ③ むち打ち損傷は整形外科領域では使われなくなってきたが、最近では外傷性頸部症候群の呼称に変わってきた。一方、むち打ち損傷は脳神経外科領域では、依然として使われ、一部で、その多くは外傷性低髄液圧症候群であるとの唱えが横行しつつある。かつてのむち打ち損傷の二の舞となり得ることに憂慮する。（注─むち打ち損傷との関係を明らかにすべきである）

2 遠藤健司医師の見解

　「脳脊髄液減少症の疑問点と課題」の要旨（引用文献9・173頁、174頁）は、以下のとおりである。

> ① 脳脊髄液減少症に関する研究は、不明な点が多い。そのため、存在そのものに対する疑問視もある。1）硬膜外に液体が流出しているが、硬膜は小さな外傷で穴があくはずがない、2）頸部の外傷で多くが腰部から髄液が漏出するのは不自然である、3）脊髄造影での証明が少ない、4）頸髄損傷での発生報告がない、5）脳槽シンチグラムでの正常例の報告がなく、正常での

> 髄液漏出の有無が確認されていない、6）心理的関与の研究がなく、また臨床評価方法が未熟である、などで、この疾患に対する基本的誤解から生じる疑問もある。（注—篠永医師らは、この疑問に答えるべきである）
> ② ごく一般的な疑問にすら十分答えうる研究がなされていないことも事実である。しかし、むち打ち損傷以外にも軽微な外傷で発症することは報告されており、むち打ち損傷だけ低髄液圧症候群との関連を完全に否定することはできない。今後は、これらの研究を社会全体の問題として多くの場で行われてゆくことが望まれる。（注—まず、医師・医師会がさらに研究して発表すべきである）
> ③ 現在、低髄液圧症候群の病態や治療法は「症例数が少ない、あるいはEBMがない、血液を大量に硬膜外に注入するのは危険である」ということを理由に、医療従事者の間では広く認知されておらず、裁判でも意見が割れており、一般の人々を中心として知られている状況がある。そのような状況下で、難治性のむち打ち損傷をしかるべき検査を行わずして、安易に低髄液圧症候群と診断することはあってはならない。むち打ち損傷との因果関係、作用機序、合併症の検証はこれからであり、慎重な治療態度が必要であるといえる。（注—医師会の総力をあげて診断基準、治療法の研究をすべきである）

3　金彪医師の見解

これは、まことに的確な指摘をしており、素晴らしい「編集後記」（当時、独協医大脳神経外科教授）（引用文献10・416頁）であるのでその要旨を引用させていただく。

> ① 概念が一人歩きし、広く外傷後のむち打ち「症候群」の痛みの原因、あるいは難治性の頭痛や頸部痛の原因であると、ほぼ「等号つき」で社会的に喧伝されてしまった。（注—マスコミの影響が大きい。マスコミは正しい報道をすべきである）
> ② 馬場教授が指摘されるように、有効であった逸話と心因論的な効果が混ざり合い、さらにそこにメディアにかきたてられた期待感が練りこまれて、ますます混沌としている状況と言えよう。（注—正しい指摘である）
> ③ 診断指標の裏付けがないままに処置が行われ、まさに売れっ子の陥る落としワナのようにも見える。（注—妥当な医学的データに基づく根拠が必要である）

④ 一定の画像検査基準に則って治療を行い、診断確度を向上させると同時に正確に有効／無効率の統計を提示することが、社会への啓蒙と医療界の信用にとって重要なのではなかろうか。（注―早くこのような医学的統計を提示すべきである）
⑤ メディアを用いて、患者を啓蒙、動員することについては、その振り子が逆に揺れる相もあり得るだろう。（注―そうなりつつあるのではないか）
⑥ 硬膜外自家血注入（注― EBP）は基本的に安全であっても、将来、遅発性の癒着線維化などの合併症をきたすものも現れるかもしれない。（注―おそろしいことである。この点、EBP の危険性を指摘する医師も多いと思われる。医師により見解が異なると思われるので、EBP に関する安全性・危険性についてさらに研究し関係者にわかるよう説明すべきである）
⑦ 本質的な長期的データによって患者を動かすものでなければ、信頼は長続きしない。（注―誠に正しい指摘である。患者、他の医師が信頼できるデータを早急に提示すべきである）

Ⅳ　法律家の見解

1　藤井勲弁護士の見解

藤井弁護士は、次のように述べている（引用文献11・12・13の要旨）。

① 篠永医師の見解は、患者の主訴、問診に重きを置き過ぎる傾向がある。医学界の本流からは、なお医学的根拠が十分でないとして、受け入れられていない。
② 肯定判決が、診断基準への適合（特に頭痛について）がどれだけなされたのか不明である。
③ PTSD が交通事故の後遺障害として登場し、多くの医師がそれに飛びついて診断書が乱発されたことがあったが、その後、法的な場でも緻密な検討、判断がなされるようになり、現在では一定の落ち着きを見せている。（注― PTSD と脳脊髄液減少症のたどっている経過は似ている）
④ 被害者が詐病ではなく事故後に苦しんでいるときに、簡単に PTSD とか低髄液圧症候群とかに分類してしまうのも問題であるが、その原因が特定できないというだけで、補償救済をすべて否認していいか否かは別問題である。

> 他原因が十分特定できないときには、総合的な判断の下に、公平、妥当な補償を検討するのが法律家の知恵であり、義務であろう。

2 溝辺克己弁護士の見解

溝辺弁護士は、次のように述べている（引用文献14・65頁〜72頁の要旨）。

> ① 「低髄液圧症候群」は、現時点での賠償理論及び実務上は、極めて認めにくい症候である。
>   この症候は、「タイヤのパンクに似ている」と思う。（注―わかりやすい表現である）
> ② 「低髄液圧症候群」は、大規模パンクではなく、いわば、小さい破片がタイヤに食い込み、徐々に空気が漏れ出して、漏れ出したことがわかるのに長時間かかる性質のパンクである。
> ③ 仮に本症例が、今後の研究の結果として交通外傷として認知されたとしても、「修理可能な軽微なパンク」という認識が強ければ、後遺障害等級は、「非該当ないし14級程度」にしか評価することはできない。（注―現段階では正しい指摘である）

3 羽成守弁護士の見解

羽成弁護士は、次のように述べている（引用文献15・16の要旨）。

> ① 脳脊髄液減少症の法的問題
>   訴訟で脳脊髄液減少症が認められるのは、かなり困難である。現時点では、傷病名そのものを否定する手法がとられているが、今後は、診断基準の確立とともに、傷病名としての脳脊髄液減少症が認められたとしても、交通事故との因果関係が認められるかについての検討がなされることになり、認められることについてはかなり疑問がある。（注―現段階ではこのような流れとなっている）
> ② 脳脊髄液減少症の機序から判断して、必ずしも大きな衝撃でない頸部の運動が、なぜ遠く離れた腰部で硬膜が破損し、脳脊髄液が漏れるほどの影響を与えるのか、このような大きな影響を与えているとしたら、脊髄損傷が生じても不思議はないのになぜ発症しないのか、交通事故を含め、なぜ事故直後に発症せず、あるいは発症してもほとんどは自然治癒するものであるのに、

> 事故後に遷延化するのはなぜか、脳脊髄液の漏出は、脊髄穿刺後ですら数日以内にほとんど止まり、症状も治癒するのに、なぜ交通事故等だけは長時間漏出が続くのか。追突事故をはじめとする外力（しかも、ほとんどが軽微である）が加わることで、どこから、どれだけの脳脊髄液の漏出が起きるのかは証明できていない、RI シンチグラフィーですら、実際の脳脊髄液の漏出を示すものではなく、どこからか漏れている可能性を示す程度のものとの指摘がなされている。（注―漏れていることは証明できるのだろうか）
>
> EBP でも、それによる著明な効果が期待できるのは患者の10～20％であることがわかっている。現代の医学において、患者の身体への侵襲性の高い手術法（EBP）を施行してまでも、この程度の効果では、治療法として確立されたものとは到底いえないであろう。（注―この点は問題である。EBP についてはさらに研究すべきである）

4　北澤龍也弁護士の見解

北澤弁護士は、次のように述べている（引用文献17・314頁、315頁の要旨）。

> ①　この間の低髄液圧症候群（脳脊髄液減少症）の発生が主張される事件の登場は、永らくくすぶってきた『むち打ち症』事案の理論的再構成の意味をもつ。すなわち、障害の存在を裏付ける他覚所見なしとされたものを、『髄液漏れによる症状』と説明し、『髄液漏れ』があることを他覚的に証明しようとするものである。もしそう判断できるのであれば、それは、脳・脊髄にわたる中枢神経系の異常が原因ということになるから、現行の自賠責保険実務でも、9級以上の等級評価をすることは容易になるわけである。
> ②　医学界において診断基準が確立していない新しい低髄液圧症候群の概念について、裁判例が分かれるのは当然である。（注―分かれているが脳脊髄液減少症否定の傾向となっている）今後、医学界における診断基準の確立をふまえて、裁判例の動向に注意が必要である。新たな診断名が仮説にとどまるのか、医学界における一般的な見解なのかを検討せずに結論を出すのは不適切である。訴訟手続の中で登場する、ごく少数の医師の見解だけから、そのような考え方が一般的な医学的知見だと即断することだけは避けるべきであろう。（注―正しい指摘である。権威ある診断基準により判断されるべきである）

5　古笛恵子弁護士の見解

古笛弁護士は、次のように述べている（引用文献18・203頁、204頁の要旨）。

① 裁判例では、むち打ち損傷事案において争われる。損害発生の主張・立証責任は原告（被害者）にあると解されるところ、事故によって脳脊髄液減少症が発生し、それによって後遺障害が残存したことを明らかにしなければならない。
② 裁判例においては、報道に反して否定例が多い。それはそれらの訴訟で提出されていると思われる吉本医師の意見書が大きな影響力を有していること、篠永医師らがこれに有効な反論ができていないこと、合理的なデータに基づいた診断基準を示せていないことなどが、このような裁判例の傾向を作っている要因と考えられる。（注—新説を主張する者はそれを十分に立証すべきである）

6　佐久間邦夫・八木一洋裁判官の見解

佐久間・八木裁判官は、次のように述べている（引用文献19・164頁、165頁の要旨）。

① 低髄液圧症候群の判断に当たっては、2004年の国際頭痛分類（ICHD－Ⅱ）の基準が参考となる。
② 一部の医師により、RI脳槽・脊髄液腔シンチグラムを最も信頼性の高い画像診断法とし、早期膀胱内RI集積、脳脊髄液漏出像、RIクリアランスの亢進の1項目以上を認めれば、髄液漏出と診断し、頭部MRI及びMRミエログラフィーを参考所見とする診断基準（脳脊髄液減少症ガイドライン）が提唱され、訴訟においても、それに基づく主張がされることもある。（注—主張されることが多い）
③ 日本神経外傷学会（注－現日本脳神経外傷学会）の「頭部外傷に伴う低髄液圧症候群作業部会」は、平成22年3月、低髄液圧症候群の診断基準を発表した。
④ 平成22年度厚生労働科学研究費補助金障害者対策総合研究事業脳脊髄液減少症の診断、治療法の確立に関する研究班が平成23年10月に公表した「脳脊髄液漏出症の画像判定基準・画像診断基準」においても、CTミエログラフィ

ーで硬膜外に造影剤を証明できれば、脳脊髄液漏出を診断できるが、脳槽シンチグラフィーは、脳脊髄液漏出のスクリーニング検査法と位置づけられ、それのみでは脳脊髄液漏出を確実に診断できる症例はないとされている。
⑤　裁判例では、脳脊髄液減少症ガイドラインを排斥し、国際頭痛分類基準、日本脳神経外傷学会及び厚労省研究班報告に基づいて判断をしているものが多い。（注—多くの判決は脳脊髄液減少症ガイドラインによって判断されていない）

　自賠責保険においても、このような診断基準を踏まえて後遺障害の判断がされているが、現状では、低髄液圧症候群として認められたケースはないようである。

V　脳脊髄液減少症に関する筆者の意見・感想・法的疑問点

　脳脊髄液減少症（低髄液圧症候群）の法的研究をしていて、脳脊髄液減少症説等について以下のような感想、疑問を持った。医学的知識の不足により妥当でないものもあるかもしれないが、列記してみる（若干重複するところもある）。

1	脳脊髄液減少症は全く外傷がない人でも発症するのか。発症頻度はどのくらいか。いつごろから、どのような症状で発症するのか。脳脊髄液が減少すると、直ちに病状が出るのか。追突の衝撃の程度は、発症・症状にどの程度影響するのか。個人差はあるのか。たとえば、患者の心因、硬膜の脆弱性、髄液の漏れやすい体質の人など。
2	①　髄液の漏出する量により、発症・症状が違ってくるのか。 ②　硬膜損傷部位が頸部ではなく、むち打ち損傷がなぜ腰椎部に多く発症するのか。 ③　篠永医師の主張するRI脳槽・脊髄腔シンチグラムの基準は医学的に妥当な基準か。
3	脳脊髄液減少症の治療期間・症状固定期間（治療までに要する期間）はどの位か。

4	自身の自然治癒力により自然に開いた穴がふさがって、症状がなくなる場合が多いのではないか。その割合はどのくらいか。
5	脳損傷等の重症患者には、あまり発症していないのか。そうであれば、それはなぜか。
6	後遺障害は残るのか。障害が残るとすれば、その後遺障害の等級はどの程度か。後遺障害が残るとしても軽度ではないのか。
7	脳脊髄液減少症の治療による改善について「プラシーボ効果」(EBPによる偽薬の効果、3割くらいの人で効果が生ずると言われる)、ならびに「ホーソン効果」(特別な医師の治療による効果)について、研究を進めるべきではないか。
8	篠永医師は、「脳脊髄液減少症はごく普通の日常生活で起こる事故により、めまい・耳鳴り・咽頭違和感・嗄声・吐き気・物忘れ・集中力の低下など様々な症状が出現する。髄液漏出は、軽微な頚部及び脊柱外傷や何らかの負荷(いきみ、咳嗽、ストレッチ運動など)により発生する」と主張するが、これでは、不定愁訴を訴える人のほとんどが脳脊髄液減少症ということになりはしないか。たとえば、頭痛・めまい・集中力がなくなったと複数の不定愁訴を訴えれば、基準を満たすことになるのではないか。
9	『脳脊髄液減少症ガイドライン2007』(引用文献20)の診断基準のいう症状である下記①の症状は、下記の②更年期障害また③外傷性頚部症候群と似た症状である。 　この3つの症状は余りにも似ている。脳脊髄液減少症説はこの区別をどこに求めるであろうか。たとえば、更年期障害の患者はおそらく何千万人もいると思われるが、この人達にもEBP(ブラッドパッチ)手術をするというのであろうか。 　日本経済新聞平成25年10月31日夕刊によれば、次の記載がある。「日本頭痛学会によると、慢性頭痛の患者は約4000万人」とのことである。脳脊髄液減少症学会の医師らはこのような不定愁訴の患者にEBPをするというのであろうか。 ①　頭痛、偏頭痛、めまい、耳鳴り、視機能障害、倦怠・易疲労感が主要な症状である。 ②　更年期障害 climacteric disturbance《更年期症候群；menopausal syndrome》

	更年期に現れる不定愁訴症候群であり、成因には、自律神経性と心因性がある。不定愁訴としては、ほてり、のぼせ、発汗、冷え症、頭痛、めまい、耳鳴り、不眠、しびれ、知覚鈍麻、肩こり、腰痛、頻尿、疲労感、食欲不振など多岐にわたる。いずれも自覚症状のみで、他覚所見がみられない。(引用文献21・555頁) ③ 外傷性頸部症候群［traumatic］cervical syndrome《cervical compression syndrome》 頸椎の急激な過伸展と前屈による頭頸部の損傷によるもので、初発症状は、頸部痛、頭痛、頸部の運動制限が主であるが、めまい、耳鳴、眼の疲労など、後頸部交感神経による頑固な症状（Barre-Lieou症候群）が長く続くことも少なくない。(引用文献21・217頁)
10	① 新しい説を唱える医師は、医学的根拠により従来の説を批判し、そして新説を根拠付けしなければならないのではないか。 ② 脳脊髄液減少症を支持する医師らの診断基準は、医師により違うところがあるのではないか。そうであればなぜ違うのかを発表すべきではないか。 ③ 脳脊髄液減少症研究会は2006年版、2007年版の診断基準も暫定的なものというが、なぜ確立した基準ができないのか。また、いつできるのか。 脳脊髄液減少症を支持する喜多村孝幸医師は、「むち打ち損傷の原因イコール脳脊髄液減少症であるかのようなとらえ方には問題がある。むち打ち症の原因イコール脳脊髄液減少症ではない。むち打ち症の患者で、脳脊髄液減少症を原因としている割合は医師によって5％から90％まで意見が分かれる。70％とか90％という考えには承服できないが、5％という数値には納得する医師は多い（引用文献22）。5％というならば、95％は脳脊髄液減少症ではないということになると言っており、篠永医師と考えが違っているのではないか。
11	新説は、現在の段階においては、仮説に過ぎないのではないか。世界の医学会はこの仮説をどうみているのか。
12	篠永医師は「潜在患者は年間10万人」というが、その合理的根拠を示すべきである。
13	判決は、脳脊髄液減少症説を否定するものがほとんどであるが、篠永医師らはこれをどう考えるのであろうか。

225

14	篠永医師らは、日本脳神経外傷学会、厚労省の診断基準、「国際頭痛分類〔第3版β〕」をどう考えるのか。
15	厚労省の診断基準が完成すれば、篠永医師らは脳脊髄液減少症説を撤回することになるのか。
16	厚労省の研究班には脳脊髄液減少症研究会は篠永医師を初めとする脳脊髄液減少症研究会のメンバーが参加しているのであるから、厚労省基準に拘束されるのではないか。（厚労省基準は篠永医師らの主張をほとんど否定している）
17	脳脊髄液減少症研究会は、吉本医師の批判的見解に対して医学的根拠を示して反論すべきではないか。
18	篠永医師らは「起立性頭痛」を前提としなくても良いと考えているのではないか。
19	起立性頭痛について大変わかりやすい解説があった。 「とくに、髄液漏れの頭痛は、寝ているときはさほどでもないのですが、立ち上がって数分もするとガンガンしてとても起きていられないのが典型的な症状です」（引用文献23） 医学会は、この極めて医学的に特徴のある「起立性頭痛」のことをさらに研究すべきではないか。
20	医原的に硬膜外への誤注入により髄液漏が生ずる（RIの誤注入）のは相当あるのではないかといわれているが、これをどのように考えるか。
21	RIの検査で「薬品注入から3時間以内に薬品が膀胱にたまる人は髄液が漏れている証拠だ」と主張している。しかし、髄液漏でない人に高頻度に穿刺時の漏れが発するのではないか。
22	低髄液圧症候群でもない人に、EBPをすることに危険性はないのか。将来想定し得ない後遺症が発症する可能性があり、危険ではないのか。EBPは、きちんとした根拠がない限り、正常な髄液の吸収機構を損傷して将来において髄液の吸収不全をもたらすかもしれないので、受けない方がよいのではないか。
23	EBPの著明効果は10～20％という説もあるようであるが、これでは確立された治療法といえないのではないか。判決を見ると、改善されないケースが相当ある。

24	EBPにより改善されたかは、何を根拠に判断するのか。本人の申告によらざるを得ないのではないか。EBPに危険性はないのか。
25	① 脳脊髄液減少症説によるEBP治療は、法的に犯罪となる可能性は全くないのか。 ② ある患者で、漏れの画像が得られても、その漏れ画像は針穴からの漏れの画像の可能性の方があるのではないかということにならないか。 ③ 『脳脊髄液減少症ガイドライン2007』（引用文献20）の診断基準に従って髄液漏と判断する限り、髄液漏ではない人の多くの人が誤って髄液漏と判断されることになるのではないかとの考え方もあるがどうか（そうであれば恐ろしいことではないか）。 ④ 医師の「正しく行われた」業務は刑法35条により正当化され違法性が阻却される。 　医師の治療（医療行為）は外形上傷害ではあるが、刑法上、正当化3要件を満たすものとして違法性が阻却され、犯罪が成立しないとされている（正当業務行為）。 　3要件として「④治療目的、⑥医学上の法則（lege artis）に従うこと、⑥患者の同意」である（引用文献24）。とすると、髄液漏でない人にEBPをすること、またEBPにより後遺障害が生じた場合などは、正当な医学的根拠がない限り、法的には理論上傷害罪となる可能性があるのではないか。 ⑤ これまで交通事故で、脳脊髄液減少症の傷害を与えたことにより懲役刑を求刑された「公判請求刑事事件」は、筆者ともう1人の弁護士により、犯罪不成立となった（したがって、今後、検察官は公判請求にしないであろう）。しかし、これまでも公判請求でなく略式裁判され罰金刑となり、争わず罰金を払ってしまっているのではないか。しかし、これも冤罪である可能性があるのではないか。
26	篠永医師は最近「人工髄液の補充により効果がある」と主張しているようであるが、これは学会の認知を受けているのか。
27	被害者救済のため、髄液漏に関連する日本脳神経外傷学会をはじめとする8つの学会が協力し、治療法についてさらに研究を行うべきではないか。

今後、医と法が協力して、この「髄液漏問題」を解決すべきである。
　脳脊髄液減少症説の最大の問題点は、正式な医学会が認めた診断基準ではないことである。髄液漏訴訟について現段階においては、厚労省研究班・IHSの「国際頭痛分類〔第3版β〕」の診断基準に従って診断・判断すべきである。
　断っておくが筆者は、交通事故によって医学的根拠のある低髄液圧症候群となっている被害者は、後に述べるように当然正当な補償を受ける権利があり、救済されなければならないと考えている。
　和歌山地判平成19・6・29も以下、次のとおり判示する。

> 「将来、医学会において、脳脊髄液減少症が、一般的に承認されるに至った暁には、原告の症状をもって、脳脊髄液減少症であると診断される可能性があるとしても、現時点において、これが脳脊髄液減少症に当たると認定し、被告にこれを前提として賠償義務を課すことは時期尚早である」。

第2章
裁判所の脳脊髄液減少症（低髄液圧症候群）・脳脊髄液漏出症等に対する考え方

　吉本医師は、第1編第2章において脳脊髄液減少症と同症研究会の考え方を詳細に批判している。筆者も、篠永医師とこれを支持するグループの見解に、第2編第1章Ⅴに記したような疑問を表明している。筆者には、吉本医師の指摘は、合理的な説明であり、妥当なものと思われる。以下、吉本医師の見解を妥当とする判決、または裁判所の髄液漏問題に関する見解等を収録する。裁判所のこの問題に関する考え方がはっきりわかるものと思われる（この点に関する判決は多くあるが、主として高裁判決を中心として収録する）。

　吉本医師は、脳脊髄液減少症（低髄液圧症候群）の多くの裁判において、医学意見書を提出しており、数件を除き、そのほとんどが裁判所に採用されているようである。また、判決の中で吉本医師に対する医学意見は、脳脊髄液減少症研究会会員の医師が多いようである。

　以下、多くの判決の中から、脳脊髄液減少症（低髄液圧症候群）・脳脊髄液漏出症に関する参考になる判決および「裁判所の考え方」を時系列で記述する。

> ❶ **福岡地田川支判　平成19・10・18（否定、自保1713号2頁、控訴後和解）**
>
> 　証人A医師及びB医師の各回答書について、そこで述べられている低髄液圧症候群の診断基準自体も、原告が低髄液圧症候群に該当するとの判断も、その内容が不合理なものであって、直ちに信用することができない。
> 　吉本医師作成の意見書は、その内容自体、具体的かつ詳細であって、低髄液圧症候群について承認されている一般的知見とも基本的に整合している上、診断基準の原告への適用についても合理的になされているということができ、全

体として信用性が高いものと認められる。

❷ 東京地判　平成19・11・27（否定、自保1717号2頁、控訴、東京高判平成20・4・24、否定、自保1756号10頁、確定）

　硬膜肥厚増強、低髄液圧の証明、RI脳槽造影等の医学的所見についても、吉本智信医師の意見書において指摘されているとおり、原告の頭部MRI画像には、血管の走行するクモ膜下腔の拡大は見られるが、硬膜下腔の拡大は見られず、原告の硬膜は一部分で軽度に増強されているのみでびまん性のものではなく、小脳扁桃の下垂も認められないこと、原告の髄液圧はA大学病院での平成16年11月24日のRI脳槽造影時に140ミリメートル水柱であり、低髄液圧症候群ではなかったこと（正常の髄液圧は60ないし150ミリメートル水柱とされている）、くも膜顆粒まで造影剤が到達していないのに膀胱内へ造影剤が貯留する場合低髄液圧症候群と判断して良いというRI脳槽造影についてのB医師の見解は、脊髄腔における髄液吸収との関係で問題があること、A大学病院でのRI脳槽造影ではRIの流出が認められるものの、SPECT画像で穿刺部から後方に突出する所見もあることから、腰椎穿刺部の針穴からの髄液漏も疑われるケースであったことなどに照らすと、B医師により、原告が低髄液圧症候群であるとの確定診断を下した前提には誤りがあった可能性を払拭できない。

❸ 福岡地小倉支判　平成20・2・13（否定、判タ1331号215頁、自保1762号20頁、控訴、福岡高判平成22・2・25、否定、判タ1331号206頁、確定）

　原告が難治性外傷性頸部症候群、低髄液圧症候群、脊椎髄液漏の傷害を負っていることの立証責任は原告が負うべきところ、吉本医師の意見は十分説得力あるものであると考えられること、原告が吉本医師の意見に対する反論を行っていないことからすると、A医師の診断を根拠に、原告が難治性外傷性頸部症候群、低髄液症候群、脊椎髄液漏の傷害を負っていると認めるのは困難であるというべきである。

❹ 広島高松江支判　平成21・11・4（否定、自保1810号2頁、確定）

（篠永鑑定について）次の理由により、脳脊髄液減少症（低髄液圧症候群）を明確に否定した。

被控訴人のRIシステルノグラフィの画像については、篠永鑑定、A意見、吉本意見が一致して髄液の漏出像であると認めるところであるから、この点は信用し得る。

しかし、前記治療経緯の認定に述べたとおり、鑑定のためにB病院に入院した際のカルテでは、RIシステルノグラフィ検査後の被控訴人の状態について、検査後起きあがれない、上半身の痛みが強い、検査による髄液減少が原因という趣旨の記載があり、吉本意見が指摘する穿刺時の針穴からの漏れを否定できない。

❺ 福岡高判　平成22・2・25（否定、判タ1331号206頁、確定）

① A医師の診断は、十分な根拠があるとはいえない。一審原告のめまい、吐き気等の症状については、心因性の要素の関与が指摘されていることも考慮すれば、原告が低髄液圧症候群ないし難治性外傷性頚部症候群、低髄液症候群、脊椎髄液漏の傷害を負っているとは認められない。

② 原告の後遺障害について
　ⓐ　B病院の後遺障害診断書によれば、原告は平成14年12月4日の時点において、頚部痛、めまい、頭痛、耳鳴り等の自覚症状があったところ、これを裏付ける他覚症状及び検査結果として、頚椎について左側屈回旋にて疼痛等、左スパーリングテストで左頚部痛増強等、右握力の顕著な低下、右手・肩腕尺側の知覚低下が認められたのであるから、原告の訴える頚部痛等の症状にはこれを整合的に裏付ける客観的所見があるというべきであり、原告の上記障害は、後遺障害等級12級に該当すると認めるのが相当である。
　ⓑ　原告は、難治性外傷性頚部症候群、低髄液症候群、脊椎髄液漏の傷害により、後遺障害等級9級10号に該当する後遺障害を負ったと主張するが、原告が前記障害を負ったとは認められないため、採用できない。
　ⓒ　原告の後遺障害の程度について検討すると、原告は症状固定日から67歳になるまでの約7年間、労働能力を14パーセント喪失したものと認めるのが相当である。

❻　**福岡地判　平成22・3・17（否定、自保1821号1頁、控訴、福岡高判平成23・3・18、否定、自保1845号1頁、上告棄却確定）**

① 低髄液圧症候群については、その診断基準がいくつか分かれているものの、ICHD－Ⅱ基準や本件学会基準は、医学界において多数の支持を集めており、これら基準を用いて、低髄液圧症候群の該当性を判断することに格別の異論は存しない。

② これに対し、本件ガイドラインによる髄液漏出の判断根拠の医学的正当性については、複数の専門家から様々な疑問が呈されており、現時点において、低髄液圧症候群の診断基準として、本件ガイドラインは、医学界の中で十分な支持を集めていないことが認められる。すなわち、本件ガイドラインの診断基準に対しては、これに従うと相当広範囲の人が基準の要件を充たすことになること、本件ガイドラインの示す3つの要件はいずれも穿刺部位からのRI（放射性同位元素）漏出がないことを診断の前提としているが、検査時の針穴からRIが漏れる旨の数多くの報告があり、その可能性を除外できないこと、RIのクリアランスや早期排泄所見について、脳脊髄液の循環及び吸収動態が正確に解明されていない現時点では、髄液漏出とする科学的根拠が確立されているとはいえないこと、RI脳槽造影検査は、空間分解能力が低い上、偽陽性率が明らかでないため、科学的な信頼性の検証が不可欠であり、MRI検査が普及した現在、低髄液圧減少症の診断確定のための検査としては用いるべきではないと考えられること等の指摘が複数の医師からなされているところである。

③ さらに、本件ガイドライン自体、低髄液圧減少症の検査法等については未解決な部分が多く、暫定的なものであると記載されている上、その作成経緯に照らして、高度の客観的正当性を有すると考えられる本件学会基準が、起立性頭痛ないし体位による症状の変化を低髄液圧症候群の前提基準としており、髄液漏出を示す画像所見のみでは低髄液圧症候群と診断していないことや、髄液漏出を示す画像所見の基準については未だ調整中としていること自体、髄液漏出の有無の鑑別の困難性を示しているというべきであって、RI脳槽シンチグラフィによって髄液漏出の有無を診断する本件ガイドラインの診断基準には疑問を抱かざるを得ない。

④ そうすると、被害者に生じた損害を当事者間で公平に分担することを旨とする損害賠償の判断の目的で、低髄液圧症候群の診断基準として、本件ガイドラインを用いることは相当でなく、ICHD－Ⅱや本件学会基準によって、

原告が低髄液圧症候群であるか否かを診断するのが相当である。
⑤　よって、原告に低髄液減少症が生じていると認めることはできない。
　これに対し、原告は、実際に原告を診察したＡ医師や、多くの脳脊髄液減少症の症例に接してきた経験豊富な医師であるＢ医師の診断を信用すべき旨を主張するが、本件においては、ある患者を低髄液圧減少症と診断する基準の医学的な当否が問題となっているのであるから、実際に患者を診察した否かの相違を重要視することはできないし、Ｂ医師が、本件ガイドラインの示す基準に基づき、多数の患者に対して、脳脊髄液減少症との診断を行ってきたとしても、そのことの故に、本件ガイドラインの医学的正当性が基礎付けられるということもできない。

❼　東京高判　平成22・10・20（否定、判タ1344号176頁、上告棄却確定）

吉本医師の意見に対し、控訴人（原告）は、吉本医師には低髄液圧症候群に関する自らの臨床経験を報告する文献は皆無であり、ガイドライン作成委員会に所属する医師に比べて、低髄液圧症候群の臨床経験は乏しいといわざるを得ず、吉本医師の意見をうのみにするのは相当でない旨主張する。しかしながら、吉本医師は、その職歴から脳神経外科分野での臨床経験は豊富であると推認でき、低髄液圧症候群に関する執筆も複数あることから、吉本医師の意見は、医師として信頼に足る知見というべきであって、控訴人の主張は採用することができない。

❽　大阪高判　平成23・7・22（肯定、自保1859号1頁、判時2132号46頁、確定）

（素因減額否定）
①　被控訴人らは、控訴人の治療が長期化したことには控訴人の心身症的症状が影響を与えているから、2割程度の減額をすべきである旨主張する。
②　しかし、素因減額をすべき事案とは、事故の態様や程度、傷害の部位・程度、症状固定までの期間や後遺障害の程度等の諸事情を総合考慮しながら、損害の公平な分担という損害賠償法理念に照らし、加害者に損害の全部を賠償させるのが公平を失する場合と解すべきところ、本件において、治療期間が長期化しているのは、前記のとおり、控訴人の腰部からの髄液漏れがあったのに的確な発見・診断がされなかったことに起因しており、脳脊髄液減少

> 症の発症が控訴人の素因に起因していることを認めるに足りる的確な証拠はないから、素因減額を認めるのは相当でない。

❾　東京高判　平成23・11・16（否定、判例集未登載、確定）

（EBP費用）

　一審原告は、ブラッドパッチ治療は担当医の判断に基づき実施されたもので、実際に治療の結果頭痛が治まっていること等から、医師に認められた裁量の範囲内の治療行為であり、その費用も本件事故と相当因果関係のある損害である旨主張する。

　しかし、一審原告について、低髄液圧症候群が発症したことを認めるに足りる証拠がないことは、原判決18頁17行目から23行目までに記載のとおりであって、担当医がその発症を前提としてブラッドパッチ治療を実施したとしても、確かな根拠に基づかないことが疑われるところであるから、その費用を本件事故と相当因果関係のある損害と認めることはできない。

❿　大阪高判　平成24・2・23（肯定、判例秘書）

（注―判例秘書にのみ掲載されているが、弁護士名も表示されておらず詳しいことは不明なのでコメントできない。医学的根拠があるのか疑問である）

　控訴人らは、被控訴人が本件事例により低髄液圧症候群に罹患したことを否定し、控訴人らが書証として提出したA医師（脳神経外科医）作成の意見書にはこれに沿う見解が示されている。

　同意見書の根拠とするところは、主に被控訴人に起立性頭痛の症状がなかった点であるが、被控訴人が本件事故後めまいを訴えるようになったものの、ブラッドパッチ療法を受けた後にその改善がある旨述べるようになったことは、起立性頭痛の訴えとその改善とも解されるのであり、診断書上明確に記載がないことをもって当該症状がなかったとは直ちに認められないというべきであって、客観的に髄液漏出の所見が被控訴人に確認できたことは明らかであるから、控訴人らの上記主張は採用できない。

　なお、診療経過によれば、被控訴人は、ブラッドパッチ療法を受けた後、髄液漏出の所見がなくなっていることが確認され、神経症状としては、主に左上下肢のしびれを訴えるにとどまっていることからすれば、低髄液圧症候群に伴う症状は平成17年7月には概ね軽快したものと考えられる。

⑪ 名古屋地半田支判　平成24・9・26（肯定、自保1902号26頁、控訴、名古屋高判平成25・6・21、否定、自保1902号12頁、上告中）

一審（素因減額）

本件事故と原告の現症状との間に相当因果関係がある本件において、原告の症状である損害が本件事故のみによって通常発生する程度、範囲を超えるものであると認められる。そして、2項認定の治療（とくにブラッドパッチ療法）の経緯や、原告の勤務復帰の経緯からすると、原告の心因的素因あるいは安易に勤務に復帰したことが、原告の損害の拡大について寄与したために、通常発生する損害の程度、範囲を超えたと認めるのが相当である。

ゆえに、損害を公平に分担させるという損害賠償法の理念に照らし、損害賠償の額を定めるに当たり、民法722条2項の過失相殺の規定を類推適用して、その損害の拡大に寄与した原告の上記事情を斟酌するのが相当である。

そして、上記認定の本件事故から原告の後遺症に至る経緯に鑑みると、25パーセントの素因減額をするのが相当である。

二審（否定、自保1902号12頁）名古屋高判第3民事部　平成25・6・21

合計8回にわたるEBPを受けているが頭痛が消失していない等から脳脊髄液減少症を否定。

本件事故と相当因果関係にあるものとして被控訴人に生じた損害は、既に弁済により填補されているものと認めるのが相当である。

したがって、その余の点について判断するまでもなく、被控訴人の請求は理由がないとして原判決取消し。

⑫ 仙台地判第2民事部　平成24・10・30（否定、自保1897号121頁、控訴、仙台高判平成25・10・25、否定、判例集未登載、確定）

（篠永医師の見解否定）

脳脊髄液減少症、繊維筋痛症を否定。調査嘱託に対する篠永医師の見解は採用できないと判示。

かえって、平成20年2月15日付けで篠永医師が原告のために書いたと思われる手紙においては、篠永医師は、原告の全身の痛みが繊維筋痛症（注―線維筋痛症か）の症状に一致するとしながらも、その発症原因については不明であるとし、MRミエログラフィーでは髄液の漏れはみつからず、MRIによると硬膜の下に髄液が以前より多くたまっているが、これは長期間寝たきりによる髄液

生産減少と脳が重量で後ろに下がってしまったためと考えているとし、原告が声を出せず、会話ができないのは、脳脊髄液減少症では説明ができず、何らかの心理的要因が関係しているとし、原告が寝たきりで、手足を動かせず、食事ができず、洗面、トイレなどの日常動作ができないのは繊維筋痛症ではみられない症状であるとし、原告が日常動作を全く行えないのは、長期間の寝たきりによる筋力低下か、心理的にできないと思い込んでいるからであると、精神科領域では脅迫観念といい、自分の意思ではなく、金縛りにあったように身体が動かなくなることがよくあるので、そのような状態ではないかと考えるとしたうえで、少しずつ動かして自信を付けることにより克服できると考えているとしており、この手紙を原告が実際に読んだかどうかについては措くとしても、当時の篠永医師がこの手紙にあるような認識であったと認められ、このことと、脳脊髄液減少症、繊維筋痛症、胸郭出口症候群が本件事故によるものであるとする篠永医師の回答は整合しないものとなっているといわざるを得ない。

調査嘱託に対する回答として示された篠永医師の見解を採用することはできず、その他に、脳脊髄液減少症、繊維筋痛症、胸郭出口症候群が本件事故によるものであるとする原告の主張を認めるに足りる証拠はなく、原告が、脳脊髄液減少症、繊維筋痛症、胸郭出口症候群の症状を呈しているのかについても、これを認めるに足りる証拠はないといわざるを得ない。

以上からすると、本件事故と相当因果関係がある傷病は、事故後にA病院やB病院等で診断されたと認められる外傷性頚部症候群及び腰椎捻挫であると認められる。

⑬　東京高判第24民事部　平成24・11・22（肯定、判例集未登載、確定）

（吉本医師の見解不採用）
①　被控訴人の症状や所見は、国際頭痛分類の診断基準、脳脊髄液減少症研究会のガイドライン及び日本脳神経外傷学会作業部会の診断基準をいずれも満たすと解され（厚生労働科学研究費補助金障害者対策総合研究事業の研究班が発表した診断基準を満たすといえるかは定かではないが、この点を考慮しても結論に影響しない。）、被控訴人は、本件事故により脳脊髄液減少症に罹患したものというべきである。なお、被控訴人は、低髄液圧症とはいえないが、低髄液圧症は脳脊髄液減少症の有力な補助診断になり得るものの、必ずしも同義ではなく、髄液圧が正常であっても脳脊髄液減少症を否定できない。
②　吉本智信医師は、RIシンチの診断基準は不正確であるとか、その検査結果

では髄液の漏出を認めることができないなどと縷々論難するが、少なくとも本件においては明確な根拠があると思えないのであって、採用することができない。
（私見）
　否定判決が続出する中、突如現れた肯定判決である。筆者はたまたま本判決を知り驚いた。ほとんどの判決が吉本医師の考えを支持しているのに、この判決は上記②のとおりであり、吉本医師の医学判断を採用しない。その理由はよくわからない。詳しく医学的判断について認定すべきであった。吉本医師は各事件において、ほとんど同じ医学意見書を提出し、採用されているのに、なぜこの件は肯定判決となるのか、筆者は判決しか見ていないので具体的に論評はできない。

⑭　東京地判民事第27部　平成24・12・6（否定、自保1890号22頁、控訴後和解）

　本件RI画像によると、RI注入から1時間後に原告の膀胱内にRI集積があったことが認められるが、吉本智信医師の平成23年7月23日付意見書によれば、RIは髄液腔でも一定量が吸収されるため、3時間以内に膀胱内にRIが排出されたからといって髄液漏れの証明にはならない旨の意見を示していること、RI脳槽シンチグラフィーは表示の仕方や撮影時間（露出時間）により画像が変わるなどの問題点も指摘されていること、低髄液圧症候群の患者のRI脳槽シンチグラフィーによく見られる所見は、髄液漏れのため、RIが脳表に回らないというものであるが、本件RI画像によると、注入開始から24時間後にRIが脳表に集積しており、かえって、原告が低髄液圧症候群でない可能性が示唆される旨の意見もあること、前記研究班画像基準では、早期膀胱内RI集積が正常者にも高頻度に見られ、正常所見との境界が明確ではないことなどを理由に、診断基準とされていないことなどに鑑みると、本件RI画像のみから、直ちに原告の低髄液圧症候群の診断をすることは早計であると言わざるを得ない。

⑮　東京高判第4民事部　平成25・1・24（否定、自保1896号14頁、上告棄却確定）

①　起立性頭痛
　　起立性頭痛とは、起立時に生ずる頭部全体及び・又は鈍い頭痛であり、本

件新基準（注－厚労省基準）によれば、座位又は立位を取ると30分以内に増悪する頭痛であるとされている。

起立性頭痛は牽引性頭痛の一種とされている。牽引性頭痛とは、頭蓋内の痛覚感受組織がひっぱられたり、圧迫されたりするために起こる頭痛である。脳髄液漏出症の場合、髄液腔を包む硬膜、くも膜に何らかの理由で穴があき、髄液が漏れると、内部の水とともに脳が動き、痛覚受容体のある脳神経、脳血管、頭蓋底硬膜などが刺激され、痛みを感じるとされている。

脳髄液漏出症の患者に起立性頭痛が発生する機序は、立位もしくは座位になることにより、髄液が多く存在する頭蓋の位置が、髄液の漏出部位よりも相対的に高くなり、髄液の漏出量が増えるためと考えられている。

本件新基準は、起立性頭痛を主訴とする患者を対象とした研究の成果として公表されたものであるから、本件新基準に基づいて脳髄液漏出症であるとの確定診断を下すためには、その前提として、当該患者に起立性頭痛の症状が存在することが必要となるものと解される。

② 後遺障害、素因減額

被控訴人は、本件事故によって控訴人に生じた傷害の治療期間は6か月を超えるものではないし、後遺障害が残るようなものでもないと主張するが、本件の事案にかんがみると、本件事故によって控訴人に生じた傷害の治療期間及び後遺障害についての原判決の認定・判断は、その説示するところに照らし、相当というべきである。

被控訴人は、本件事故による損害の認定については、心因的要因が大きく影響しているから、素因減額を行うべきであると主張するが、原判決が、本件事故によって生じた傷害の治療期間及び後遺障害を判断するに際して、控訴人の心因的要因も考慮していることは、その説示するところから明らかである。（素因減額否定）

⑯ 佐賀地唐津支判　平成25・2・12（否定、自保1904号58頁、確定）

① 起立性頭痛

国際頭痛学会基準では、髄液瘻性頭痛の場合で外傷が髄液漏出の原因である場合は、頭痛は髄液漏出と時期的に一致して起こるとされ、神経外傷学会基準においても外傷性と診断するための条件として外傷後30日以内に発症することが必要とされているところ、本件事故直後ないし30日以内に座位又は立位で増悪する頭痛の症状があったとは認め難い。そうすると、これら基準

によれば、原告が本件事故による外傷を原因として髄液漏出が起こり、上記頭痛等の症状が発症したとは認められず、外傷による髄液漏出は否定的と判断される。

② MRI検査

　A脳神経外科における平成20年6月13日の頭部単純MRI検査では矢状断での小脳扁桃の下方偏位はないようであると診断され、B病院における同年7月30日の頭部造影MRI検査等でも硬膜増強等のいずれの低髄液圧症候群の所見はみられておらず、同年9月受診のC病院においても画像的に有意な所見はないとされており、D病院におけるブラッドパッチ治療前の原告のMRI検査結果からは、低髄液圧症候群ないし脳脊髄液減少症を疑わせる画像所見は認められない。

　また、D病院においてブラッドパッチ治療後の同年10月17日の頭部のガドリニウム造影MRI検査では、脳下垂・偏移、硬膜増強、静脈洞・大動脈拡張いずれも認められず、その後、原告の症状が再度悪化した後のD病院における平成21年3月11日の造影MR検査でも、硬膜の異常増強等低髄液圧を疑わせる所見は認められていない。

　この点、篠永医師は、ⓐ平成22年5月2日付け紹介患者経過報告書において、造影脳MRIで静脈拡張、硬膜増強、小脳扁桃下垂など、髄液減少所見がみられた旨、また、ⓑ退院サマリーに「造影脳MRI：小脳扁桃下垂線上　静脈拡張」と、ⓒ診療録には「造影MRI　SDE（±）脳室やや狭い　tonsil下垂線上　vein拡張（±）dural enhance（±）」と記載している。

　しかし、上記診療録の記載につき、吉本智信医師は、「tonsil下垂線上」は小脳扁桃下端が大孔線上で、小脳扁桃は正常範囲内で下垂していないという意味、「vein拡張（±）」は静脈の拡張とはいえないという意味、「dural enhance（±）」は硬膜増強とはいえないという意味であるとしており（小脳扁桃の下垂については、大孔線より4.3ミリメートル以上小脳扁桃の最下面が下方にあれば脳の下垂と判断できるとされている。）、上記診療録の記載の意味を前提とすると篠永医師の診療録とその他の書面で異なっていることとなる。また、上記画像検査を行ったE病院F医師は、同年4月13日のMR（注―判決のまま）画像診断報告書で、「C5/6でcentral disk protrusionがあり、硬膜嚢が圧迫されています　ThレベルでCSFの漏出（↓）を疑います　小脳扁桃下縁は大後頭レベルです　診断C5/6　central disk hernia」と診断し、硬膜増強や静脈拡張に関する記載はなく、篠永医師の所見とは異なっている。さらに、平成22年11月16日の画像診断報告書、平成24年1月17日の画像診断

報告書の小脳扁桃下垂等に関する記載は平成22年4月13日の記載と同じであるが、上記各画像に関する篠永医師の診断所見に関する記載はない。上記の点に照らすと、篠永医師が同日の造影脳MRIについて静脈拡張等の脳脊髄液減少所見がみられると診断した点には疑問が残る。

　ガイドライン基準によれば、頭部MRIの硬膜増強等の所見は、特に慢性期においては特異所見を示さないこともあることが指摘され、他方で症状発現直後の急性期においては硬膜の造影効果は出現しないことも指摘されているが、上記のとおり、本件事故から約10か月後のB病院における造影脳MRIのいずれにおいても低髄液圧を示す所見は認められておらず、これら所見からは低髄液圧症候群の発症は否定的となる。

⑰　東京高判第12民事部　平成25・4・10（否定、判例集未登載、上告中）

一審・東京地判（平成24・11・7、否定、控訴、自保1888号53頁）
①　控訴人は、控訴人が本件事故のために脳脊髄液減少症を発症したと主張し、控訴理由書においても、その診断基準に沿う事実について種々の事実を主張する。

　しかし、脳脊髄液減少症という病態の疾患の存在及びその診断基準の相当性については、被控訴人らにおいてこれを争っている上、医学界において、これを否定する意見が有力であり、一般的に承認されたものと認めることができない。脳脊髄液の漏出による症状の出現に関しては、低髄液圧症候群が一般的に承認されている疾患である。したがって、脳脊髄液減少症とされる疾患の存在を前提として、控訴人の傷害の内容を認定することは相当ではなく、本件事故により同疾患が発症したとする控訴人の主張は、控訴人が、本件事故により脳脊髄液の漏出という傷害を負い、これに伴う低髄液圧症候群の症状により生活等に支障が生じ、損害を被っていることを主張するものと解した上で、医学界において一般的に承認されている診断基準に従い、控訴人に本件事故による脳脊髄液の漏出及びこれに伴う症状が生じているかを判断することが相当である。
②　一般的に承認されている低髄液圧症候群の診断基準に照らせば、本件各証拠に照らし、控訴人に本件事故によって脳脊髄液の漏出が発生したと認めるには足りないことは原判決の説示するとおりである。

　この点について、控訴人は、控訴理由書において、A医師の意見書2など当審において追加された証拠も根拠として、控訴人には、ⓐ本件事故後間も

なくから起立性頭痛、体位による症状の変化が認められる、ⓑ髄液漏出を推定させる画像所見がある、ⓒブラッドパッチ療法による症状の改善が現に認められると主張する。

しかし、ⓐに関して、これが認められるとするA医師の各意見書は、反対趣旨の吉本智信医師の意見書に照らし、直ちに採用できるものではない。ⓑに関しては、控訴人が根拠となる所見として主張するRI脳槽シンチグラフィー検査における早期膀胱内RI集積等は、吉本智信医師の意見書において、低髄液圧症候群の診断基準としては相当なものではないとされており、厚生労働省の補助研究事業の「脳脊髄液減少症の診断・治療の確立に関する研究」の研究班報告においても、同集積は正常者でも高頻度にみられるので正常所見との境界が明確でないとされるなど診断基準として採用されていないことは原判決の上記部分において説示するとおりである。結局、控訴人の主張する同検査に係る診断基準が一般的に承認されるに至ったものと認めるに足りる証拠はない。また、控訴人の頭部MRI検査による検査結果も、上記研究班報告に照らし、これのみでは診断意義が乏しいとみるべきことは控訴人の自認するとおりである。ⓒに関しても、当該治療により控訴人の症状が改善したとしても、プラシーボ効果やホーソン効果による可能性も否定でない。よって控訴人の主張する所見等を総合して、控訴人に本件事故による脳脊髄液の漏出があったと認めるには足りないというべきである。

⑱ 大分地判　平成25・6・20（否定、自保1909号20頁、控訴中）

（診断基準の適否）
　脳脊髄液減少症の診断基準のうち、ガイドラインは、ガイドライン（注－脳脊髄液減少症）が髄液が漏れている証拠であるとする3つの基準（①早期膀胱内RI集積、②髄液漏れ像、③脳脊髄液RI残存率）に関して、髄液が漏れていない正常な人はどうなっているかを示していないから、診断基準の根拠を示しているとはいえず、ガイドラインは脳脊髄液減少症の診断基準として採用することはできない。

⑲ 東京地判民事第27部　平成25・7・31（否定、自保1906号46頁、控訴後和解）

　次々と出る否定判決の中、東京地裁民事第27部でまた脳脊髄液減少症（低髄

液圧症候群）について明確に判示した以下のような判決が言い渡された。
　請求額1995万3277円（請求棄却。既払いがあるので損害額はゼロ）。
　原告はどういうわけか、後遺障害による損害の請求をしていないので、裁判所も判断していない。
　篠永医師の意見書はあるが、次のように判決に判示した。
（脳脊髄液減少症（低髄液圧症候群）の診断・治療について）
① 　原告は、本件事故により、脳脊髄液減少症（低髄液圧症候群）を発症したと主張し、その根拠として、原告は、本件事故当初から、起立性頭痛などの各診断基準のいずれも満たす主張とするところ、篠永医師作成の意見書にはこれに沿う意見がある。
② 　しかし、本件事故発生当初から原告が起立性頭痛を訴えていたことを認めるに足りる的確な客観的証拠はなく、これに反する原告本人の供述はにわかに採用しがたい。また、原告が本件事故発生日から１年半以上経過した後に篠永医師の診察を受けた際の診療録には、「頭痛（起立性）」、「３時間以上起きていられない」などの記載があり、原告本人の供述にはこれに沿う部分がある。
③ 　しかし、篠永医師の診断の根拠とされた原告の症状には、意識消失など前記認定事実と異なる事実が含まれる上、その起立性の評価は「脳脊髄液減少症ガイドライン2007」の診断基準にのみ当てはまるところ、前記認定の低髄液圧症候群・脳脊髄液減少症・脳脊髄液漏出症の診断基準を巡る経過に照らすと、「脳脊髄液減少症ガイドライン2007」の診断基準が一般的に認められたものということはできないから、上記診断基準をもって原告が訴えていた頭痛が起立性のものであったと認めることはできず、他にこれを認めるに足りる証拠はない。
④ 　早期膀胱内RI集積像がみられたとしても、これをもって直ちに低髄液圧症候群の発症を認めることはできない。RI脳槽シンチグラフィー検査の６時間後及び24時間後の画像については、仮に髄液漏であるとしても非対称の集積に該当し「疑」所見にとどまるとの医師の意見もある。また起立性頭痛が認められない以上、RI検査時の髄液圧が５cm水柱であったとしても、直ちに前記低髄液圧症の診断基準に該当するものではない（髄液圧の正確性に疑問を呈する医師の意見もある）。
⑤ 　頭部MRI検査の結果、小脳扁桃下方偏移、側脳室狭小、頭蓋内静脈拡張等の所見が得られたとする篠永医師の意見を否定する医師の意見もある。加えて、起立性頭痛が認められない以上、ブラッドパッチの効果によって起立性

頭痛が消失したことをそもそも認めることはできず、また、ブラッドパッチを契機として原告の症状の改善が進んだことを認めることもできない。
篠永医師作成の上記意見書を採用することはできず、他に原告の主張を認めるに足りる証拠はない。

⑳ 東京高判第16民事部　平成25・9・24（否定、判例集未登載）

（控訴棄却、脳脊髄液減少症を否定）
　控訴人が本件事故により脳脊髄液減少症を発症したものと認めることは困難である（なお、控訴人は特発性低髄液圧症候群の診断に起立性頭痛があることは必須の条件ではないとする論文を提出して、控訴人についても脳脊髄液減少症の発症を肯定すべきであると主張するところ、この論文の見解が現在の医学界において一般的に承認されているとまでは認められず、むしろ、起立性頭痛は、少なくとも脳脊髄液減少症の主たる症状の1つであると解するべきであるから、控訴人の上記主張は採用することができない）。

㉑ 仙台高判第1民事部　平成25・10・25（否定、判例集未登載、確定）

① 意見書には、脳脊髄液減少症の診断根拠として、ⓐ平成18年8月8日に施行された造影脳MRI検査で著名な硬膜下髄液貯留、小脳扁桃下垂、硬膜造影増強といった所見がみられたこと、ⓑ同月9日に行われたRI脳槽シンチグラフィーでRI注入後3時間の画像で明瞭な膀胱内RI集積所見が見られたこと、6時間後、24時間後の画像で左第2－3腰椎部で硬膜外にRIの異常集積がみられたこと、24時間RI残存率が16.5パーセントと低値を示したことが挙げられていることが認められるものの、これらの点は、いずれも控訴人が脳脊髄液減少症に罹患したことを裏付ける根拠として十分なものと認められない。
② 硬膜外のRI集積については、これのみで脳脊髄液漏出を確実に診断できる症例は少ないとされ、片側限局性のRI異常集積は「強疑」所見に、非対称性のRI異常集積は「疑」所見とされるにとどまっていること、24時間RI残存率が低値であることは診断基準として採用されておらず、吉本医師は、24時間後のRI体内残存が少ないことだけでは髄液漏といえないとの見解を公表していること等が認められる。そうすると、控訴人が脳脊髄液減少症に罹患していたことを裏付けるに十分なものということはできない。

㉒ 東京高判第5民事部　平成25・10・30（ICHD－3β判決、否定、自保1907号1頁、上告中）

　吉本医師の医学意見書を全面的に採用した。裁判所に控訴人が口頭弁論終結後に提出した弁論再開の申立書においてＡ医師の意見書に基づき主張した国際頭痛分類第3版βについて、主張を否定したものである。これについては初の判決であり、今後の判断に多大な影響を与えるものである。以下、要点のみ記す。

　東京高裁は原告の控訴を棄却し、一審否定判決について次の理由を追加して改めて否定した。前記した東京高裁の「リーディング判決」に続く重要な判決である（本書では「ICHD－3β判決」という）。

① 「当裁判所は、控訴人の請求は、当審における拡張請求を含めて理由がないから棄却すべきであると判断する。その理由は、次のとおり補正するほかは原判決の『事実及び理由』中『第3　当裁判所の判断』1ないし4に記載のとおりであるから、これを引用する。」

②　なお、控訴人は口頭弁論終結後に提出した弁論再開の申立書において、国際頭痛分類第3版βが起立性頭痛その他の症状の要件及びブラッドパッチの効果の要件を診断基準から排除しており、この新しい診断基準によれば、控訴人が脳脊髄液減少症に罹患していることが認められる旨を主張するようであり、控訴人が口頭弁論終結後に提出したＡ医師の意見書2中にもこれに沿うかのような記載がある。

　しかし、Ａ医師の上記意見書の記載も、前記の判示の各点及び被控訴人が口頭弁論終結後に提出した吉本医師の意見書に照らすと、控訴人が脳脊髄液減少症に罹患していることを認めるに足りないとの上記判断を左右するに足りるものでないことを付言する。（注—このように明解に判示しており、初判決である）

③　控訴人はＢ病院等において、ブラッドパッチの施行を受けるたびに控訴人の症状が改善しており、このことも控訴人が脳脊髄液減少症に罹患していることを裏付けるものであると主張する。

　しかし、控訴人は平成15年2月5日以降、Ｂ病院等において度々ブラッドパッチを施行された際には症状の改善がないとされたことを総合すると、ブラッドパッチの施行によって控訴人の症状が顕著に改善したことを認めるに足りる証拠はないのである。

④　控訴人について脳脊髄液減少症との診断を行っている各医師の各診断書に

よって控訴人が脳脊髄液減少症に罹患しているものと認めることはできないこと、控訴人には本件第1事故から約1年2か月の間には脳脊髄液減少症に特徴的な症状である起立性頭痛の症状は認められないこと、ブラッドパッチの施行によって控訴人の症状が顕著に改善したとまでは認めるに足りないことなど、前記の判示の点に、平成14年9月17日の控訴人の髄液圧が160mm水柱で正常とされたことなど前記判示の診療の結果を総合すると、控訴人が脳脊髄液減少症に罹患していることを認めるに足りる証拠はないといわざるを得ない。

㉓ 大阪地判 平成26・1・31（ICHD－3β判決3例目、否定、判例集未登載、控訴）

① 原告は、RI脳槽シンチグラム検査の第一人者であるA医師により、髄液漏れがあったことを裏付ける客観的所見が確認されている旨主張する。

　しかしながら、原告は、B病院において諸検査を受けた結果、髄液圧は12.5cmと正常範囲で、脳槽シンチグラフにおいて明らかな髄液漏れはなく、頚椎MRミエログラフィにおいても漏れは確認されないなど、脳脊髄液減少症を肯定する所見に乏しいと判断されていたもので、C医療センターで受けたMRミエログラフィにおいても、「造影剤の明らかな漏出巣は指摘できない」とされていたものである。

② 原告は、上記主張の根拠として、A医師の意見書を援用するが、厚生労働省の研究班（脳脊髄液減少症の診断・治療の確立に関する研究班）が前記告示に挙げられた8学会の承認を得て、平成23年に公表した基準では、RI脳槽シンチグラム検査のみで脳脊髄液減少症を確実に診断できる症例は少ないとされていること、また、RI脳槽シンチグラム検査の画像は、表示の条件次第で見え方が大きく異なり、原告が挙げる平成22年6月24日の画像でも、表示の条件を少し変えれば、頭蓋内にRIが流入しているのを確認することができること、さらに、RIクリアランス分析については、脊髄でRIが吸収される速さは、注入後の患者の体位や運動量の影響を受けるため、厚生労働省研究班の上記基準では、RIクリアランス分析は基準として採用されてないこと等に鑑みると、A医師の上記意見書によって、原告の上記主張を認めることは困難であり、他にその主張事実を認めるに足りる証拠はない。

第3章
脳脊髄液減少症（低髄液圧症候群）とマスコミ報道

I マスコミ報道の推移

　ここで、脳脊髄液減少症（低髄液圧症候群）とマスコミ報道について述べておく。

　過去の「むち打ち症」、「PTSD」の場合と同様、マスコミ（新聞、テレビ）は、科学的根拠はともかく、国民に脳脊髄液減少症を認めさせよう、という姿勢が強すぎると考える。

　多くの新聞記事があるが、以下、主として毎日新聞を例にとる。脳脊髄液減少症を詳しく紹介し、問題提起したのは毎日新聞社の功績ではあるが、脳脊髄液減少症を肯定する判決等を大きく報道しているのは、中立・公平な報道姿勢としては問題があるのではないかと考える。

　篠永医師・マスコミ・患者の会の方々の、むち打ち症患者救済に対する努力は評価するが、同医師らの定説である低髄液圧症候群の概念を拡大するところに問題がある。なお、参考までに患者2名が設立した仮認定NPO法人脳脊髄液減少症患者・家族支援協会のホームページを掲載する〈http://www.npo-aswp.org/〉。

〔表2〕**マスコミ報道一覧**（時系列）

①	2005年（平成17年）5月17日 毎日新聞	むち打ち症、実は脳の髄液漏れ
②	2005年8月27日 毎日新聞	追突が原因「むち打ち症は『脳の髄液漏れ』、通勤災害認定」

③	2005年9月3日 毎日新聞	脳脊髄液減少症：闘い6年　闘病生活を漫画に
④	2005年9月22日 毎日新聞	福岡地行橋支部判決、「やっと希望の灯　因果関係を初認定」、損保対応で苦しみ
⑤	2005年9月27日 毎日新聞	土浦検察審査会　むち打ち軽傷ではない　髄液漏れ被害　交通事故　不起訴不当を議決
⑥	2005年10月5日 毎日新聞	むち打ち事故「脳脊髄液減少症と認定　刑事判決で初」
⑦	2005年10月6日 毎日新聞	刑事裁判でも認定　けが1カ月→17カ月
⑧	2005年11月5日 毎日新聞	検察　異例の因果関係認定　失った時間返して　被害女性苦難の3年余　髄液漏れで略式起訴
⑨	2005年12月24日 毎日新聞	「髄液漏れ」初の和解　津地裁支部　「事故が原因」と勧告
⑩	2006年（平成18年）1月29日 毎日新聞	司法　因果関係認定の流れ　（注―判決は否定の方が多い）脳脊髄液減少症：潜在患者10万人　国は動かないのか　鳥取でも被害者勝訴
⑪	2006年2月9日 朝日新聞	司法　因果関係認める　交通事故と脳脊髄液減少症
⑫	2006年3月9日 毎日新聞	（1面）難治性むち打ち症　「髄液漏れ」に研究費 （社会面）髄液漏れ研究　被害者救済の突破口　患者ら高まる期待
⑬	2006年4月11日 毎日新聞	誰でもいいから治して　脳脊髄液減少症　診断基準作りへ初論議
⑭	2006年4月20日 毎日新聞	追突事故　脳脊髄液減少症で再捜査　岡山・笠岡区検

⑮	2006年5月2日 毎日新聞	「髄液漏れ19歳提訴　保険会社は支払を拒否　運転男性に賠償求め―約2億1500万円」の請求
⑯	2006年8月8日 毎日新聞	脳脊髄液減少症　苦しさ分かって　学校で深刻化　悩む小中高生
⑰	2006年8月27日 毎日新聞	脳脊髄液減少症に労災
⑱	2006年10月3日 毎日新聞	茨城の事故　「髄液漏れ」認定　取手区検略式起訴
⑲	2006年10月21日 毎日新聞	「学会『髄液漏れ』研究へ　診断指針策定へ」　医学界の大発見か、それとも大暴論か。論争が続いてきた「脳脊髄液減少症（髄液漏れ）」について、日本脳神経外科学会の学術委員会が、本格的な研究に取り組む。発症のメカニズムなど、依然として未解明な点も多い髄液漏れは、病気として認められるのか。今後の行方を探った。
⑳	2006年11月18日 毎日新聞	不登校だと決め付ける前に　髄液漏れ　理解を（医師グループ　暫定ガイドライン厚生労働省へ提出）―文科省―教師に周知図る
㉑	2006年12月16日 毎日新聞	「髄液漏れを考える」美馬達夫　吉本智信　馬場久敏
㉒	2006年12月16日 毎日新聞	横浜検察審　髄液漏れで不起訴不当
㉓	2007年（平成19年）2月6日 毎日新聞	580万円支払い命令　全国で3例目　事故と関係認める
㉔	2007年2月14日 毎日新聞	福岡高裁　脳脊髄液減少症認めず（注―初の高裁判決であるのに、否定判決のためか記事は詳細ではない）
㉕	2007年4月7日	髄液漏れに研究費　診断基準作り

	毎日新聞	
㉖	2007年11月16日 毎日新聞	髄液漏れ　僕の病気分かって　小6と両親　診療費求め損賠提訴　東京地裁
㉗	2008年（平成20年）3月5日 毎日新聞	事故で髄液漏れ　4例目判決
㉘	2010年（平成22年）3月7日 静岡新聞	脳脊髄液減少症　診断・治療基準策定先送りへ
㉙	2010年5月11日 毎日新聞	脳脊髄液減少症、苦しむ子放っておけない　地域住民が「考える会」大津・滋賀
㉚	2011年（平成23年）3月30日 中日新聞	脳脊髄液減少症　事故との因果関係認定　名古屋高裁　被害者が逆転勝訴
㉛	2011年6月8日 毎日新聞	患者の存在「確認」厚労省研究班報告　髄液漏れ早期診断に光　課題は後遺症救済　損保　迫られる姿勢転換
㉜	2011年7月7日 読売新聞	「外傷も原因」国が確認　事故補償に道筋
㉝	2011年11月21日 北海道新聞	「脳脊髄液減少症」賠償を　道内患者　集団初提訴へ
㉞	2012年（平成24年）2月18日 静岡新聞	認知度低い脳脊髄液減少症　治療支援　知事に要望
㉟	2012年4月10日 毎日新聞	脳脊髄液減少症：支援を　患者ら知事に7項目要望
㊱	2012年5月30日 毎日新聞	「髄液漏れ」2審も認めず……東京高裁、新基準触れず
㊲	2012年6月1日 朝日新聞	髄液漏れ認定　なぜ僕はダメ？
㊳	2012年8月26日 毎日新聞	横浜地裁　髄液減少　新基準で認定

II　マスコミ報道の傾向と問題点

　脳脊髄液減少症否定判決が多いのに、否定の判決はあまり報道されていないのは不思議である。これも PTSD 報道の場合と似ている。このようなマスコミの報道姿勢に惑わされてはならない。

　マスコミであるから、詳細な医学的・法的根拠を示すのは無理であろうが、読者に公平・正確な事実を伝えず、脳脊髄液減少症を認めさせようとするがごとき各新聞社の報道姿勢は、問題と言わざるを得ない。マスコミは当然のことながら、「事実」と「意見」を区別して報道すべきである。

　独協医科大学脳神経外科の金彪教授は、「メディアを用いて、患者を啓蒙・動員することについては、その振り子が逆に揺れる相もありうるだろう」といわれる（引用文献10・416頁）が、マスコミは十分に心すべきである。新聞記者は、見解の対立する多くの医師を取材し、十分に医学的知識を吸収してから記事を書くべきであり、公平な報道をすべきである（「事実」を報道すべきである）。マスコミは、厚労省研究班の診断基準は、篠永医師らの脳脊髄液減少症をほとんど採用していない事実を記事にすべきである。なぜしないのであろうか、不思議と言うしかない現象である。また、第４章に述べるが、脳脊髄液減少症については、国会等において、政治的動きもあることにも注目すべきである。

　ところで、類似のプロセスを踏んできた PTSD 問題については、現在では一定の落ち着きを見せている状況にある。過去において PTSD についてのマスコミ報道は盛んであったが、最近は以前ほど報道されることが少なくなっている。

　大塚俊弘・中根允文医師は、PTSD の報道姿勢について、次のように述べていた。「本疾患概念と政治的・社会的問題との関連性が深いため、科学的根拠が軽んじられ、時代の流れに翻弄される可能性もあり注意を要する」（引用文献25・14頁）。

PTSD問題についてではあるが、本問題についても参考となろう。

　この章の終わりにあたり、再度次のことを述べておきたい。

　低髄液圧症候群の概念が、医学的根拠が乏しいのに拡大し過ぎることが心配である。必要がないのにEBPをして、漏れが悪化した場合はどうなるのであろうか。筆者はPTSD問題の時にも、PTSD概念をあまり拡大し過ぎるのは問題であると繰り返し指摘してきた。①過去のむち打ち症問題、②PTSD問題、③脳脊髄液減少症の問題は、これまであまり指摘されたことはないが、三者とも共通の医的・法的な問題点があることを指摘しておきたい。今後、このような問題がまた発生するであろうから（たとえば線維筋痛症など）、関係者（弁護士・警察・検察・裁判官・マスコミなど）は、このような問題に対する対応方針を学習しておく必要があると考える。

第4章
脳脊髄液減少症（低髄液圧症候群）に対する国等の対応

I 国会における質問と答弁

　脳脊髄液減少症（低髄液圧症候群）は、政治の場においても議論されるに至っている。平成16年3月30日提出の衆議院における古屋範子議員の質問に対する、「小泉総理大臣の答弁書」（平成16年5月11日）は以下のとおりである（古屋範子議員ホームページ）。

古屋範子衆議院議員（公明党）の国に対する質問
低髄液圧症候群の治療推進に関する質問主意書
　近年、日本の交通事故発生件数は、90万件を突破し100万件に上る勢いで増えており、これに伴い、むち打ち症患者数は20万人以上いるといわれている。交通事故後、長い間、頭痛、首の痛み、背中の痛み、腰痛、手のしびれ、めまい、耳鳴り、激しい疲労感などで悩んでいる多くの患者は、様々な病院を受診してもその検査結果に異常がないため原因が特定できず、「怠け病」あるいは「精神的なもの」として判断され、痛みの身体的苦痛はもとより、症状を誰にも理解してもらえない精神的苦痛は計り知れないことが指摘されている。
　最近の画像診断技術の進歩によって、こうした症状は頭部や全身への強い衝撃により、脳脊髄液の持続的な漏出に起因する髄液圧の低下が引き起こしている可能性が示唆されている。髄液圧の低下による多彩な症状が出現する病態は、「低髄液圧症候群」（脳脊髄液減少症）とよばれ、注目を集めているところである。また、この「低髄液圧症候群」は「むち打ち症」のみならず、慢性疲労症候群など、現在の医学において原因が明らかでない疾病の原因である可能性も同時に示唆されている。そして、脳脊髄液の持続的な漏出に由来する「低髄液圧症候群」に対して、いわゆる「ブラッドパッチ」療法が開発され、一部の医療機関で実施されるようになっており、臨床的な研究報告もなされている。
　「ブラッドパッチ」療法で症状が改善することが明らかになっているが、現在、

国においては「むち打ち症」の治療として「ブラッドパッチ」療法は認められていない現状がある。むち打ち症患者が一日も早く、治療を受けて症状の改善が図られるよう、「低髄液圧症候群」の実態の究明ならびに「ブラッドパッチ」療法などの治療の推進は緊急を要するものと考える。

　従って、次の事項について質問する。
　一　「むち打ち症」の原因と強く示唆される病気、すなわち「低髄液圧症候群」の調査研究を早急に行うべきと考えるがどうか。
　二　慢性疲労症候群の原因が明らかではないが、「低髄液圧症候群」との関係が示唆される疾病についても、関係の調査研究を進めるべきと考えるが、政府の見解を伺いたい。
　三　低髄液圧に由来するむち打ち症の治療法である「ブラッドパッチ」療法の有効性について調査研究を進め、必要であれば、医療保険適用をすべきと考えるがどうか。

内閣総理大臣小泉純一郎の答弁書
一及び三について
　お尋ねの「『低髄液圧症候群』の調査研究」とは、いわゆる「むち打ち症」と低髄液圧症候群との関係についての調査研究を指すものと考えるが、厚生労働省としては、一般にむち打ち症と診断されている交通事故後の慢性的な頭痛等の症状が実際には髄液圧の低下に起因するものであることを合理的に疑わせるに足るデータ等にこれまで接したことはなく、かかる調査研究やお尋ねの「低髄液圧に由来するむち打ち症の治療法である『ブラッドパッチ』療法」の有効性等に関する検討の実施については、今後の学術的な研究の成果を踏まえ考えてまいりたい。
二について
　厚生労働省としては、慢性疲労症候群の原因が一般に髄液圧の低下であることを合理的に疑わせるに足るデータ等にこれまで接したことはなく、慢性疲労症候群と低髄液圧症候群との関係に関する調査研究の実施については、今後の学術的な研究の成果を踏まえ考えてまいりたい。

　平成18年3月8日の衆院予算委員会における公明党渡辺孝男議員の川崎二郎厚生労働大臣への質問と関係大臣等の答弁の要約は以下のとおりである（平成18年3月8日衆議院予算委員会7号議事録）。

渡辺孝男議員質問

「このむち打ち症の原因の１つとして最近注目されているのが脳脊髄液減少症です。……交通事故と本症の因果関係をめぐって、あるいは損害賠償をめぐって司法の場で争いが起こっておりまして、福岡地裁行橋支部それから鳥取地裁で交通事故と本症の因果関係を認める判決が出ております。」

川崎二郎国務大臣答弁

脳脊髄液減少症については、関係学会において診療の実態についての調査の実施や診断基準の策定などに向けた検討作業に着手している。……厚生労働省においては、今後、脳脊髄液減少症に関して、厚生労働科学研究費補助金事業を通じて、関係学会の取組みと連携した応募等に適切に対応してまいりたい。

河本三郎副大臣答弁

脳脊髄液減少症につきましての研究でありますが、科研費への応募等がありましたら、あらゆる角度から検証、審査して適切に対応してまいりたい。

北側一雄国務大臣答弁

今後、この脳脊髄液減少症に関して、専門家の間で研究が進みまして、医学的見地から共通認識が醸成されることは非常に期待されるところでございまして、治療法が確立されることなどがありましたならば、被害者の症状と交通事故との因果関係が的確に評価されるなど、自賠責保険金の円滑な支払に資する観点から大変望ましい。

政府参考人（国土交通省 S）答弁

私ども、脳脊髄液減少症あるいはその治療法としてのブラッドパッチと呼ばれる治療法があることは認識をしておりますが、現在のところこの専門家の中でもこういった症状あるいは治療法について医学的見解は必ずしも確立していないということで、健康保険の扱いにおきましてもブラッドパッチといった治療法はまだ保険給付の対象になっていないというふうに承知しております。

ご質問の自賠責保険の関係でありますが、これは交通事故被害者の救済が目的でございます。一定の額の範囲内におきまして加害者の損害賠償を補償するという制度でありますから、交通事故によって傷害や後遺障害を負ったということが明らかで、その結果として治療を受けたあるいは身体の一部に痛みなどの神経症状が残っているということであれば、それが脳脊髄液減少症の診断を受けているかどうかということにかかわりなく、あくまでもそういう神経的な症状があるということに着目をいたしまして、治っておれば傷害、後遺障害となるならば後遺障害としての自賠責保険金を払っているということであります。

> ただ、交通事故との相当因果関係が医学的に明らかにされていないような症状あるいは治療法につきましては、自賠責保険の支払の対象とすることは適当ではないと考えております。

　赤嶺政賢衆議院議員は、平成19年12月18日脳脊髄液減少症の研究や治療を推進すべきであり、EBPなどの新しい治療法に関する政府の見解を質問した（平成19年12月28日付答弁書、内閣衆質168第338号）。

　政府は、これに対して、「同症の診断・治療法はいまだに確立されていない。そのため現時点でのブラッドパッチなどの治療法の保険適用や実態調査は困難」と答弁した。

II　その他の動向

　脳脊髄液減少症患者・家族支援協会（旧名・むち打ち症患者支援協会）のホームページ「脳脊髄液減少症に関する署名活動の意義及び趣旨」によれば、以下のとおり、活発に署名活動をし、国に対応を求めている。

> 　本疾患についての最重要事項は、国が本疾患を認め、大きな社会問題との認識に立つ、行政（厚労省・国土交通省）が本格的に本疾患の研究を始め、1日も早く「脳脊髄液減少症（低髄液圧症候群）」治療の健康保険適用を認可することである。
> 　現在、本疾患について国会でも取り上げられるまでとなった。
> 　しかし、健康保険の適用及び疾患の研究は、予算を獲得して初めて実現することなので、その壁は厚く高い。
> 　「地方からの声（バックアップ）が最大の後押しになる」、「各地方での署名に大変期待しているし、強力に推進して行っていただきたい」と地方での署名活動に非常に関心を寄せている国会議員は多い。

　一方、公明党の活動については、下記のとおりである（最近の「公明新聞」より、その要旨を掲載）。

> ①　公明新聞　平成25年2月24日
> 　〔脳脊髄液減少症治療に保険適用を〕

255

公明党脳脊髄液減少症対策ワーキングチームの渡辺孝男座長（参院議員）は2月23日、静岡県熱海市の国際医療福祉大学熱海病院で、同症治療の第一人者である篠永正道・同病院教授らと意見を交わした。効果的な治療法として、自分の血液を採取して腰や脊髄の硬膜外側に注入し、髄液が漏れている穴をふさぐブラッドパッチがある。
　席上、篠永教授らは、2006年に公明党が党内に対策チームを設置し、他党に先駆けて取り組んできたことに謝意を表明。「先進医療の症例がある程度集まれば、来年の診療報酬改定でブラッドパッチの保険適用ができるのではないか」との見解を示した。
　渡辺座長は、ブラッドパッチの保険適用に向けて「しっかりと取り組む」と強調した。

② 　公明新聞　平成25年4月11日
　〔厚労省の研究継続が決定〕
　交通事故やスポーツによる首や腰への強い衝撃によって、重度の頭痛や倦怠感などの症状が現れる脳脊髄液減少症。先月末、厚生労働省は同症の治療に有効とされるブラッドパッチ療法の研究継続を決めた。研究は2013年度からの3カ年計画。新たな診断基準の策定とともに、同治療への医療保険適用へ向けて患者やその家族の期待が高まっている。

③ 　公明新聞　平成25年8月7日
　〔治療の保険適用に期待。脳脊髄液減少症、患者支援の会に見解聞く〕
　公明党脳脊髄液減少症対策ワーキングチームは6日、会合を開き、仮認定NPO法人脳脊髄液減少症患者・家族支援協会の中井宏代表理事から同症の治療に有効とされるブラッドパッチの保険適用の可能性について見解を聞いた。
　中井氏は、これまで国が行ってきた研究結果などから見ても、今年度開催予定の先進医療の評価において、同療法に効果があると判断されるのではないかと指摘。多くの同症患者が対象となる診断基準を国際頭痛学会が発表したこともあり、「来年度からの保険適用を阻むものはない」との見方を示し、保険適用へ引き続きの支援を求めた。

　以上のような政党などの活動は、患者救済のためにはよいことであるが、診断基準、判例のことを考慮しながら進めるべきではないかと考える。

第5章
脳脊髄液漏出症（低髄液圧症候群）の判決と分析

I 現在までの脳脊髄液減少症（低髄液圧症候群・脳脊髄液漏出症）事案の民事裁判状況

1 判決の最新動向

　民事訴訟の判決は末尾記載の【参考資料3】の一覧表のとおりである。

　判決では、病名を低髄液圧症候群としたり、脳脊髄液減少症としている場合がある。低髄液圧症候群としている場合、それは従来から言われている一般的低髄液圧症候群を指すのか、新たな説である脳脊髄液減少症を指すのか注意して読む必要がある。髄液漏訴訟の判決は、医と法が関連する難しい問題であるので、数十頁の長文の判決となることが多い。「序章」に記したように、判決の内容がやや長い引用とも思われるが、この問題については多くの考え方があるので、正確を期すため、また裁判官の思考過程をわかりやすく記すため収録したものである。また判決の出典元が、多くの法律関係者が利用している判例タイムズ・判例時報・交通事故民事裁判例集に掲載されたものが非常に少なく、また判例集未登載がかなりあることもその理由である。

　筆者が入手している脳脊髄液減少症（低髄液圧症候群）に関する民事裁判等の判決（地裁と高裁を各1件とした）は、一審において肯定18件、否定154件、合計172件であり、第3章に述べたとおり、マスコミなどは、肯定判決のみを大々的に報道しているが、数の上では否定判決の方が圧倒的に多くなっている状況にある。

　脳脊髄液減少症を強力にPRするマスコミなどによる活発な活動により、

今後もますます訴訟事件が増加するであろう。

判決は日々進歩・進化するものである。初期の判決と現在の判決を比べると、より詳細なものとなっている。判決の傾向は、特に重要と思われる下記の「ターニング・ポイント5判決A～E」からさらに進歩・進化した「東京高裁第4民事部リーディング判決」、そして「東京高裁ICHD－3β（「国際頭痛分類〔第3版β〕」（完成に近い形））判決」と進んだ。即ち、「ターニング・ポイント判決」、「リーディング判決」、「ICHD－3β判決」により判断するのが妥当なものと考える。このような判決の進歩・進化の状況を見ると、判決は代理人弁護士が作るものとも言える。つまり、髄液漏訴訟が、代理人双方が互いに全力を尽くして主張・立証した場合には、妥当な判決が出現するものである。代理人弁護士が勉強不足・力量不足だと妥当でない判決となることもある。172件の判決を見ると、このように感じる。

2　ターニング・ポイント判決について

後に述べる脳脊髄液減少症（低髄液圧症候群）の「リーディング判決」の前には、次のような「ターニング・ポイント判決」と言える判決があった（以下これを「ターニング・ポイント5判決」という）。

A	**福岡高判平成19・2・13**（確定）判タ1233号141頁、自保1676号2頁 福岡地行橋支判平成17・2・22（交民集38巻1号258頁）の一審肯定判決を逆転否定した初の高裁判決。
B	**東京地判平成19・11・27**（控訴）自保1717号2頁 単独部、中辻雄一朗裁判官。交通事故の「最高裁」とも言われる東京地裁民事第27部（交通専門部）の否定判決。本件は控訴され、下記Dがその控訴審否定判決。
C	**東京地判平成20・2・28**（控訴後和解）判時2014号88頁、自保1727号7頁 初の東京地裁民事第27部の合議部の否定判決。
D	**東京高判平成20・4・24**（確定）自保1756号10頁 上記Bの控訴審、初の東京高裁否定判決。

| E | 広島高松江支判平成21・11・4（確定）自保1810号2頁
鳥取地判平成18・1・11の一審肯定判決で採用された証人でもある篠永医師の「篠永鑑定」を採用せず、否定判決。 |

　上記A～E判決により、判決の傾向が決定的になったと思われる。これらは、脳脊髄液減少症（低髄液圧症候群）についての「ターニング・ポイント判決」と言えよう。これらの出現により、「脳脊髄液減少症」を肯定するか否定するか、そして、その認定方法の傾向は明らかになったものと考える。これが後に述べる「リーディング判決」、「ICHD−3β判決」につながっていくことになる。

　脳脊髄液減少症（低髄液圧症候群）の判断にあたっては、判決の傾向は、①2004年の「国際頭痛分類〔第2版〕」の診断基準、②2007年2月の日本脳神経外傷学会の外傷に伴う低髄液圧症候群の診断基準、そして前記した、③平成22・23年度脳脊髄液減少症の診断・治療法の確立に関する厚労省研究班が公表した診断基準「脳脊髄液漏出症の画像判定基準・画像診断基準」（仮）で診断・判断されるようになっている。それに最新の国際基準である2013年7月に公表された「国際頭痛分類〔第3版β〕」（引用文献26）を考慮して判断されることになろう。代理人弁護士は、これらの考え方の診断基準を学習し、主張・立証しなければならない。

　筆者の主張したいことは、「脳脊髄液減少症」（低髄液圧症候群）を肯定するか、否定するか、ということだけではなく、法的認定にはEBM（根拠のある治療）と同じように、「ケースごとに被害者の病態を十分に把握・検討し、権威ある診断基準に基づき、医学的根拠のある法的認定をすべきである」ということである。

3　ターニング・ポイント5判決A～Eの解説

　この間、重要判決はいくつも出されているが、そのうち、とりわけ重要と思われる、筆者の言う「ターニング・ポイント5判決」について、解説することにしたい。

(1) A　福岡高判第3民事部（裁判長　西理）平成19・2・13（否定、確定）

　交差点で信号待ちをしていた原告の乗用車が、後ろに停車し、その後動き出した被告の乗用車に追突されて発生した交通事故。原告は本件事故により脊椎髄液漏（低髄液圧症候群、または脳脊髄液減少症）の傷害を負ったとし、休業損害・傷害慰謝料等の請求をした。

　「髄液漏れ訴訟」において初の高裁判決（逆転判決）である。脳脊髄液減少症を否定、頚椎捻挫を認定したものである。

【原審】福岡地行橋支判　平成17・2・22（肯定、控訴）
　原告は当初A病院よりB病院に転医し、外傷性低髄液圧症候群と診断されたものである。本判決の認定理由は次のとおりである。判決は、「低髄液圧症候群に関する医学的知見について」と題し、次のように判示する。
〔判決要旨〕
低髄液圧症候群に関する医学的知見
① 　医師であるCは、軽微な外傷後に低髄液圧症候群が発症した例として、トラックに追突された例、ゴルフスイングをした例、野球のスライディングに失敗した例を挙げるが、このうち、トラックに追突された例においては、事故後は頚部痛のみが生じていたものの、事故から4か月経過した後に低髄液圧症候群の諸症状が発現したものである。また、低髄液圧症候群の症状として、起立性頭痛、悪心、嘔吐、霧視、めまい、難聴、意識障害、倦怠感、集中力や記憶力の低下等を挙げる。
② 　医師であるDおよび篠永正道は、外傷後に低髄液圧症候群が発症した例として、スノーボードで転倒した例、衝突事故に遭った例を挙げているが、低髄液圧症候群が症状を発症したのは、外傷から相当期間経過した後であり、前者は約1年後、後者は約6か月後に諸症状が発現している。
③ 　医師であるEは、低髄液圧症候群が、外傷をきっかけに髄液量が減少し、髄液圧の低下をきたし、起立性頭痛、髄液圧の低下およびMRIによるびまん性硬膜肥厚造影を基本的に示すもので、髄液圧の低下は髄液漏出により起こること、髄液漏出は、軽微な頭頚部および脊柱外傷や何らかの負荷（ストレッチ運動、いきみ、咳嗽など）により発生するなどを論文に掲載している。
④ 　医師であるFは、低髄液圧症候群について、最も特徴的な症状が起立性頭痛であり、その他、嘔気、耳鳴り、めまいなどの症状もあること、むち打ち症と比べ、交通外傷による発症頻度ははるかに低く、受傷を考察すると、交

通外傷による発生はないとはいえないが、極めて少ないとしている。
⑤　B病院の医師であるGは、低髄液圧症候群が交通事故によっても発症するとし、B病院において、低髄液圧症候群の症例の内、交通事故が直接的発症原因であるものが約60％であること、頚椎捻挫と併発した低髄液圧症候群は、停車中の追突事故による例が多数を占めていることなどを供述している。
⑥　本件事故後、原告に、外傷性頚部症候群、低髄液圧症候群等が発症したものであるが、ⓐ原告の担当医師の内2名が、本件事故と原告の症状との因果関係を認めている。ⓑ原告が本件事故以前にかかる傷病を有していなかったこと、本件事故後に生じた他の原因でこれらの傷病が発現したことを認める証拠がないこと及び、ⓒ上記の医学的知見、とりわけ、軽微な外傷でも低髄液圧症候群等が発症すること、外傷から発症まで一定の期間が経過する場合もあること、ⓓ頚椎捻挫と併発した低髄液圧症候群は、停車中の追突事故による例が多数を占めていることを総合すると、本件事故と原告の症状との因果関係は、これを認めることができるというべきである。

　被告らは、軽微な本件事故により原告が上記傷病を発症することはあり得ないと主張するが、原告車両及び被告車両の物損の状況は証拠上明確ではなく、また、原告は、事故の程度について、上半身全体を押されるような衝撃があったと供述しているものである。すると、これに加え、本件事故後に、原告に上記のような傷病が発症したことからをも勘酌すると本件事故が、上記の傷病を発症し得ないような軽微なものであったとは、必ずしもいえない。

　また、H医師は、本件事故で頚椎捻挫を発症することはありえないとするが、その根拠とするところは、本件事故が軽微であること、他の内因性による発症の可能性もあることにとどまるものである。以上によると、原告の症状は本件事故によるものと認められる。

　この判決について判例時報1919号128頁は、「その発生機序について深く掘り下げた検討がされていない」とコメントしている。低髄液圧症候群と認定した理由は上記の①と⑤である。しかし、各医師がこう言っているというのみであり、因果関係上問題があり、実質的な認定理由としては不十分なものである。このように妥当な判決ではないので、この判決は控訴審にて変更された。

　この判決は平成17年2月の判決であり、その時点では医学的資料があまりなかったように思われ、このような判断になったのかもしれない。被告側は

脳神経外科の専門医の意見書を提出していないようである。低髄液圧症候群（脳脊髄液減少症）が問題化してからの初めての肯定判決であるので、裁判所としては信頼できる専門家の鑑定を求めるべき事案であったと考える。

【控訴審】
　福岡高裁は、平成19年2月13日、「低髄液圧症候群－脳脊髄液減少症」が問題化してからの本症を認めた初判決（判例時報1919号128頁）を変更し、本症を否定した。本症がマスコミ等に取り上げられてからの最初の控訴審判決であるので、どのように認定するのか全国的に注目されていた。
　本控訴審判決は、現在の医学会の通説的見解に従った判決ともいえ、本症について肯定判決・否定判決と分かれている状況の中で、初の本高裁判決の影響は大きいものがある。
　事故は、乗車中に追突された交通事故（軽微物損事故といえる）で、脳脊髄液減少症と診断された30代の女性が1040万7441円の請求をした事案について、一審は因果関係を認め、465万4338円の損害賠償を命じた。控訴審は、一審判決を変更し、約30万円を減額し、430万4974円の支払を命じた。
　控訴審における本症否定の理由は、「典型的な症状であるところの起立性頭痛は見られない」、減少症による頭痛を解消させるはずの「ブラッドパッチ治療も見るべき効果はなかった」、「脊椎髄液漏があるとするにはなお合理的な疑問が残る」、女性の「症状が脊椎髄液漏によるものというよりは、頚椎捻挫によるものと見るべき」とした。そして、本症について「従来の定説」と「低髄液圧症候群の範囲をより広くとらえようとする新たな学説」とを対比して、上記のように明確に判示した。このように二つの考えを明確に対比して判示したのはこれが初めてである。
〔判決要旨〕
①　低髄液圧症候群（又は低髄液症候群）については、従来の定説は、脳脊髄液が漏出してこれが減少し、脳が沈下して頭蓋内の痛覚の感受組織が下方に牽引されて生じる頭痛を特徴とすることから、最も特徴的な症状を起立性頭痛とし、画像所見や髄液圧が一定の数値より低いことなどの他、硬膜外血液パッチ後72時間内に頭痛が解消するなどを診断基準としている。
　　これは、低髄液圧症候群の症状とその機序を論理的に分かり易く説明したものということができ、その病名にも相応しいものである。
②　ところが、髄液が漏出しても髄液圧が低下しない例もあり、また、その典型症状がなく、それ以外の症状が生じる場合があるところから、上記定説で

は説明できない患者があるとして、この病気の範囲をより広くとらえようとする新たな学説(以下、便宜「新説」という。)が提唱されるに至っている。
　しかしながら、従来の定説では説明できない患者が出てくるという意味において、同説に限界があるというのは確かであるが、他方、新説によると、脳脊髄液減少症の範囲を画することが極めて曖昧になり、その機序も説明が困難になるということは否定できない。現に、当審証人Ａ医師の証言によっても、脳脊髄液減少症の症状としては実に多種多様なものが含まれることになるが、それらが脳脊髄液の減少といかなる関係にあるのかが説明できているとは言い難く、また、それらは極めて普遍的に見られる症状であるために、他の病気(例えば、頚椎捻挫)に因るものとの区別が不可能になってしまいかねないように思われる。
③　被控訴人(原告・被害者)が本件事故により頚椎捻挫(外傷性頚部症候群)の傷害を負ったことは認められるが、被控訴人主張の症状が脊椎髄液漏によるものと認めることはできないから、本件事故により脊椎髄液漏が生じたとはいえない。
④　被控訴人にその主張のような症状が持続していることは確かであり、本件事故前から、被控訴人にそのような症状があったとか、それにより治療を受けていたということは認められないから、上記症状は本件事故により生じた頚椎捻挫(外傷性頚部症候群)によるものと認めるのが相当である。

〔判決に対する吉本医師の論評〕

　吉本医師は、福岡高裁判決について次のように述べている(自保1676号3頁要旨)。妥当な論評と考える。
① 本判決を医学的観点から見て

　近年、一部の医師グループは、既存の「低髄液圧症候群」の概念を拡張し、独自の診断基準で「新しい低髄液圧症候群(注―脳脊髄液減少症)」の診断を行い始めた。しかし、その独自の診断基準は現在の医学界が認めるところに至っていない。その理由は、根拠が提示されず、また、明らかに誤った根拠を提示したり、基礎的データを示さないまま診断基準を変更したりするからである。しかし、診断基準の根拠が示されない限り、「新しい低髄液圧症候群」が医学界に受け入れられるとは思わない。
　この「新しい低髄液圧症候群」は、本来は医学界で議論が先行すべきであ

るにも拘わらず、裁判の場に持ち込まれて争点となっているのが、現在の最も大きな問題といえよう。

② 医学的根拠において、本件控訴審の判断は、何が一番のポイントか

一部の医師らは「現時点では最も信頼性の高い髄液漏れの診断」として髄液に特殊な薬品（RI＝ラジオ・アイソトープ）で印をつけて髄液の動きを調べる「RI脳槽シンチ」をあげた。そして、「RI注入から3時間以内にRIが膀胱にたまる」、「本来、髄液がない場所にRIがある」、「RI注入から24時間でRIの体内残存率が30％以下である」のうちの一つを満たせば、「髄液が漏れている証拠だ」と主張した。なお、「頭部MRI」や「MRミエログラフィー」などの他の画像検査所見は参考所見に留めるとしている。

しかし、この、「髄液が漏れている証拠だ」としている三つの基準に関して、髄液が漏れていない正常な人ではどうなっているのかは示されていない。今回の判決のもっとも重要な点は、「脳脊髄液減少症ガイドライン2006」の診断基準の根幹である上記三つの診断基準に近い基準で診断された患者を、ⓐ「RIの早期膀胱排泄」、ⓑ「RIの早期体外排泄」、ⓒ「脊髄周辺のもやもや画像」だけでは髄液漏と言えないと明記している点にある。一部の医師らの診断基準の根幹が否定されているため、与える影響は大きいものと言えよう。

③ 本判決を受けて、今後民事損害賠償ではどのような方向性が考えられるだろうか

従来の「低髄液圧症候群」が、治療や賠償の対象になることは当然と思われるが、「新しい低髄液圧症候群」と診断されたケースでは、合理的な診断根拠が裁判の場でも要求されることになるのではないだろうか。

④ 今後、『低髄液圧症候群』が医学界でどのように取り扱われていくであろうか

平成19年3月の神経外傷研究会、同年秋の日本脳神経外科学会において、「低髄液圧症候群」のガイドライン、または「新しい低髄液圧症候群」に対する見解が発表される。その時までに「脳脊髄液減少症研究会」が合理的な

データに基づいた診断基準を提示しない限り、「新しい低髄液圧症候群」は厳しい評価がされると思われる。

控訴審判決の請求額・損害額は次の表のとおりであり、参考までに掲載する。

〔表〕 **原告の請求額・判決の認定額**

	原告の請求額	控訴審の認定額（カッコ内は一審判決額）
治療費	109万5341円	106万7341円（109万5341円）
入院雑費	14万4000円	14万4000円（14万4000円）
通院交通費	33万1830円	16万円（33万1830円）
文書料	2万8400円	2万8400円（2万8400円）
休業損害	559万4042円	381万4466円（35万4767円）
傷害慰謝料	230万円	150万円（230万円）
小　計	949万3613円	390万4974円　被控訴人の頸椎捻挫の症状が長期化した背景には、被控訴人の心因的要素があると考えざるを得ない。そうであれば、損害の公平負担の観点からして、民法722条を類推して、その損害のうち治療費と文書料を除いた額の5割の減額。
弁護士費用	90万円	40万円（40万円）
合　計	1039万3613円	430万4974円（465万4338円）

(2)　B　東京地判　平成19・11・27（否定、控訴）

28歳の原告（女性）、乗用車を運転し、信号待ち停車中、被告のバスに追突された。

原告は、低髄液圧症候群を発症したとして提訴、自賠責後遺障害「非該当」から異議申立をし14級10号へと認定。判決は日本神経外傷学会の基準よ

265

り判断し、起立性頭痛を欠くとして低髄液圧症候群は否定した。損害として治療費、交通費、休業損害、傷害慰謝料を認める。なお、本件の控訴審判決は、後掲(4)Dの東京高判である。

〔判決要旨〕
　低髄液圧症候群（脳脊髄液減少症と呼称すべきとの見解もあるが、国際頭痛分類の用語に従う）についての医学的知見等
① 　低髄液圧症候群は、古くから医学的に認められ、「脳神経外科学」などの医学の代表的な教科書にも載っている髄液量の減少に伴う疾患であり、硬膜（腰椎）穿刺後頭痛、髄液漏性頭痛（硬膜穿刺以外で髄液漏れの原因が明らかなもの）、特発性低髄液圧性頭痛（髄液漏れの原因が不明なもの）に細分される。
② 　わが国の厚生労働科学研究費補助金こころの健康科学研究事業として作成された「慢性頭痛の診療ガイドライン」においても、国際頭痛分類に準拠して診断することが推奨されている。
③ 　篠永医師を発端として、従来の診断基準にとらわれない、交通事故による脊髄外傷に伴う低髄液圧症候群の存在が提唱されている。篠永医師らの主張は、臨床の医師らから一定の支持を受け、交通事故による受傷後にブラッドパッチ療法を受ける患者が増加するなど、社会的にも注目を集めているが、篠永医師らの診断基準は多様な症状を含むがゆえに広範に過ぎ、基準として不明確であるとの批判もなされている。
④ 　このような状況のもとに、日本神経外傷学会は、「頭部外傷に伴う低髄液圧症候群作業部会」を発足させ、数次にわたる検討を行い、平成19年２月、同部会の中間報告として診断基準と具体的に診断を進めるためのフローチャートとを示した。
　　日本神経外傷学会の診断基準の概要は、前提基準として、起立性頭痛又は体位による症状の変化（上記国際頭痛分類に挙げられる起立性頭痛の定義、各症状と同様）があること、その基準に該当した場合に、ⓐ造影MRIでびまん性の硬膜肥厚増強、ⓑ腰椎穿刺にて低髄液圧（60ミリメートル水柱以下）の証明又はⓒ髄液漏出を示す画像所見の大基準のいずれかを満たすことで低髄液圧症候群と診断するものであり、更に、外傷性と診断するための条件として、外傷後30日以内に発症し、外傷以外の原因が否定的であることが必要とされている。
⑤ 　原告は、本件事故による追突によって身体の後方からかなりの衝撃を負い、

頸部挫傷、腰部挫傷の傷害を被ったが、レントゲンやMRI検査に異常はなく、病的反射などの他覚的所見もみられなかったこと、原告は本件事故の直後に1週間ほど入院をした後は転医を繰り返して整形外科以外の精神科、眼科等も受診したが、その自覚症状には顕著な改善が見られず、精神科では神経症、抑うつ状態などと診断されたこと、原告と被告ら側の保険会社との交渉は不調に終わったこと、事故後1年以上が経過した後の時点から83回にわたって繰り返し行われた星状神経節ブロック治療も十分な効果をあげるには至らなかったことが認められ、これらの事実に照らすと、原告は本件事故によって頸部挫傷、腰部挫傷ないし外傷性頸部症候群を発症し、事故後の示談交渉の不調も影響して抑うつ状態に陥り、各症状の固定時（頸部挫傷、腰部挫傷ないし外傷性頸部症候群については平成15年3月13日、抑うつ状態については同年7月9日）まで継続していたものというべきである。

⑥　その後も原告に対し複数の病院において遷延化した自覚症状の治療が行われ、本件事故から2年以上が経過した時点でA医師を主治医としてブラッドパッチ療法の施行が開始されたのであるが、A医師によれば原告が本件事故により外傷性の低髄液圧症候群を発症したとの診断がなされており、本件においては、A医師の診断の妥当性が検討されなければならない。A医師は、原告は生来健康であったが、本件事故後、慢性頭痛、めまい、嘔吐、両手の振戦、耳鳴り、難聴などの症状を呈するようになったこと、平成14年11月8日にB病院、平成16年5月11日にC病院、同年10月18日にD病院でそれぞれ施行された頭部MRIにおいて、硬膜下腔の開大、小脳扁桃の下垂、硬膜造影増強効果、脳幹の扁平化及び脳底槽の狭小化を認めたこと、くも膜顆粒まで造影剤が到達していないのに膀胱内へ造影剤が貯留するか、脊髄腔からの髄液漏出所見を認めた場合には低髄液圧症候群と判断して良いところ、平成16年11月24日にE病院で施行されたRI脳槽造影において、SPECT画像では矢状断にて穿刺部から後方へ突出する髄液漏出所見を認め、同時に水平断・冠状断を評価すると、明らかに神経根部に沿ったRIの流出があり、穿刺部漏出ではない両側腰椎レベルからの髄液漏出所見が存在したこと、平成17年6月22日のRI脳槽造影では、穿刺部からの髄液漏出所見はないが、神経根部に沿ったRIの漏出があり、同年11月30日のRI脳槽造影でも髄液漏出所見はないが、膀胱内へのRI早期集積所見が残存していたこと、原告のような慢性期患者には国際頭痛学会の診断基準における急性期の所見は当てはまらないことなどを挙げている。

⑦　医学的知見によれば、現在わが国における外傷に伴う低髄液圧症候群の診

断基準としては、日本神経外傷学会が組織した「頭部外傷に伴う低髄液圧症候群作業部会」の中間報告の示した診断基準が最新かつ国際頭痛分類の診断基準をふまえた客観性を有する見解であると認められるところ、原告が本件事故後訴えた症状は多彩であり、その中には確かに頭痛が含まれるものの、座位又は立位をとると15分以内に増悪する起立性の頭痛の症状は含まれないのであって、原告は本件事故から1年も経たない間に7回も、片道300キロメートル以上も距離のある岐阜県内の実家と東京の往復のために、自ら車を運転し高速道路を走行していることを併せ考慮すると、原告の症状は外傷性の低髄液圧症候群の前提基準を満たさないものといわざるを得ない（なお、Mokri教授の見解によれば、起立性頭痛ないし体位の変化による症状の変化を欠く低髄液圧症候群の存在は否定できないが、それはあくまで例外的な場合であり、国際頭痛学会及び上記日本神経外傷学会の中間報告の基準は急性期と慢性期を区別していないことに鑑みると、起立性頭痛等の症状を欠くことは基本的に低髄液圧症候群を否定する方向に働く要素であると考えられる。）。

⑧　硬膜肥厚増強、低髄液圧の証明、RI脳槽造影等の医学的所見についても、吉本医師の意見書において指摘されているとおり、原告の頭部MRI画像には、血管の走行するクモ膜下腔の拡大は見られるが、硬膜下腔の開大は見られず、原告の硬膜は一部分で軽度に増強されているのみでびまん性のものではなく、小脳扁桃の下垂も認められないこと、原告の髄液圧はE病院での平成16年11月24日のRI脳槽造影時に140ミリメートル水柱あり、低髄液圧ではなかったこと（正常の髄液圧は60ないし150ミリメートル水柱とされている。）、くも膜顆粒まで造影剤が到達していないのに膀胱内へ造影剤が貯留する場合低髄液圧症候群と判断して良いというRI脳槽造影についてのA医師の見解は、脊髄腔における髄液吸収との関係で問題があること、E病院でのRI脳槽造影ではRIの流出が認められるものの、SPECT画像で穿刺部から後方に突出する所見もあることから、腰椎穿刺部の針穴からの髄液漏も疑われるケースであったことなどに照らすと、A医師により原告が低髄液圧症候群であるとの確定診断を下した前提には誤りがあった可能性を払拭できない。

⑨　原告が本件事故後訴えた頭痛、動悸、吐き気、めまい等の多様な症状が長期にわたって継続した要因については、本件事故によって発症した頸部挫傷、腰部挫傷ないし外傷性頸部症候群及び抑うつ状態の各症状固定後も、原告の自覚症状が緩解せずに遷延化した結果であるとの説明が可能であることに鑑みると、原告が本件事故に起因する外傷性低髄液圧症候群を発症したとする

にはなお合理的な疑いが残るものというべきである。
損害
1　治療費等119万9036円
　原告は、平成15年3月14日（症状固定日平成15年3月13日）以降の治療費等についても、低髄液圧症候群の症状が固定した平成18年9月28日までの分は損害として認められるべきである旨主張するが、本件事故により原告に外傷性の低髄液圧症候群が発症したとまでは認められず、原告の症状は頸部挫傷、腰部挫傷ないし外傷性頸部症候群及び抑うつ状態として捉えられること、これらの症状の各症状固定日（抑うつ状態については平成15年7月9日）などに照らすと、B病院分の文書料1万5000円及びF病院分の文書料3150円を除き、上記原告の主張に係る治療費等の支払と本件事故との相当因果関係を肯定することはできない。
2　通院交通費　　15万8850円（請求額は21万4315円）
3　休業損害　　　310万4355円（請求額1072万9440円）
4　傷害慰謝料　　170万円（請求額1250万円）
　1～4の合計　　　　　　616万2241円
　既払いを控除すると　　278万0016円
　弁護士費用　　　　　　30万円（請求額50万円）
　差引額　　　　　　　　308万0016円

　全国の交通裁判をリードする東京地裁民事第27部の初の判決であるので、大変に意義ある判決である。

　八木一洋第27部総括判事は、この判決について「本判決は、結論として、X（原告）が低髄液圧症候群を発症したとは認め難いとした。その過程で、上記の疾病に関する医学的な知見の動きを概観し、平成19年2月に日本神経外傷学会の『頭部外傷に伴う低髄液圧症候群作業部会』が発表した中間報告を紹介して、これに示された考え方が我が国における診断基準としては、最新かつ国際頭痛分類の診断基準を踏まえた客観性を有する見解である」とした。そして「本件は、近時多くみられる複雑な交通事件の一例で、あくまで当該事案の事実関係に即して判断したものであるが、低髄液圧症候群に関する議論の動向を理解する上で、参考になるものと考えられる」とコメントしている（引用文献27・34頁）。

(3) C　東京地判　平成20・2・28（控訴後和解）

　原告A（29歳男性）は乗用車を運転し、停止中追突された。低髄液圧症候群を発症したと主張、判決は国際頭痛学会の基準から、起立性頭痛はないとして低髄液圧症候群を否定した。本件請求は棄却されたものである。なお原告Aは逸失利益の損害は請求していない。

〔判決要旨〕
　争点（低髄液圧症候群の受傷の有無及び症状固定時期）
① 低髄液圧症候群についての医学的知見等
　ⓐ 低髄液圧症候群については、脳脊髄液が脊髄から漏出して脳脊髄液が減少し、脳が脊髄に向かい沈下して頭蓋内の痛覚の感受組織が下方に牽引されて生じる頭痛が特徴的な症状であり、国際頭痛学会における国際頭痛分類の診断基準は、以下のとおり定めている。（略）
　ⓑ これに対し、近年、上記国際頭痛分類の診断基準とは異なる診断基準を提唱する医師らが現れ、これらの医師らで組織する脳脊髄液減少症研究会において、以下の診断基準を策定した。（略）
② 低髄液圧症候群発症の有無
　平成16年4月8日付けの診断書によれば、美馬医師（注－脳脊髄液減少症研究会会員）は、ⓐ原告Aが本件事故後より難治性の後頸部痛及び頭痛が持続し、平成15年10月23日の初診時にも、上記症状を訴え、夕方になると症状が悪化すると訴えたこと、ⓑ頭部造影MRIにより円蓋部での大脳の下垂及び小脳扁桃の下垂が認められたこと、ⓒ同年11月25日でのRI脳槽シンチグラフィーにより髄液の腰部での早期漏出が認められたことを根拠に、低髄液圧症候群であると確定診断している。
　上記ⓐについて、原告Aの症状につき検討するに、前記認定事実によれば、原告Aは、本件事故後、B病院を受診するまでの1年4か月以上の間、頭痛を訴えていたのは、C整形外科の初診時のみであり、しかも、それは低髄液圧症候群の典型症状とされる起立性頭痛ではなかったと認められる（なお、原告らは、本件事故直後から継続して起立性頭痛を訴えていた旨主張し、これに沿う証拠もあるが、D医院やC整形外科、E病院の診療録上、C整形外科の初診以外に、原告Aが頭痛等を訴えていた旨の記載は一切ないことからすると、原告らの上記主張は採用することはできない。また夕方になると頭痛が悪化する旨の原告Aの訴えにつき、F医師は広義の起立性頭痛であるとしているが（F証人の回答書）、上記原告Aの症状は、起立した状態が長時間

（原告Ａの訴えを前提にすれば半日ないし1日）続いてくると頭痛が強くなるというものであり、上記症状を低髄液圧症候群に特徴的な症状としての、座位又は立位をとると比較的短時間（国際頭痛学会における診断基準によれば15分以内）に増悪する起立性頭痛と評価することはできない。）。

また、原告Ａは、起立性頭痛以外の低髄液圧症候群の特徴的な症状とされている耳鳴等についても、Ｂ病院を受診するまで訴えていなかったと認められる。

原告Ａの画像所見について検討するに、正常の髄液圧は60ないし150ミリメートル水柱であるところ、前記認定のとおり、ＲＩ脳槽シンチグラフィーによれば、原告Ａの髄液圧は19センチメートル水柱であり、正常値よりもむしろ高い。また、上記ⓒについては、ＲＩ脳槽シンチグラフィーにより脊髄腔からの髄液漏出が客観的に確認されたというのであれば髄液漏を疑う余地はないといえるが、Ｆ医師も認めるように、原告Ａの場合、ＲＩ脳槽シンチグラフィーによってはＲＩの腰部での髄液漏れは断定できるようなものではない。他方、Ｆ医師は、2時間後での膀胱への早期ＲＩ集積は髄液漏出の証明であるとしているが、髄液は脊髄部分で相当程度吸収されていること及びそれには相当程度の個人差があり得ることからすれば、上記ＲＩ集積をもって、髄液が漏出していると断定することは困難である。さらに、上記ⓑの頭部ＭＲＩにおける大脳の下垂及び小脳扁桃の下垂の所見についても、吉本智信医師はこれを否定し、Ｆ医師も、低髄液圧症候群の典型例における頭部ＭＲＩ所見とはいえない程度の所見であることを認めている。

原告Ａには、低髄液圧症候群の典型症状とされている起立性頭痛がなく、Ｆ医師が低髄液圧症候群の確定診断の根拠とした画像所見のいずれもが、低髄液圧症候群と断定するに足りる所見とはいえない。

本件事故により原告Ａが低髄液圧症候群を発症したと認めるに足りる証拠はないといわざるを得ない。なお、前記脳脊髄液減少症研究会の診断基準は、未だ一般的なコンセンサスを得られているとはいい難いものであるが、仮に同診断基準によることとしても、本件の場合、上記診断基準においても主な症状として挙げられている頭痛、耳鳴りについて、原告Ａが本件事故後相当期間経過後に訴えていることや、上記認定のとおり、原告Ａの画像所見も診断根拠として確たるものではないことからすれば、同診断基準によっても、原告Ａが本件事故により低髄液圧症候群を発症したと認めることはできない。

③ 症状固定時期

原告Ａは、Ｃ整形外科において、平成15年5月12日、本件事故により受傷

> した頸椎捻挫、腰椎捻挫及び外傷性頸部症候群の症状につき同日をもって症状固定と診断されているところ、D医院通院時において、項部痛、腰痛等については軽減が認められ、医師から就労の指導を受けていたこと、E病院での腰椎及び頸椎MRI検査並びに第2腰椎CT検査上異常所見は認められなかった上、C整形外科通院時において、腰椎レントゲン検査及び頸椎MRI検査上前弯消失が認められたのみで、原告Aの症状は、本人の主訴によるものがほとんどであり、症状に大きな変動は認められないこと、C整形外科での診療内容はほとんどが理学療法及び投薬に保存的療法であったこと、同月30日には、損保料率機構により、頸椎捻挫及び腰椎捻挫に伴う頸部痛及び腰部痛につき後遺障害等級非該当と判断されたこと、原告Aが本件事故により低髄液圧症候群を発症したことは認められないことなどを考慮すると、遅くとも上記症状固定診断日に症状が固定ないし治癒したと解するのが相当である。

原告Aは、1060万1218円を請求したが、既払金は487万3764円であるので、この填補により損害は全額填補済みなので支払がないとして請求を棄却した。また、原告Aが取締役としている原告H会社は、101万8974円の請求をしたが、判決は原告H会社の請求は経済的一体性の観点、相当因果関係の観点からも認めることはできないとして原告会社の請求も棄却した。

東京地裁民事第27部は、平成19年11月27日に単独部の判決を出したが、本件は、低髄液圧症候群について、これまでの医学的知見、脳脊髄液減少症説の考えに立つF医師、疑問視する吉本医師の見解を対比し、低髄液圧症候群（脳脊髄液減少症）を否定したものである。判決時の低髄液圧症候群の観点からすれば妥当な判決である。本件は、東京地裁民事第27部の初の合議部判決であるので大変に重みのあるものである。

判決の報道はされなかったようであるが、判例時報2014号88頁は本判決について筆者は、次のとおり同様のコメントをしている。

「本判決については、既に妥当とする見解が示されているが、この症候群の診断基準、治療法が未だ確立されてないため、なお流動的であるが、本判決は、東京地裁の合議部の判決であるため、その影響は大きいものとみられ、実務上の参考として紹介する」。

(4) D 東京高判第14民事部（裁判長　西田美昭）平成20・4・24（否定、確定）

原審　東京地判平成19・11・27は、前記(2)のB参照。

〔判決要旨〕
控訴審は低髄液圧症候群の判断について、原審の否定判決を支持し否定した。原告は、控訴審においては、本件事故により低髄液圧症候群が発症したとの点に関する原判決の判断については争わず、心因反応により14級10号に該当するとし、後遺障害による逸失利益、後遺障害慰謝料の各損害が生じたことの主張を追加した。判決は、後遺障害による逸失利益は労働能力喪失率5％、喪失期間3年とした。

(5) E 広島高松江支判（裁判長　古川行男）平成21・11・4（否定、確定）

33歳の男性（原告）は、追い越そうとした被告車に追突され、対向車線に侵入し、対向車両と衝突。地裁では脳脊髄液減少症の提唱者である篠永医師を鑑定人とし、脳脊髄液減少症を認定し、判決額668万3336円とした。高裁では、篠永鑑定不採用、脳脊髄液減少症ないし低髄液圧症候群を否定。胸郭出口症候群、CRPSⅡ型も否認。後遺障害14級9号を認定し、喪失率5％、期間33年間。心因的減額を30％とし、判決額は402万1926円。

【原審】鳥取地判平成18年1月11日（肯定、控訴否定）
篠永正道鑑定を全面的に信用して認定しており、裁判所の認定に問題がある事案である。筆者は著書において、この高裁判決の前に、この判決について次のように指摘した（引用文献5・54頁）。

「この判決は、『脳脊髄液減少症』提唱者の篠永医師を鑑定人として採用し、その鑑定結果に従った判断であり、公平な鑑定といえるのか疑問がある。被告側の意見書を作成したA医師（整形外科）は、篠永医師の見解に疑問を表明している医師であるが、整形外科医であり（専門医である）脳神経外科医ではない。（有力な）反対説もあるのであるから、公正な立場の脳神経外科の医師に鑑定をさせるべきであった。本件は控訴され、裁判中である。被告側は控訴審においては脳神経外科医の意見書を提出しているので、控訴審の判決結果が待たれる」。次に述べるように控訴審では逆転否定判決となった。

【控訴審】

裁判所は、概要として、①「本件事故により原告が脳脊髄液減少症ないし低髄液圧症候群を発症したとは認められない」、②「原告の本件事故による症状は平成15年11月30日までに固定した」、③「原告には後遺障害が認められその程度は後遺障害等級14級9号に相当する」、④「心因的減額30%」と認定した。

一審の判決は、脳脊髄液減少症説の提唱者である篠永医師の主張を全面的に認めていたが、控訴審においてはこの鑑定を完全に排斥している。

〔判決要旨〕

① 鑑定のためのRIシステルノグラフィ検査時の原告の髄液圧が23cm水柱と正常範囲（6～15cm水柱）を明らかに超えて高いこと、鑑定人が原告について造影脳MRIにより、硬膜下腔の拡大、小脳扁桃下方偏移、頭蓋内静脈がやや拡張しているとし、MRI画像により下部腰椎から仙椎にかけて髄液腔に多量の髄液の貯留が見られる、MRミエログラフィにより、腰椎部の神経根の先端に髄液漏出像が見られる（蕾様の高信号スポット）としている点については、B意見書とも、吉本意見書とも評価が一致しないものであり重視できないこと、ICHD-Ⅱの特発性低髄液圧性頭痛の診断基準においては起立性頭痛（この基準では、頭部全体及び・または鈍い頭痛で、坐位または立位をとると15分以内に増悪する頭痛）が必須とされ、日本神経外傷学会の作業部会が示した頭部外傷に伴う低髄液圧症候群の診断基準においては、起立性頭痛や起立による主要な症状の悪化などが外傷後30日以内に生ずることが必要とされているところ、前記認定の治療経過によれば、原告には事故から約1か月後（平成14年10月28日）から頭痛に関する訴えが見られるようになるのであり、以後の頭痛の性質は起立性頭痛であるか明確でない（この認定に反する原告の供述は採用できない）。

② 原告の症状の推移からも低髄液圧症候群の特徴が現れているとはいえないこと、EBPの結果を見ても、平成19年1月下旬にC病院の精神科を退院してまもなくのころ原告の症状が弱くなった時期があると見られる他は、治療（精神科の治療を除くもの）に顕著な効果があったといえず、精神科退院後の状況は、精神科での治療の副次的効果との区別がつかないことからすると、原告が本件事故により脳脊髄液減少症を発症したという鑑定人（注－篠永正道医師）の鑑定意見は採用できない（B意見書の結論も同じく採用できない。）といわざるを得ず、他に、原告が本件事故により脳脊髄液減少症ないし低髄液圧症候群を発症したと認めるに足る証拠はない。（注－胸郭出口症候群、CRPS-Ⅱ型も否定）

II 脳脊髄液減少症(低髄液圧症候群)と刑事事件、家事事件、労災事案等

過去においてむち打ち症、そしてPTSD問題の場合もそうであったが、現段階では脳脊髄液減少症を傷害罪として刑事事件とすべきではないと強く主張したい。

そのため、過去のむち打ち症およびPTSDの刑事事件の動向が参考になると思われるので、まずこれについて述べ、その後、脳脊髄液減少症と刑事事件について述べる。

1 むち打ち症と刑事事件

いわゆるむち打ち症についても、過去において、低速度で追突したような場合で傷害が発生し得ないような事案でも、略式命令とされていた時期があった(現在でもあるかもしれない)。そこで筆者は、平成元年に「人の歩行速度である時速4キロくらいの追突事故では傷害は発生しないのではないか」という「歩行速度受傷否定説」を唱え、このような場合、検察官にあっては起訴すべきではなく、裁判所にあっては有罪とすべきではないと主張し、東京高裁において業務上過失傷害罪について無罪判決を勝ち取ったことがあった(引用文献28・37頁、引用文献29・44頁)。

2 PTSDと刑事事件

1998年頃より問題となってきた外傷後ストレス障害(PTSD)事案について、身体への受傷がなくても、一片の診断書を根拠に「心の傷を傷害罪(または致傷罪)として起訴し、有罪とする判決」が出現した。これに驚いた筆者は、刑事事件については、人権の問題であるので特に慎重な取り扱いをすべきであると強調した。即ち、PTSD概念の適用については専門家の間でも争いがある以上、心の傷を傷害罪とするのはやめるよう提言した(「PTSDと刑事事件」判タ1072号52頁など)。

脳脊髄液減少症問題についても、参考になるので、次のことを述べておく。

筆者は、2002年8月27日の第12回世界精神医学会（WPA、横浜パシフィコで開催）において、ハーバード大学医学部のロナルド・ショーテン（医師・弁護士）博士とともに講演したことがあった。ショーテン博士はPTSDと刑事事件について、「医学的判断だけをベースとして法的判断をすることは大きな誤り」と述べて、講演のまとめとして、「PTSDに関する臨床上の問題については、さまざまな研究などから明らかにされてきているが、法的な問題として、その原因、責任が誰にあるのかといった問題は非常に複雑であること、日本でも本日の講演などをきっかけにぜひ法的な問題の解決に向けての議論を始めていただいたらよいのではないか、まず最初に行うべきことは弁護士、検事といった方たちがPTSDについて専門的に勉強することが大切ではないか、そして裁判官への啓蒙活動も大切ではないか、そして日本という独自の文化、価値観のある社会に適したPTSDへの補償の仕組みを考えることも必要ではないか」という重要なことを提言された。髄液漏問題についても同じことがいえると考える（引用文献30）。

また、ショーテン博士は、WPAの講演後に行われたPTSDに関する講演会（東京歯科大学）において、「強調しておきたいが、精神科医が下した判断をベースとして判決を下したら、これは大きな間違いである」と提言された（自保1460号2頁）。

その後の懇親会においてショーテン博士は、筆者が日本の刑事事件の現状を話したところ、「日本は一片の診断書で有罪となるとは恐ろしい国だ」と言っていた。

筆者は、PTSD問題の時も、「原則的には医学的な判断と法的判断は別である」と強調した（「混迷を深めるPTSD概念から脱却の兆し」判タ1138号22頁）。以上のことをこの脳脊髄液減少症問題についても強調しておきたい。

3　脳脊髄液減少症（低髄液圧症候群）と刑事事件の判決

脳脊髄液減少症についても、むち打ち症、PTSDと同じように、後記の刑

事事件の判決一覧表のとおり、裁判時に確立した診断基準がないのにもかかわらず脳脊髄液減少症の傷害を負わせたということで有罪判決がでている。なぜ、またこのように同じことが繰り返されているのであろうか。筆者には理解し難いことである。当然のことながら刑事事件については医学的に確立された診断基準が明確になってから、その適用を検討すべきである。確立された診断基準もない仮説に基づく診断により有罪とするのはあってはならないことである。

また、略式命令で罰金刑となったものがいくつもある。罰金刑でも「前科者」となる。略式命令事件は書面審理であるので、原則よほどのことでなければ弁護士はつかない。筆者が把握しただけでも相当数あるのだから、全国的にはかなりの数があると思われる。まことに恐ろしいことである。このようなことは、絶対にあってはならない。

平成15年9月、神戸地裁において公判請求になり、脳脊髄液減少症が認定され業務上過失傷害とされて禁錮2年、執行猶予4年の判決となった事件があった（確定、毎日新聞平成17年10月5日）。

この被害者は、当初全治1カ月の傷害とされたが、公判途中において脳脊髄液減少症の治療中とわかり、検察官が脳脊髄液減少症を追加し、「加療1年5カ月以上を要する傷害」とされたものである（弁護人が本格的に争ったのか不明である。なお、PTSD刑事裁判で弁護側が全く争わずPTSDを認めたので実刑となったケースがあった）。

これが、初めての公判請求事件の判決事案である。毎日新聞は、次のように報道する。

（要旨）
① 脳脊髄液減少症を認定したうえ、量刑理由の中で、「被害者に落ち度はなく、事故により加療約1年5カ月以上を要する傷害を負わされ、結果は重大。肉体的・精神的苦痛は甚大」と述べた。
② 被害実態を正確にとらえた今回のような判決が増えれば、被害補償に消極的な損害保険会社も対応の見直しを求められることになる。この事故は、被

277

害者が重傷だったことなどから加害者が不起訴や略式起訴で済まされず、起訴された。
③ 脳脊髄液減少症をめぐっては、被害者が複数の医療機関を受診し、ようやくこの症状と診断された時点では、既に「むち打ち症の軽傷」を前提に刑事処分が決められているケースが目立つ。
④ こうした事態がくり返されることを防ぐために、国は脳脊髄液減少症の研究に力を注ぎ、早期発見を可能にするガイドライン作りなど、社会基盤を整備することが求められる。

　この記事には、刑事被告人に対する人権に配慮する姿勢があまり見受けられないのが問題であり、残念である。早急に刑事裁判のためのガイドラインを作るべきである。
　次に、筆者が弁護人となった事件の起訴状と判決を紹介する。

〔参考書式〕　起訴状と判決文

```
                                              平成19年検第〇―〇〇〇〇号

                        起　訴　状

                                                  平成19年6月〇日

静岡地方裁判所　殿
                          静岡地方検察庁
                          検察官事務取扱副検事　〇　〇　〇　〇

下記被告事件につき公訴を提起する。

                              記
本籍　　〇〇〇〇
住居　　〇〇〇〇
職業　　〇〇〇〇

                                  〇〇〇〇〇〇〇〇〇〇
                                  昭和〇〇年〇〇月〇〇日生
```

公　訴　事　実

　被告人は、平成14年8月○日午後○時○○分ころ、業務として普通乗用自動車を運転し、○○○○○番地先の優先道路と交差する左右の見通しが悪い交通整理の行われていない丁字路交差点に○○町方面から進行してきて、同交差点手前に設置された一時停止標識に従って一時停止した後、○○方面に向かって右折進行するに当たり、微発進と停止を繰り返すなどして左右道路から進行してくる車両の有無及びその安全を確認して右折進行すべき業務上の注意義務があるのにこれを怠り、左右道路からの車両の有無及びその安全確認不十分のまま漫然時速5キロメートルで右折進行した過失により、折から、自車左前部を右方道路から進行してきた○○○○運転の普通乗用自動車左側部に衝突させ、その衝撃により同車を横転させて路外水路に転落させ、よって、同人に加療約2,185日間（注―約6年）を要する脳脊髄液減少症（低髄液圧症候群）等の傷害を負わせたものである。

　　　　　　　　　　　　　　　罪名及び罪条
　業務上過失傷害

　　　　　　　　　　　　　　　　　　　　　平成18年法律第36号による
　　　　　　　　　　　　　　　　　　　　　改正前の刑法第211条第1項前段

（判　決）

平成20年5月○日宣告（確立）　　　　　　　　　　　　被告人　　○○○○

主　文

　被告人を罰金30万に処する。
　その罰金を完納することができないときは、金1万円を1日に換算した期間被告人を労役場に留置する。

理　由

（罪となるべき事実）
　被告人は、平成14年8月○日午後○時○○分ころ、普通乗用車を運転し、静岡県○○○○○の交通整理の行われていないT字路交差点を○○町方面から○

○方面に向かい右折進行するに当たり、業務上の注意義務を怠り、停止位置での一時停止後、左右道路からの車両の有無及びその安全確認不十分のまま漫然時速約5キロメートルで右折進行した過失により、折から、右方道路から進行してきた○○○○運転の乗用車の左側部に、自車左前部を衝突させ、その衝撃により同車を横転させ路外水路に転落させ、よって、同人に約3週間の入院加療を要する全身打撲の傷害を負わせたものである。

（事実認定の補足説明）

検察官は、「被告者が、本件事故により、加療約2185日間を要する脳脊髄液減少症（低髄液圧症候群）等の傷害を負った」と主張し、さらに具体的な症状として「全身打撲、頭痛・頸部痛・頭の中でせみが鳴いているように感じる症状、めまい、全身の痛み」と釈明しているところ、当裁判所は、判示のとおり約3週間の全身打撲の傷害のみを認定した。以下、その理由を述べる。（理由略）

（注—検察官の脳脊髄液減少症の主張を否定し、約3週間の全身打撲の傷害のみ認定した）

4　福岡、静岡刑事事件

(1)　**福岡事件　福岡地判　平成20・4・21（業務上過失傷害事件、平成18年(わ)第535号）（自保1742号11頁、Westlaw Japan、判例秘書）**

　この事件について脳脊髄液減少症の提唱者である篠永医師が事故との因果関係を肯定している。筆者が弁護人であった次の(2)静岡事件のケースと同じである。捜査機関は、篠永医師の見解に基づき、略式命令ではなく公判請求したものである。罰金15万円となった。

(2)　**静岡事件　静岡地判　平成20・5・19（業務上過失傷害被告事件、平成19年(わ)第273号）（自保1742号16頁、判例秘書）**

　筆者が弁護人となった前記の静岡地裁の事件も、上記の福岡地裁の刑事事件とほぼ同じである。篠永医師は、被告人の刑事責任についてどう考えているのであろうか。本件も、公判請求であるのに略式命令であった。この福岡地判と静岡地判により、今後公判請求事件はなくなるものと思われる。

　なお、判決理由などは次のとおりである。

〔判決要旨〕
① 検察官は、「被害者が、本件事故により、加療約2185日間を要する脳脊髄液減少症（低髄液圧症候群）等の傷害を負った。」と主張し、さらに具体的な症状として「全身打撲、頭痛・頚部痛、頭の中でせみが鳴いているように感じる症状、めまい、全身の痛み」と釈明しているところ、当裁判所は、判示のとおり約3週間の前身打撲の傷害のみを認定した。

② 被害者は、被告人車両と衝突後、水路に自車が横転したことによりA総合病院に搬送され、同病院に入院または通院中、徐々に症状が悪化し、現在では、トイレや食事も一人では出来ず、夫の介助なしでは生活できない状態となっている。また、被害者は、入退院を繰り返す中で、リスクの高いブラッドパッチ療法を4回も受けるなどして症状改善のために血のにじむ努力をしており、その愁訴は悲痛なまでに深刻かつ真摯で、同症状が詐病でないことは明らかである。一方で、被害者の症状は、国際頭痛分類の低髄液圧症候群の診断基準には当てはまらないし、新たに提唱された脳脊髄液減少症の診断基準に照らして被害者の症状を見ても、頭部MRI、MRミエログラフィー等の検査では脳脊髄液減少症と認定する明確な所見は認められず、4回に渡るブラッドパッチ療法によっても改善は見られない。しかし、篠永医師は、脳脊髄液減少症によく見られる脳神経症状がある以上は脳脊髄液減少症であることを否定し得ない旨述べている。

③ 被害者の症状は、医学界において定説として認められている従来の「低髄液圧症候群」でないことは明らかであるところ、更に、「脳脊髄液減少症」であるかという点については、篠永医師の検査によっても明確な客観的所見は認められなかったというのであるから、篠永医師が被害者を「脳脊髄液減少症」と診断する根拠は、結局のところ、被害者の主観的訴えが低髄液圧症候群において見られる脳神経症状の訴えに近似しているからというにとどまることとなる。しかしながら、係る客観的所見に基づかない自覚症状のみで「脳脊髄液減少症」という診断がなされるのであれば、不定愁訴を訴える者の殆どは「脳脊髄液減少症」に該当することになり、髄液漏をその病気の本態とするはずの「脳脊髄液減少症」と、原因不明の不定愁訴の区別は全くつかないことになってしまいかねない。即ち、「脳脊髄液減少症」の病気の本態が髄液漏である以上、髄液漏が生じていることが客観的に認められない被害者の症状を、髄液漏を原因とする「脳脊髄液減少症」であると認めることは、その根拠について合理的な疑いが残るといわざるを得ないのである。そして、被害者の症状を「脳脊髄液減少症」であると認定できない以上、検察官が第

5回公判で釈明した「頭痛、頚部痛、頭の中で蝉が鳴いているように感じる症状、めまい」といった被害者の自覚症状（不定愁訴）は、いずれも多様な原因に基づき多様な場面で普遍的に見られる症状なのであるから、被害者のかかる症状が本件事故以外の原因によって起こった可能性は否定し得ず、そうであるとすれば、同症状と本件事故（被告人の過失行為）との関係は、そもそも、事故なくして症状なしという条件関係において、合理的な疑いが残るものといわざるをえない。

④ もっとも、かかる客観的所見のない患者を「脳脊髄液減少症」と称するのか否かについては医学上の見解の分かれるところであり、篠永医師と同様の見解を有する医師が少なからずいること、同医師らによれば、同症状は患者救済の立場から広く肯定されるべきであると提唱されていること、検察官もまた、かかる篠永医師らの新しい見解に基づいて、被害者の症状を「脳脊髄液減少症」であると主張していること、裁判所が医学論争に積極的に介入することは妥当ではないことなどから、被害者の症状を「篠永医師らの提唱する脳脊髄液減少症」であると認定した場合について、以下付言する。

⑤ 被害者の症状が「篠永医師らの提唱する脳脊髄液減少症」であるとして、問題となるのは、「篠永医師らの唱える脳脊髄液減少症」と名付けられた被害者の症状と、被告人の本件過失行為との間に因果関係が認められるか、である。

この点、篠永医師は、交通事故直後頃から、脳脊髄液減少症によく見られる頭痛やめまい、視覚異常などの脳神経症状が見られ、現在まで持続している以上、交通事故による外傷が原因で被害者が脳脊髄液減少症になったと考えるのが相当で、因果関係はある旨述べている。しかしながら、前述のとおり、「脳脊髄液減少症」は、そもそもその症状と機序の論理関係が不明な点が問題視されていることから明らかなとおり、医学的・論理的に因果関係を肯定することは困難であること、「脳脊髄液減少症」は、いきみ、咳込み等によっても発症するとされているところ、いきみ、咳込み等は、我々が日常生活を送る中で何気なく経験するものであり、本件事故直前に被害者がいきみ、咳込み等を経験しなかったか否かは明らかでなく、その可能性を否定することができないこと、被害者が耳鳴りを訴え始めたのは、被害者供述によれば4日目くらい、カルテによれば5日目からであるところ、被害者は、平成20年2月25日付検察官調書において、「寝たきりで話をするのも辛い状態だったので、大きなくしゃみをするということもありませんでした」と述べているものの、退院サマリー・入院カルテによれば、入院2日目には「痛みも少し

ずつ軽減してきている　少しずつ体を動かせている」などと記載され、入院3日目には「点滴棒をもってゆっくり歩行しているふらつきなし」「歩行に問題はない」旨記載されていることが認められるから、少なくともその間、いきみ、咳込み等のアクションもできないほどの寝たきり状態ではなかったことが認められる。とすれば、その間、かかるアクションがなかったと断言することができない以上、かかるアクションによって脳脊髄液減少症が発症した可能性も否定し得ないものといわざるをえない。

　以上によれば、篠永医師の診断した被害者の「脳脊髄液減少症」と本件事故（被告人の過失行為）との関係についてもまた、事故なくして症状なしという条件関係において、合理的な疑いが残るものといわざるをえない。

⑥　そこで、合理的疑いを容れる余地なく、被告人に刑事上の責を帰すべき範囲はどの程度であるのか、が次に問題となる。

　以上によれば、証拠によって合理的疑いを容れる余地なく認められ、被告人の責めに帰すべき傷害結果は、約3週間の入院加療を要する全身打撲の傷害、ということになる。

脳脊髄液減少症（低髄液圧症候群）刑事事件一覧表

①	神戸地裁		前記（277頁）のとおりであるが、次のことを付加しておく。業務上過失傷害罪（頚椎捻挫等に加えて脳脊髄液減少症を追加）で有罪判決（確定、禁錮2年、執行猶予4年、初めての公判請求事件、毎日新聞平成17年10月6日）。弁護側が脳脊髄液減少症を争ったのか不明である。
②	岡山県笠岡簡裁	罰金10万円	検察官は当初、起訴猶予処分としたが、その後脳脊髄液減少症と診断されたということで略式起訴した。時効直前に起訴した（毎日新聞平成18年4月20日）。
③	土浦簡裁		新聞によれば、土浦検察審査会「平

			成17年9月26日脳脊髄液減少症であるのに『不起訴は不当』と議決した」とあるので、罰金になったと思われる（毎日新聞平成17年9月27日）。
④	さいたま簡裁	平成17年6月2日判決、罰金50万円（罰金が完納できないときは、金5000円を1日につき換算した期間被告人を労役場に留置する） 事故：平成13年10月 平成15年1月脳脊髄液減少症と診断	脳脊髄液減少症を含む業務上過失傷害罪（罰金50万円の略式命令、確定）、10日前後の傷害として不起訴、再捜査、警察審査会の議決を受けずして、約3年間の傷害とわかり起訴。判決は、「業務上過失障害－措置を講じたが間に合わず、同車右側面部に自車左前部を衝突させ、よって、同人に加療約3年間を要する外傷性脳脊髄液減少症の傷害を負わせたものである」と認定した（毎日新聞平成17年11月5日）。
⑤	神戸区検	平成18年6月21日判決	略式命令事件、事故後5年後の起訴。「神戸区検は、5年前に起きた交通事故と慢性的な頭痛などに悩む被害者の症状との因果関係を認め（病院は新居浜の病院、いったん不起訴としていた加害者を業務上過失致傷罪で起訴）、今年8月の時効を控え、被害者が5月に神戸地検に再捜査を要請。神戸区検は20日に男性を略式起訴した」（朝日新聞平成18年6月22日）。
⑥	茨城県取手区検		取手区検はいったん不起訴処分としたが、検察審査会で議決があったので、平成18年8月末、3年9カ月以上の重傷として起訴（毎日新聞平成18年10月3日）。

⑦	横浜地検川崎支部		平成13年の事故、当初起訴猶予。3年後に脳脊髄液減少症と診断。被害者が検察審査会へ申立て。横浜検察審査会は、「不起訴不当」と議決（読売新聞、毎日新聞平成18年12月16日）。
⑧	福岡地裁	平成20年4月21日判決	公判請求なのに罰金15万円。脳脊髄液減少症を否定（自保1742号11頁、裁判所ウェブサイト）。
⑨	静岡地裁	平成20年5月19日判決	罰金30万円。脳脊髄液減少症否定（裁判所ウェブサイト、自保1742号16頁）。

5 家事事件

福岡家判　平成20・10・8（否定、傷害保護事件、平成20年(少)第697号)（家庭裁判所月報61巻5号83頁、Westlaw Japan、判例秘書）

少年を保護処分に付さないとの決定。脳脊髄液減少症を否定。

6 行政処分等

以上、民事事件、刑事事件について述べたが、交通事故を起こした場合の3つ目のペナルティー（交通事故の3責任）として、行政処分がある。これについては全く資料がないが、脳脊髄液減少症が発症したということで、おそらく相当の公安委員会の行政処分（運転免許の停止処分など）を受けているのではなかろうか。そうであれば、これもまた大問題である。

7 労災事案

筆者は引用文献5・116頁において、「事故が労働災害事案であれば、社会保険給付などの問題が生じてくるであろう」と記したが、下記のような事案が発生している。今後もこのような事案が発生するであろう。

(1) **東京地判　平成22・11・25（否定、療養補償給付不支給処分取消等請求事件、平成20年（行ウ）第751号）（Westlaw Japan）**

　保険会社の営業職員であった原告が、退勤途中に自動車に追突される事故で負傷し、その後、外傷性低髄液圧症候群となったことを理由とする療養給付および休業給付の各請求に対する労基署長からの不支給処分につき、同処分の取消しを求めた事案において、原告の症状および画像所見などが国際頭痛分類の診断基準からも日本神経外傷学会の診断基準からも外傷性低髄液圧症候群の診断基準を満たさず通勤災害に当たらないことを認定判示して、原告の上記取消請求を棄却した事例である。

　今後同様の裁判が提起されると思われる。

(2) **静岡地裁で初弁論**

　平成24年10月5日付の静岡新聞によると（要約）、ついに労災事件も提起されるようになったことが報じられた（脳脊髄液減少症労災認定訴訟）。

　業務中の事故で脳脊髄液減少症を発症したのに、治療が保険適用外であることを理由に静岡労基署が労災を認めないのは違法だと、国や同労基署に休業補償の支給を求めた。

　男性は2008年5月、同市内の勤務先でトラックを運転した際、荷台を屋根にぶつけた衝撃でハンドルに頭部を打ちつけた。当初はむち打ち症と診断されたが頭痛などが悪化。10カ所ほどの医療機関で受診したが、原因は特定されず、その後も仕事中にめまいで救急搬送されたりした。

　男性は2010年5月に熱海市の医療機関に「脳脊髄液減少症」と診断され、約20日間仕事を休んで治療を受けた。症状は改善したが、慢性的な吐き気、頭痛などが続き、今も仕事に復帰できていない。労災として休業補償を申請したが、静岡労基署は昨年6月「治療に保険適用が認められていないため対象外」として却下した。

　厚労省は今年6月、男性が受けた治療について費用を保険適用する先進医療に承認した。弁論で原告は「さかのぼった検討はできないのか」などと述べた。

(3) 広島地判　平成25・3・6（否定、通勤災害非該当認定処分取消請求事件、平成23年（行ウ）第15号）（判例秘書）

　原告が通勤中の交通事故により、低髄液圧症候群を発症したと主張したが、判決は、厚労省基準により、起立性頭痛が脳脊髄液減少症の典型的症状であると共に重要な症状であるが、起立性頭痛なくEBPの効果さほどなしとして脳脊髄液減少症の発症を否定し、原告の請求を棄却した。判決は、次のとおり厚生労働省の診断基準に従って順次判断しており、妥当な判断手法である。

① 原告の請求
　処分行政庁が原告に対して平成20年9月22日付けでした地方公務員災害補償法に基づく通勤災害非該当認定処分を取り消す。
② 判決の要点
　ⓐ 判断基準
　関係各学会から了承・承認を受けたものとして、上記厚労省研究班基準（案）を一部整理した厚労省研究班基準が公表されている。
　平成23年6月に厚生労働省から公表された厚労省研究班基準（案）を作成した厚労省研究班は、関係各学会の研究者が参加協力して構成されたものであり、さらに同年10月に公表された先の厚労省研究班基準（案）を一部整理した厚労省研究班基準は、関係各学会の了承承認を受けた基準であるから、日本国内における脳脊髄液漏出症の診断基準としては、確立した医学的な知見に基づくものとして、現時点においても最も重要な基準であるということができる。
　ⓑ 起立性頭痛
　以上のとおり、原告は、本件事故後、低髄液圧症候群の診断を受けたＡ病院に至るまでの各診療機関において、症状としての頭痛を訴えていた事実が認められるものの、座位による頭痛あるいは体位変化による頭痛の増悪を明確に訴えた記録はなく、上記各医療機関の診療経過を見るに限り、その頭痛については、天候に左右されている様子が見られ、これは脳脊髄液の体位変化による漏出量増加が引き金となる起立性頭痛は認められない。
　ⓒ 画像診断
　脳槽シンチグラフィー画像、MRI画像などの各検証を検討してみても脳脊髄液漏出症が生じたかを判断する上で手がかりになるものとはいえない。

ⓓ　EBP

　原告は3回のEBPを受けたか、原告が数年にわたり継続する頭痛をもたらす原因となる脳脊髄液漏出症を発症している。

ⓔ　従って、このような原告の症状や画像所見等を総合すれば、原告が、本件事故が原因となって脳脊髄液漏出症を発症していたとは認められないから、本件事故と本件疾病との間に相当因果関係は認められないとした本件処分は適法である。よって、原告の請求は理由がないからこれを棄却する。

III 主な一審肯定 4 判決の考え方の行方

1 肯定判決の位置付け

　脳脊髄液減少症（低髄液圧症候群）を肯定した地裁判決のうち、下記の 4 件はいずれも控訴審にて否定された。これらの判決が、前述Ｉの「ターニング・ポイント判決」、後述Ⅶの「リーディング判決」等に影響を与えていると考えられる。この 4 件の地裁判決は、いずれも認定の方法に問題が残る判決である。

(1) 福岡地行橋支判	平成17年 2 月22日判決（肯定、控訴） 平成19年 2 月13日　福岡高判で否定、本章Ⅰで述べた。
(2) 鳥取地判	平成18年 1 月11日（肯定、控訴） 平成21年11月 4 日　広島高松江支判で否定、本章Ⅰで述べた。
(3) 岡山地判	平成22年 7 月 1 日（肯定、控訴）交民集43巻 4 号821頁、自保1879号14頁 平成24年 6 月 7 日　広島高岡山支判で否定。
(4) 名古屋地半田支判	平成24年 9 月26日（肯定、控訴）自保1902号26頁 平成25年 6 月21日　名古屋高判で否定。自保1902号12頁

2 肯定判決の要点と私見

　以下、肯定判決の要点と私見を述べることとする。

(1) 福岡地行橋支判平成17・2・22
　一審・二審とも本章Ⅰで述べた。

(2) 鳥取地判平成18・1・11

一審・二審とも本章Ⅰで述べた。

(3) 岡山地判平成22・7・1

原告車が赤信号で停止中、被告車が原告車両後部に追突。原告は本件事故により、脳脊髄液減少症（低髄液圧症候群）を発症したとして提訴。

> 【原審】　肯定、控訴
>
> 　岡山地裁は次のように判断し、脳脊髄液減少症と認めた。判決は被告側の主張・立証の方法が不十分であることを指摘して被告敗訴としたものである。
> 　「次に、甲39の1・2（被告側）は医学的見地からガイドラインの診断基準やA医師の見解等を批判するものであるが、専らこれに終始するものであって、原告の症状が脳脊髄液の漏出、減少によってもたらされたものと認められるか否かを具体的に検討するものとはなっていない。そして、甲39の1・2によれば、結局のところ、原告の症状をすべて心因的要素に帰する結果となっており、その説明としては甚だ不十分なものとなっているため、これもまたたやすく採用することはできない。」
> 　判決がここまで指摘することは珍しい。被告側の主張・立証がいかに不十分であったかがうかがえるものである。医学的な診断基準の検討がされていないのは問題である。控訴審にて否定されたのも当然である。
>
> 【控訴審】広島高岡山支判平成24・6・7（否定）
> 　高裁判決は本章Ⅵで解説する。

(4) 名古屋地半田支判平成24・9・26

原告車が西から東へ進行すべく、交差点で信号待ちをした後、発進して交差点内に車進したところ、右折しようとした被告車が原告車に衝突した。

原告は低髄液圧症候群を発症したとして提訴。

> 【原審】　肯定、控訴
> 〔判決要旨〕
> ①　A医師は、証言として「原告は、本件事故前はダンプカーの運転手をする

ぐらい元気な方だが、今は、半分、寝たきりに近い生活であり、本件事故自体に関連があると普通考える。」、「原告は最初のブラッドパッチによって背部の痛みが消えて楽になった。しかし、その後は、ブラッドパッチをしても改善せず、初診時より悪い状況であり、酷い事例である。」、「原告の場合、症状が悪くなる一途にある。」、「原告が発症している知覚、味覚の困難、記憶の障害、起立性頭痛などは、本件事故以外の他の原因から起こっている可能性は低い。」、「そして、頭部 MRI、RI 脳槽シンチグラフィー、MR ミエログラフィーなどにより、髄液が漏れていると診断した。」
② 原告は、本件事故約2か月後から、頭痛、悪心、頸部痛、全身倦怠感、記銘力低下、背部のしびれ、活動性の低下、視異常（遠近感の欠如）等の症状が発現するようになり、ブラッドパッチ療法を8回も受けたにもかかわらず、むしろ、その後症状は悪化しており、現在は歩行困難状態までに至っていることを認めることができる。
③ 証人A医師の証言によると、原告の症状は低髄液圧症候群によるものであると認めることができる。確かに、被告の主張によると、国際頭痛分類の診断基準あるいは厚労省研究班の基準によると、低髄液圧症候群に当てはまらないと考える余地も存するが、現に、原告に存在する症状について、他に説明できるものはない。

　一審の判決は、なぜ低髄液圧症候群を認めたのか明確には判示していない。A医師の証言のみを信頼して髄液が漏れているとした。権威ある診断基準に基づいた判断をしていない。

　「低髄液圧症候群に当てはまらないと考える余地も有するが、現に存在する症状について他に説明できるものがない」としており、医学的根拠のない判決である。

　したがって、当然のことながら下記のとおり高裁では否定された。高裁は判断基準に従って判断し、低髄液圧症候群を否定したものである。

【控訴審】　名古屋高判平成25・6・21（否定）
〔判決要旨〕
① 低髄液圧症候群等について
　ⓐ 低髄液圧症候群は、腰椎穿刺などの明らかな外的誘因なく脳脊髄腔から髄液が漏出することによって頭蓋内圧の低下をきたすものであり、典型例

では、立位になって15分以内に起こり、臥位になって30分以内に改善又は消失する起立性頭痛が認められ、悪心・嘔吐、複視、聴力障害なども多く認められる。

ⓑ 国際頭痛学会・頭痛分類委員会が公表した「国際頭痛分類第2版（ICHD－Ⅱ）」における突発性低髄液圧性頭痛の診断基準は、別紙診断基準記載1のとおりである。（注―診断基準略）

また、Mokri教授が提唱した低髄液圧症候群の診断基準は、別紙基準記載2のとおりである。（注―診断基準略）

ⓒ 日本神経外傷学会は、外傷に伴う低髄液圧症候群に関する診断基準を作成することを目的として、頭部外傷に伴う低髄液圧症候群作業部会を発足させて調査等を行い、平成19年、外傷に伴う低髄液圧症候群について、診断基準を公表した。（注―診断基準略）

ⓓ 低髄液圧症候群と同様の病態を訴える患者の中には、必ずしも上記のような診断基準に合致しない者も多数存在するとの問題意識から、髄液圧の減少や起立性頭痛がないにも関わらず、低髄液圧症候群と同様の病態を呈するものを脳脊髄液減少症と定義づけ、これを研究する医師らによって、脳脊髄液減少症研究会が組織され、同研究会は、平成18年、脳脊髄液減少症の診断基準として「脳脊髄液減少症ガイドライン2006」を公表し、平成19年には、その改訂版である「脳脊髄液減少症ガイドライン2007」を公表した。（注―診断基準略）

ⓔ 脳脊髄液減少症研究会のメンバーである篠永正道教授（国際医療福祉大学熱海病院）は、上記ⓓのガイドラインが公表される前に、脳脊髄液減少症の診断基準として、別紙診断基準記載5の内容のものを提唱していた。（注―診断基準略）

② 起立性頭痛

低髄液圧減少症について、国際頭痛学会が公表した診断基準及び日本脳神経外傷学会が公表した診断基準においては、いずれも起立性頭痛の存在が必須の要件として挙げられており、脳脊髄液減少症研究会が公表したガイドラインにおいても、脳脊髄液減少症について立位又は座位によって頭痛が悪化することが多いことが指摘されている。

そこで、被控訴人について、起立性頭痛が認められるかを検討すると、被控訴人は、本件事故の翌日頃から頭痛を訴えるようになり、その後も継続的に頭痛を訴えているものの、本件事故当日から通院治療していたB整形外科

の外来診療録には、被控訴人の訴える頭痛が、起立性頭痛であるとの記載はなく、被控訴人も、頭痛は常時生じているものであり、最近では、就寝中にも頭痛が生じるため、寝床に頭痛薬を常備している旨供述していることからすると、被控訴人に生じている頭痛が、起立性頭痛であるとは認め難いというべきである。

　これに対し、C医師は、被控訴人について、起立性頭痛が認められると証言をし、また、被控訴人が、D病院脳神経外科を受診した平成18年4月3日の外来診療録には、起床時からいつも頭痛がある旨記載されているところ、C医師は、同日、被控訴人が訴えた頭痛が起立性頭痛であることにつき、人が座位になったり臥位になったりする図を記載したと述べる。

　しかし、起立性頭痛は、低髄液圧症候群ないし脳脊髄液減少症に典型的な症状とされており、被控訴人がこれを訴えたのであれば、その旨明確に記載すると考えられるところ（注─この記述は重要である。医学的に極めて特徴ある頭痛なので、必ず医師はカルテに記載するはずである）、C医師が指摘する外来診療録の記載は、上記のとおり、「起床時からいつも頭痛」がある旨記載されているのみであり、これが起立性頭痛を示すために記載したとされる図も、「頭痛」と記載されている部分から数行離れた「頸部痛」と記載されている箇所の真下に記載されているのであって、この図が起立性頭痛を示すために記載されたものとは理解し難いところである。

　そうすると、C医師の上記の証言から、被控訴人に起立性頭痛が生じていたことを認めるのは困難であり、他に、被控訴人に起立性頭痛が生じていたことを認めるに足りる証拠はない。

　したがって、被控訴人には起立性頭痛が生じていたと認めることはできないというべきである。

③　髄液漏出に係る画像所見の有無

　国際頭痛学会の診断基準においても、日本脳神経外傷学会の診断基準においても、髄液の漏出を示す画像所見が認められることが要件とされており、脳脊髄液減少症研究会のガイドラインによっても、RI脊髄シンチグラムにおいて脳髄液漏出像が認められることや、頭部MRIにおいて脳の下方偏位が認められるなどの画像所見があることが画像診断の要素とされているほか、篠永正道教授が提唱していた診断基準においても、Gd造影脳MRIの検査結果のほか、脳槽シンチグラムやMRミエログラフィーによって、漏出像が確認できることが重視されている。

　そこで、被控訴人に上記のような画像所見が認められるかを検討するに、

被控訴人は、平成17年8月頃から、B整形外科において、頸椎及び腰椎を対象とするMRI検査を受けたものの異常所見は見られておらず、平成18年4月以降、D病院脳神経外科において行われたMRI検査等によっても、これを実施した放射線科医による画像診断報告書には、特に異常はなく、漏出を疑わせるような所見はない旨記載されていることが認められる。

他方、C医師は、平成18年4月6日に実施されたMRミエログラフィーの画像から、髄液が漏出していることが確認できると証言するとともに、保険会社による後遺障害認定に対し、被控訴人が異議申立てをする際に作成した意見書においても、髄液漏出を確認することができる画像所見があると記載していたことが認められる。

しかし、平成18年4月6日の検査を実施した放射線科医は、画像診断報告書において異常がないとの見解を示しており、同日に撮影された画像から、髄液の漏出を読み取ることができるかは疑問があるというべきである。このことに加え、公立学校共済関東中央病院脳神経外科の吉本智信医師は、髄液の漏出がない正常な脊髄においても、同日被控訴人について撮影された画像と同様のものになり得るとの見解を示しており、これらの見解に照らすと、同日被控訴人について撮影された画像によって、髄液が漏出していることを肯定することは困難というべきである。

また、C医師は、被控訴人の頭部について撮影されたMRI画像上、硬膜下水腫が認められると証言し、診療録にも硬膜下水腫が認められ、小脳が下垂している旨記載されていることが認められる。

しかし、C医師が参照した被控訴人のMRI画像は、平成18年3月29日にB整形外科において撮影されたものであるところ、同外科における診療録には、「頭部MRIほぼ正常範囲」と記載されており、上記の吉本智信医師も、被控訴人の頭部MRI画像は正常のものであるとの見解を示していることに照らすと、上記のMRI画像から、硬膜下水腫が認められるかについても疑問があるというべきである。

そうすると、C医師の証言から、被控訴人について、髄液が漏出していることを示す画像所見があるとはいえず、他に、そのような画像所見があることを認めるに足りる証拠はない。

したがって、被控訴人に髄液の漏出を認め得る画像所見があったと認めることはできない。

④ ブラッドパッチ療法の有効性

国際頭痛学会が提唱する突発性低髄液圧性頭痛には、硬膜外血液パッチ

（ブラッドパッチ療法）が有効であり、施術後72時間以内に頭痛が消失することが診断基準の一つとされているところ、上記認定事実によれば、被控訴人は、合計8回にわたってブラッドパッチ療法を受けているものの、その施術によっても、被控訴人の頭痛が消失することはなく、かえって増悪することもあり、その間もB整形外科に頻繁に通院し、頭痛を訴えていたことが認められる。

そうすると、被控訴人の訴える頭痛が、ブラッドパッチ療法によって改善されたとはいえない。

⑤　まとめ

上記②から④までにおいて認定した事実等を総合すると、別紙診断基準記載1ないし5の診断基準のいずれについても、これを満たす症状ないし検査結果があるとはいえないから、被控訴人が低髄液圧症候群又は脳脊髄液減少症を発症したと認めることはできないというべきである。（注—診断基準略）

Ⅳ　マスコミのいう「横浜地裁脳脊髄液減少症肯定判決」について

　新聞の見出し等は、横浜地判平成24・7・31を脳脊髄液減少症を肯定したかのように大々的に報道した。しかし、この判決は肯定か否定か明らかでない曖昧な判決であり、肯定とはいえない内容である。そこで筆者は、この判決を「ヴェイグ（曖昧＝vague）判決」と名付けた。筆者は肯定判決ではないと思うが、マスコミ等が、厚労省研究会の診断基準発表後の初めての肯定判決かのごとく報道したので、巻末の【参考資料3】の判決一覧表には一応、肯定判決として収録してみた。しかし、判決の内容は以下に紹介するように曖昧な判決であり（以下「横浜ヴェイグ判決」ともいう）、むしろ否定判決ととらえられるのではないかと考える。

1　新聞報道

(1)　毎日新聞の記事　平成24年8月26日（要旨）

＜髄液漏＞画像判断基準、厚労省研究班が発表　髄液減少新基準で認定—横浜地裁　画像判定を採用
　横浜地裁が7月、国の研究班が昨年作った新しい診断基準に沿って「減少症の疑いが相当程度あるといえる」と指摘した上で、加害者に2312万円余の賠償を命じる判決を言い渡していたことが分かった。新基準に照らした患者の勝訴判決が明らかになったのは初。これまでは認められにくかった後遺症も認定した。脳脊髄液減少症の訴訟で患者側の勝訴は極めてまれで、新基準で流れが変わるのか注目される。

(2)　読売新聞の記事　平成24年8月28日（要旨）

髄液減少症　新基準で認定　加害者に2300万円賠償命令
① 　交通事故が原因で、頭痛などの症状が表れる「脳脊髄液減少症」を発症したとして、神奈川県内の男性が加害者に約5000万円の損害賠償を求めた訴訟で、横浜地裁が、国が昨年2011年10月に示した新たな診断基準をもとに「（事

故による）同症の疑いが相当程度ある」と認定し、約2300万円の賠償を命じる判決を言い渡していたことがわかった。（控訴）
② 同症には明確な診断基準がなかったが、昨年（平成23年）10月に厚生労働省研究班が、MRI（磁気共鳴画像）などの画像から、髄液の漏れを判断する基準を示した。男性を支援する仮認定NPO法人「脳脊髄液減少症患者・家族支援協会」によると、同種の訴訟で、新基準をもとに同症を認定した判決が明らかになったのは初めて。

　治療に有効なブラッドパッチ療法で症状が改善したことなどに加え、新基準に沿った髄液の漏れを示す画像が複数見つかったことを重視。「同症の疑いが相当程度ある」とした。

2　横浜ヴェイグ判決の検討

　横浜地判第6民事部（裁判長　森義之）平成24・7・31（自保1878号1頁）を検討する。

　判決では後遺障害を9級10号としたが、脳脊髄液減少症ではない可能性もある。被告は自転車を運転中、原告の自転車と衝突し、脳脊髄液減少症を発症したと主張した。判決は、症状は回復の可能性もあるとして10年間、30％の労働能力喪失とした。

〔判決要旨〕
① 脳脊髄液減少症の診断基準
　ⓐ 脳脊髄液減少症ないし、低髄液圧症候群は、硬膜から髄液が漏れ出し、頭蓋内圧が低下し、又は脳組織が下方変位し、頭痛等が生ずるという病態である。
　　立位では髄液漏出が増大するため、頭痛が悪化し、臥位では症状が改善する（起立性頭痛）のが一般的である。（注―起立性頭痛とは医学的に非常に特徴のある頭痛であることに注意。これがあれば、カルテに記載されるはずである）
　ⓑ 国際頭痛学会（IHS）が発表した国際頭痛分類の内、特発性低髄液圧性頭痛（髄液漏れの原因が不明なもの）の診断基準（以下「国際頭痛分類基準」という。）は、別紙1のとおりである。（注―別紙1は略。なお、IHSは脳脊髄液減少症としないで「低髄液圧症候群」としている。平成25年7月

「国際頭病分類〔第3版β〕」が発表された）
ⓒ 日本脳神経外傷学会は、髄液漏出の診断方法が医師によって異なっていたことから、科学的根拠に基づく診断基準等を確立するため、「頭部外傷に伴う低髄液圧症候群作業部会」を設置し、同部会は、別紙2の外傷に伴う低髄液圧症候群の診断基準（以下「脳神経外傷学会基準」という。）を発表した。（注─判決の別紙2は略）
ⓓ 篠永医師を委員長とする「脳脊髄液減少症研究会ガイドライン作成委員会」は、別紙3の診断基準（以下「ガイドライン基準」という。）を作成した。（注─判決の別紙3は略）
ⓔ 厚生労働省の研究班である「脳脊髄液減少症の診断・治療法の確立に関する研究班」は、脳脊髄液減少症（低髄液圧症候群）が頭頸部外傷後に続発すると報告されたことに端を発し、あたかもむち打ち症の患者のすべてが脳脊髄液減少症であるかのごとく誤解されるなどの事象が生じており、その原因は、医師ごとに独自の診断基準を用いていたことにあるとして、厚生労働省科学研究費補助金障害者対策総合研究事業として、脳脊髄液減少症の研究を行い、平成23年10月ころ、その中間報告を行った。同中間報告には、暫定的な診断基準（以下「厚労省中間報告基準」という。）が含まれている。
② 原告の主張
原告は、本件事故により脳脊髄液減少症を発症したと主張し、その証拠として篠永医師の意見書を提出した。また、篠永医師は、証人尋問において、同旨の証言をしている。（注─新しい疾患を提唱するのであれば、従来の診断基準を変更する合理的なデータを示すべきである）
ⓐ 篠永医師の診断は、ガイドライン基準に基づき、㋑受傷後まもなく起立性頭痛等の症状があったこと、㋺画像所見として、平成20年11月のRI脳槽シンチグラフィー検査において注入から1時間後に膀胱内にRIの集積が見られたこと、3時間後及び6時間後には腰椎部から明瞭な髄液漏出像が認められたこと、24時間後のRI残存率は13.8％と低いこと、平成22年6月のRI脳槽シンチグラフィー検査においては膀胱内にRIが集積したのは注入から6時間を経過した後であり、髄液漏出像はなく、24時間後のRI残存率は31％と正常であったこと、㋩ブラッドパッチに一定の効果があったことを主な根拠として、原告が脳脊髄液減少症を発症したと判断している。
ⓑ 症状について
原告は、A病院及びBメディカルプラザにおいて、頭痛を訴えた時と訴

えなかったときがあり、C大学病院において、原告は、起立性頭痛があると診断されているものの、その診療録には、臥位でも頭痛は軽減しない旨の記載などもあり、原告の頭痛が起立性頭痛であるかどうかは、必ずしも明確でない点がある。

ⓒ RI脳槽シンチグラフィー検査の結果等について

RI脳槽シンチグラフィー検査とは、腰から脊髄腔を穿刺し、RI（放射性同位元素のイリジウムでラベルされた放射性物質）を脊髄腔に注入して、RIの漏出や膀胱内におけるRIの集積状況等を検査するものである。

ガイドライン基準が早期（RI注入後3時間以内）の膀胱内のRIの集積を脳脊髄液の漏出とする理由は、脳脊髄液が上矢状洞と呼ばれる血管から吸収されて血液循環に入り、腎臓を経て、尿となって膀胱に到達するには約4〜6時間かかるため、3時間以内のRIの膀胱集積は、硬膜外に漏れたRIを含む脳脊髄液が周囲の毛細血管から血中に吸収され、腎臓そして膀胱へと移行した結果である、という点にある。本件ではRI注入から1時間後に膀胱内にRIが集積していることが認められている。

しかし、脳脊髄液は脊髄腔からも吸収されるのであって、RI販売業者の医薬品情報では、RIの血中濃度は、投与後3時間で最高値を示すとのデータも存在する。また、証拠によると、2.5時間以内の早期膀胱内でのRI集積は、正常者でも高頻度で認められ、後記のとおり重要な基準であると考えられる厚生省中間報告基準においても、正常所見との境界が明確ではないため、参考所見に留まるとされていることが認められる。したがって、RI注入から1時間後の原告の膀胱内にRIが集積していることは、直ちには、脳脊髄液の漏出を示すものとは認められないものの、参考所見とはなるということができる。

次に、「腰椎部からの脳脊髄液漏出像」について検討する。

証拠（証人篠永）によると、篠永医師が脳脊髄液漏出像と述べているのは、RI注入から3時間後及び6時間後の画像において、腰椎部付近に、ほぼ左右対称の丸味を帯びたぎざぎざ様の画像がある部分であるところ、証拠によると、腰椎部には神経根に沿って髄腔がつぼみ状に膨らんでいる部分があり、ここにRIが溜まっている場合は、同様の画像となること、また、RI検査における脊髄腔穿刺の時にできた針穴（穿刺部）から漏れている可能性があることが認められる。さらに、証拠によると、腰部両側対称性のRIの集積は、穿刺部からの漏出の可能性等を排除できないため、厚生省中間報告基準においては、参考所見とするに留められている。これらのこと

からすると、本件における腰椎部付近におけるRI集積を示す画像は、直ちには、脳脊髄液の漏出を示すものとは認められないものの、参考所見とはなるということができる。

次に、24時間後のRI残存率が低いことについては、証拠によると、放射性同位元素の血中への移行の早さ及び体外排泄の早さは個人差が大きいと考えられ、RI残存率が低いからといって、この点から脳脊髄液の漏出があったとはいい難く、厚生省中間報告基準においても、RI残存率は診断基準とされていないことが認められる。したがって、RI残存率が低いことから原告が脳脊髄液減少症であると認めることはできない。

篠永医師は、本件において、MRIで頭蓋骨内の静脈が拡張した所見が認められることも、脳脊髄液減少症の理由の一つとしている。証拠によると、頭蓋内の容積は一定であり、何かが減少すると、それと同じ容積の何かが増加する必要がある（モンロー・ケリーの法則）ため、脳脊髄液が減少した場合、それに従って、拡張し易い静脈や毛細管等の容積が拡大することから、静脈拡大は脳脊髄液減少症を示す特徴とされているが、その判定は難しく、厚生省中間報告基準においても、静脈拡大については、客観的判断が難しいことから、低髄液圧症の参考所見とされていることが認められる。また、証拠によると、D医師は、同様の造影による頭部のMR検査において、頭蓋骨内に明らかな異常は見られないと診断しており、静脈拡大を指摘していないことが認められる。以上のことからすると、上記の篠永医師による静脈の拡張の所見から、脳脊髄液減少症を発症していると直ちに認めることはできないものの、篠永医師が、MRIで頭蓋骨内の静脈が拡張した所見が認められるとしていることは、参考所見とはなるということができる。

また、篠永医師は、証人尋問において、MRミエログラフィー検査の結果を指摘している。同検査の所見は脳脊髄液減少症を示す重要な所見であると認められるが、篠永医師は、同検査の結果については、漏れている可能性があると証言するに留まっており、証拠によると、平成20年12月12日の時点でも、MRミエログラフィー検査では明らかな漏出所見は見られないと診断していると認められる。これらの事実からすると、原告のMRミエログラフィー検査の結果から直ちに脳脊髄液漏出があるとは認められない。

ⓓ ブラッドパッチの効果について

ブラッドパッチとは、硬膜外腔に自家血を注入することで、脊髄の硬膜

外の圧を上昇させ、髄液腔と硬膜外との間の厚さにより漏出していた脳脊髄液漏出を止める治療方法であり、長期的には血液による硬膜外腔の組織に癒着が生じて漏出部位を閉鎖させることが期待される（注―ブラッドパッチは危険な医療行為と主張する医師もある）。

原告は、5回にわたり、ブラッドパッチを受けていること、そのうち症状がかなり改善したのは1回目（平成18年11月9日）及び4回目（平成20年12月2日）であること、しかし、その効果は、長続きしなかったこと、他の3回は、目立った効果は無かったことが認められる。したがって、原告の症状が、ブラッドパッチにより、長い期間にわたって顕著に改善したとまでは認められないものの、一定の効果はあったと認められる。（注―ブラッドパッチの効果は本人の訴えしか確かめる方法はない。「プラシーボ効果」、「ホーソン効果」についても、考慮しなければならない。この医学的な研究も必要である）

平成20年12月1日のRI脳槽シンチグラフィー検査によると、RI注入から1時間後に膀胱内にRI集積がみられたほか、3時間後および6時間後の画像上、腰椎部からRIが滲み出ている様子が映し出されているところ、平成22年6月2日のRI脳槽シンチグラフィー検査においては、膀胱内のRIの集積が注入から6時間後に初めて認められ、髄液漏出の所見はなかったものであって、このことは、この間にブラッドパッチにより脳脊髄液の漏出が止まったことの一つの根拠とはなるということができる。

厚生省中間報告基準における画像診断基準は、脳神経外傷学会基準を作成した日本脳神経外傷学会を含め、複数の学会が了承・承認した基準であると認められ、中間報告の段階であるものの、現段階において重要な診断基準であると考えられる。

原告の症状を厚生省中間報告基準に当てはめると、複数の参考所見となるものが見られるものの、それを超える所見があるとまでは認められない。（注―とすれば否定判決とすべきではないか）

その余の基準（国際頭痛分類基準、脳神経外傷学会基準、ガイドライン基準）は、いずれも厚生省中間報告基準より前に作成されたものであって、その信頼性は、厚生省中間報告基準には及ばないと考えられるが、起立性頭痛を脳脊髄液減少症の症状としていることなど参考となる点はあるということができる。

以上によると、原告が脳脊髄液減少症を発症したと確定的に認めることまではできないものの、⑦C大学病院において起立性頭痛であると診断さ

れていること、㈠厚生省中間報告基準における参考所見が複数見られること、㈧ブラッドパッチが一定程度効果があったことからすると、原告について、脳脊髄液減少症の疑いが相当程度あるということができる。

3 「横浜ヴェイグ判決」の解説

判決文では以下のように認定している。
① 原告に脳脊髄液減少症が発症したとは確定的に認めることはできない。
② 原告について脳脊髄液減少症の疑いが相当程度あるということができる。

したがって、①・②のとおりとすれば、肯定判決というよりむしろ否定判決に近いといってもよいように思われる。判決は、あくまで「疑い」が「相当程度ある」といっているに過ぎない。本件は現在東京高裁にて審理中であり、被告側は高裁において本症の第一人者である吉本医師による詳細な医学意見書を提出しているとのことである。後述Ⅶの東京高裁の「リーディング判決」、「ICHD－3β判決」などからすると、逆転否定判決になる可能性が高いかと予想される。現在も弁論が進行中であり、判決は平成26年後半頃となる予定のようである。注視していきたい。

4 「横浜ヴェイグ判決」以前の横浜地裁の判決について

脳脊髄液減少事案については、本件「横浜ヴェイグ判決」の前々年の平成22年5月27日（確定、自保1828号1頁）に、前記判決と同じ第6民事部（交通部）において全く逆の判決が出されている。同じ横浜地裁交通部の判決であるのに異なった判決となっている。

〔判決要旨〕
31歳女性獣医が乗用車後部座席に同乗中、衝突され低髄液圧症候群を発症、約2カ月間「入院するまでの時点で原告が特に強く訴えているのは背部痛、腰痛」、「1回目のブラッドパッチ後、原告はむしろ、めまいや頭痛がひどくなった」、「日本神経外科学会の診断基準には当てはまらない」、「原告の本件事故後

の症状を低髄液圧症候群と認めることはできない」とした。非器質性精神障害とし9級10号（労働能力喪失35％、喪失期間10年）と認定した。（4割減額）

　上記判決について被告代理人である内藤雅義弁護士の次のような解説がある（要約、自保1828号2頁）。

① 篠永医師が脳脊髄液減少症の診断根拠とした他覚所見をいずれも診断根拠とならないとした。ⓐA病院における脳MRIの所見については、被告側医師（吉本医師）の意見書や診療記録に出てくる他の医師の意見などを踏まえ異常と判断するのは、篠永医師だけであるとした。ⓑA病院での脳槽シンチにおける腰椎部の造影所見については、穿刺の失敗や穿刺部からの漏れの可能性が高いと認定し、ⓒ脳槽シンチにおける膀胱への早期RI集積所見については、これを早期であるとは認定できない等とした。
② 事故直後の診療録に起立性頭痛がないことについて、他の痛みから起立性頭痛がマスクされていたという篠永医師の意見を否定した上、診療録等から脳槽シンチ後に原告が訴えた起立性頭痛は脳槽シンチによる硬膜（腰椎）穿刺後頭痛であると認定した。
③ 本件は、篠永医師が法廷で直接証言したにもかかわらず、その根拠の否定から診断そのものが否定された点に大きな意味を持つ。
④ 原告の精神症状の重篤化に、原告の素因と共に治療経過がかかわったことを認定した点は更に意義が大きいと考えている。すなわち、事故直後は軽度であったのが、たまたま医師から低髄液圧症候群の診断を受けその診断のために実施された脳槽シンチにより穿刺後頭痛が出現し、ますます患者は低髄液圧症候群あるいは脳脊髄液減少症と信じ込み、精神心理的素因も寄与して症状が悪化したという認定を行ったことである。その意味で本件は医原病であったと認定したことになる。
⑤ 脳槽シンチにより、国際頭痛分類に典型例である硬膜穿刺後頭痛としての起立性頭痛が出現し、その結果、患者が事故による低髄液圧症候群と誤信してしまう事例もある程度存在しているのではないかと推測される。
⑥ 国会議員の中に、低髄液圧症候群ないし脳脊髄液減少症を保険診療化する動きもあるが、その際本件のような裁判所が実質医原病と認定した事例が存在することを踏まえるべきものと考える。

V 「横浜ヴェイグ判決」後の地裁判決について

　本章Ⅳにおいて記した「横浜ヴェイグ判決」以後の筆者が入手した最近までの地裁判決は次の表のとおり36件あり、1件の肯定判決を除き（ただし控訴審にて否定）、すべて脳脊髄液減少症を否定する判決となっている（平成26年3月まで）。この横浜判決は、後の判決に影響を与えなかったことがわかる。

　このような否定判決の流れの中で、「リーディング判決」、「ICHD－3β判決」が生まれたものと考えられる。全国の裁判官が見ていると思われる判決のデーターベースである「判例秘書」などにも、髄液漏訴訟の判決が相当数紹介されている。裁判官は圧倒的に多い否定判決を見ているのであるから、当然この流れは把握しているはずである。その意味からも、横浜判決は、否定判決の流れの中で突然出されたまさに「ヴェイグ（vague）＝曖昧」としか言いようのない判決であり、今後はこのような判決は出現しないであろうと思われる。本項では、この特異な横浜判決を1つの区切りの判決として、その後の判決を追ってみたものである。筆者が知る限り、横浜判決後の地裁における否定判決は35件であり、1件の肯定判決は控訴審にて否定されたので結果的にはすべて否定判決である。以下、これについて〔表3〕で紹介する。病名は判決に従った。

〔表3〕「横浜判決」後の地裁判決一覧表

番号	裁判所	判決日・判決の要旨	認否・出典等
❶	東京地判民事第27部	平成24年9月12日	否定（自保1886号40頁）
追突事故。脳脊髄液減少症を発症。起立性頭痛なし。髄液漏出をうかがわせる画像なし。EBPにより改善したわけではない。したがって、脳脊髄液減少症否定。14級、逸失利益5％5年。後遺障害慰謝料110万円。頚椎捻挫を認定。			

| ❷ | 東京地判 民事第27部 | 平成24年9月13日 | 否定（自保1885号25頁） |

運転中、玉突き追突された36歳の主婦には起立性頭痛はない（病名を知った後訴える）。EBPの効果は疑問として低髄液圧症候群を否定。線維筋痛症も否定。12級認定。

| ❸ | 名古屋地 半田支判 | 平成24年9月26日 | 肯定（自保1902号26頁） 名古屋高判 平成25・6・21で逆転 否定（自保1902号12頁） |

EBP 8回するも症状悪化。ICHD、厚労省基準によると低髄液圧症候群否定とする余地もあるが他に説明できるものはないとして低髄液圧症候群を肯定。控訴審で否定。本章Ⅲで述べた。

| ❹ | 仙台地判 | 平成24年10月30日 | 否定（自保1897号121頁） |

脳脊髄液減少症否認。診断は事故から2年後。本件事故による後遺障害なし。

| ❺ | 東京地判 民事第27部 | 平成24年11月7日 | 否定（自保1888号53頁） |

乗用車助手席同乗中の46歳主婦の脳脊髄液減少症の主張につき、起立性頭痛なく髄液漏出もないとして厚労省基準からも否定。

| ❻ | 東京地判 民事第27部 | 平成24年12月6日 | 否定（自保1890号22頁） |

47歳の男子運転中追突され、低髄液圧症候群発症したとして7級主張したが、起立性頭痛なく、EBPも改善したとは言い難いとして厚労省基準からも否定（後遺障害否定）。訴訟関係者に聞いたところ、東京高裁でも脳脊髄液減少症否定とのこと。判例集未登載、吉本医師の意見書あり。

| ❼ | 東京地判 民事第27部 （合議部） | 平成24年12月13日 | 否定（自保1893号28頁） |

20歳女子会社員が運転中衝突。低髄液圧症候群等の主張について起立性頭痛なし、厚労省発表の脳脊髄液漏出症（脳脊髄液減少症）に関係する日本の8つの学会が了承・承認した「脳脊髄液漏出症画像判定基準・画像診断基準（研究班画像基準）」においては、RI検査画像を見ても「髄液漏出部位は明らかではな

い」等から、「髄液が漏出していると認めることはできない」、4回にわたるEBP治療で「各回の直後には改善がなく、……3年以上経過した現在においても頭痛が生じる」等から、改善なしとして低髄液圧症候群の発症を否定。

| ❽ | 京都地判 | 平成24年12月17日 | 否定（自保1894号59頁） |

44歳の主婦が運転中出会い頭に衝突し、低髄液圧症候群として9級を主張したが、厚労省他の診断基準によって否定。したがって、脳脊髄液減少症の症状であるとする各症状に係る治療費も、本件事故と相当因果関係のある損害と認めることはできないと否認した。

| ❾ | 大阪地判
第15民事部 | 平成24年12月19日 | 否定（自保1892号68頁） |

横断歩道を横断中の35歳契約女子社員が衝突され1級を主張したが、起立性頭痛なし・EBP効果なしとして脳脊髄液漏出症（低髄液圧症候群）を否定。14級認定。

脳脊髄液減少症（低髄液圧症候群）について

　原告は、篠永医師が原告の症状につき脳脊髄液減少症（なお、脳脊髄液減少症に関してはその定義自体にいくつかの見解があるが、低髄液圧症候群と同類のものと捉えられる。そこで、以下、「低髄液圧症候群」と称することもある。）であると診断したことをもとに、原告に本件事故により脳脊髄液減少症が発症したと主張する。

　この点、原告における脳槽シンチグラム検査の結果、RI残存率は6時間後75.9％、24時間後25.7％であり、24時間後に30％以下となっているため、2007ガイドラインの診断基準は満たしているといえる。

　しかし、篠永医師の診断は、原告につき、「実際の診断にあたっては、必ずしも診断基準に一致することにより診断をくだすのではなく、交通事故以後、頭痛など多彩な症状が長期間続き、MRIやRI脳槽シンチグラフィーで脳脊髄液減少、漏出所見がみられ、何らかの治療法で症状の改善が得られた場合に脳脊髄液減少症と診断」するということを前提とし、2007ガイドラインをもとに、①起立性頭痛、めまい、耳鳴り、眼症状、自律神経症状、倦怠など、多彩な症状が本件事故から持続していること、②脳MRI検査の結果、びまん性硬膜造影、静脈拡張、硬膜下拡大などの所見が見られること、③RI脳槽シンチグラフィーの結果、クリアランス亢進（24時間後RI残存率が22.4％と定値）しており、髄液漏出の可能性が高いと判断されること、④ブラッドパッチ治療により徐々に症状が改善していることといった根拠から、原告につき低髄液圧症候群と診断

している（証人篠永医師の供述書）。

　この点、そもそも2007ガイドライン自体未だ広くは承認されてない基準であり、しかも、篠永医師は、2007ガイドラインを厳格に適用していないと窺われ、その診断には曖昧さが残ることが否めない。

　また、篠永医師は、原告に①の各症状があることを前提事実として、原告の低髄液圧症候群を認めているが、以下のとおり、原告にこれらの症状があるとは認められない。

| ❿ | 新潟地長岡支判 | 平成24年12月19日 | 否定（自保1891号5頁） |

45歳女性社員は運転停止中、追突されその後平成17年に頚部座痛で横臥中接触され脳脊髄液減少症となり1級主張につき、14級認定。起立性頭痛なく、厚労省基準等からも否定。

| ⓫ | 大阪地判第15民事部 | 平成25年1月10日 | 否定（自保1898号40頁） |

58歳男子タクシー乗務員が、停止中追突され低髄液圧症候群を発症し3級と主張。14級認定。厚労省基準からも起立性頭痛なしとして否定。

| ⓬ | 神戸地姫路支判 | 平成25年1月21日 | 否定（交通判例速報561号1頁） |

49歳主婦、停止していた運転車両に追突され、新聞で脳脊髄液減少症の記事を見て脳脊髄液減少症を主張したが、起立性頭痛なし・髄液漏出なしとして厚労省基準などにより否定。

| ⓭ | 東京地判民事第27部 | 平成25年2月6日 | 否定（自保1905号35頁） |

平成14年5月26日、追突事故、自賠責14級認定であるが、平成17年頃原告は自分も脳脊髄液減少症ではないかと考え、篠永医師を受診し、脳脊髄液減少症との診断を受け、9級を主張した。明らかな髄液漏はないので、EBP治療せず。起立性頭痛なし。頚椎捻挫等認定し、14級とする。5％で5年間の逸失利益。後遺障害慰謝料110万円。

| ⓮ | 佐賀地唐津支判 | 平成25年2月12日 | 否定（自保1904号58頁） |

原告女性が乗用車を運転し、停止中追突され、23ヵ所の病院等に入・通院し、

脳脊髄液減少症を発症したとし（反訴請求、既払金の他1665万円を請求。230万認定）、14級主張。A病院にてB医師の治療受けた後、篠永医師を受診し、脳脊髄液減少症と診断されEBP治療。国際頭痛学会基準、日本脳神経外傷学会、厚労省基準などを総合的に検討し、外傷を原因として髄液漏出が起こり頭痛などが発症したこと、また髄液摘出も否定した。篠永医師の診断は採用できない。EBPによる著明な改善なし（吉本医師の意見書あり）。ほとんど労働に従事できないが他覚的所見がないので、14級9号を認定。原告は後遺障害の慰謝料請求していない。素因減額否定。

| ⓯ | 広島地判 | 平成25年3月6日 | 否定（判例秘書） |

通勤事故。脳脊髄液減少症を否定した。本章Ⅱにおいて述べた。

| ⓰ | 東京地判
民事第27部 | 平成25年3月27日 | 否定（自保1900号28頁） |

33歳男子、停止中追突され、その8カ月後再追突され脳脊髄液減少症発症したとする事案。起立性頭痛なし・髄液漏出なしとして厚労省基準からしても脳脊髄液減少症を否定。

| ⓱ | 佐賀地唐津
支判 | 平成25年3月28日 | 否定（自保1911号37頁） |

〔第1事故〕
　直後から起立性頭痛等なし。また外傷を原因とする髄液漏出なし。後遺障害14級、喪失率5％、喪失期間5年。
〔第2事故（第1事故の約1年半後）〕
　逸失利益喪失率5％、喪失期間5年。

| ⓲ | 東京地判
民事第27部 | 平成25年4月16日 | 否定（自保1899号34頁）
東京高判 平成26・1・15否定。 |

30歳男子社員が運転停止中追突され、低髄液圧症候群の発症を主張。しかし、起立性頭痛なし、画像上異常所見なしとして低髄液圧症候群を否定。

| ⓳ | 横浜地判
第6民事部 | 平成25年5月30日 | 否定（自保1903号111頁） |

原付自転車を運転し、停止中追突され、脳脊髄液漏出症を発症したとし、9級相当を主張。認定額643万円。

医師は脳脊髄液減少症と診断するが、起立性頭痛は医師が聞き取りの際、過去の頭痛の症状を起立性頭痛であるように伝えたことが推測される。したがって起立性頭痛ではなく、脳脊髄液の漏出を示す所見なし。EBPの効果はほとんどなし。したがって脳脊髄液減少症を否定。逸失利益14級該当、喪失率5％、期間20年間、後遺障害慰謝料110万円。

⑳	大分地判	平成25年6月20日	否定（自保1909号20頁）

サッカーボール事件、起立性頭痛なし、EBPしていない。脳脊髄液減少症否定。ICHD、Mokri、日本神経外傷学会の診断基準にあてはまらない。

㉑	東京地判 民事第27部	平成25年7月31日	否定（自保1906号46頁、保険毎日新聞2013年11月11日6面）

追突され、脳脊髄液減少症の診断を受けたとの主張に対し、起立性頭痛なし、脳脊髄液減少症を否定した。第2章で述べた。

㉒	仙台地判	平成25年10月11日	否定（自保1920号19頁）

起立性頭痛なしとして低髄液圧症候群を否定。後遺障害14級9号認定。国際頭痛分類〔第3版〕によっても起立性頭痛は低髄液圧症候群の特徴的な症状であると認められるところ、原告には起立性頭痛が認められない。これに加えて画像診断によっても原告の脳脊髄液漏出が立証されておらず、低髄液圧症候群を発症したと認められない。後遺障害慰謝料110万円、逸失利益5％、5年間。

㉓	東京地判 民事第27部	平成25年10月28日	否定（自保1913号1頁）

頸椎捻挫等から自賠責は14級9号と認定したが、脳脊髄液減少症を主張した。しかし頭痛がない日もあるためから、起立性頭痛を否定し、脳脊髄液減少症の発症を否認した。
判決は頸椎・腰椎捻挫の14級9号を認定し、後遺障害喪失率5％、喪失期間5年、慰謝料110万円。

㉔	熊本地判	平成25年10月31日	否定（自保1916号62頁）

自賠責認定14級9号であるが、外傷性脳脊髄液漏出症を主張したが、起立性頭痛なく髄液漏出もないとして否定。14級9号認定（労働能力喪失率5％、期間5年）

㉕	東京地判	平成25年11月19日	否定（判例秘書）

309

	民事第27部		

① 被害者A（15歳）は、篠永医師から脳脊髄液減少症と診断されてEBPの治療を受けているが、本件訴訟においてはこの点を事情として主張するに留まり、脳脊髄液減少症を発症したとまでは主張していないが、それらの診断を踏まえて9級の後遺障害を主張した。判決は、篠永医師の診断は合理性を裏付ける根拠はなく、被害者Aの主張は採用せず、本件により後遺障害は認められないので、逸失利益、後遺障害慰謝料は認められないとした。

② 被害者Aの母は、篠永医師から脳脊髄液減少症と診断されEBPをしているが、脳脊髄液減少症を発症したとまで主張していないがそれらを踏まえて、9級10号を主張した。判決は脳脊髄液減少症ではなく外傷性頚部症候群であり、後遺障害14級9号とし、喪失率5％、喪失期間5年、後遺障害慰謝料110万円とした。

㉖	東京地判 民事第27部	平成25年11月25日	否定（自保1914号60頁）

後遺障害の逸失利益・慰謝料0。起立性頭痛なしとして脳脊髄液減少症否定。

㉗	東京地判 民事第27部	平成25年11月25日	否定（自保1915号61頁）

追突事故。原告は、低髄液圧症候群の治療を受けているが、起立性頭痛の自覚症状なし。髄液漏出の所見なし。4回のEBPをするも頭痛消失していない。自賠責は後遺障害14級を認定。
判決は低髄液圧症候群の治療と事故の相当因果関係を否定。14級9号認定。後遺障害による逸失利益喪失率5％、喪失期間5年、後遺障害認定慰謝料110万円を認定。

㉘	東京地判 民事第27部	平成25年11月27日	否定（判例秘書）

低髄液圧症候群で治療を受けたが、4回のEBPで頭痛消失せず。低髄液圧症候群と事故との相当因果関係なし。
後遺障害14級9号、労働喪失率5％、期間5年。

㉙	名古屋地判 民事第3部	平成25年12月25日	否定（自保1916号52頁）

低髄液圧症候群により7級の後遺障害を主張したが、起立性頭痛なし等として

否定した。自賠責同様、14級9号を認定。（労働能力喪失5％、期間7年）。

| ❸ | 東京地裁
民事第27部 | 平成25年12月25日 | 否定（自保1917号46頁） |

被害者について、起立性頭痛がないので諸基準から見て脳脊髄液減少症（低髄液圧症候群）の発症否定。後遺障害はないので、逸失利益、後遺障害慰謝料を否定。脳脊髄液減少症（低髄液圧症候群）は認められない。症状固定診断を得るまでの治療費は認める。

| ❸ | 福島地いわき
支判 | 平成26年1月17日 | 否定（自保1919号31頁） |

原告は脳脊髄液漏出があり、それは脳脊髄液減少症によると主張。判決は事故後間もなく頭痛を発症したと認める証拠はない。ICHD－Ⅱ、ICHD－Ⅲβによっても診断基準を満たすとはいえない。事故により脳脊髄液漏出の傷害を受傷したとする証拠はない。

| ❷ | 大阪地判
民事第15部 | 平成26年1月31日 | 否定（自保1918号103頁） |

脳脊髄液減少症否定。本章Ⅶにおいて述べる。

| ❸ | 千葉地裁 | 平成26年1月31日 | 否定（自保1917号14頁） |

起立性頭痛は認定できない。また髄液漏出を示す画像所見なしとして低髄液圧症候群否定。
目まいの後遺障害は12級、素因減額2割、逸失利益は労働能力喪失率14％、期間5年、後遺障害慰謝料100万円。

| ❹ | 名古屋地判
民事第3部 | 平成26年2月27日 | 否定（自保1919号53頁） |

原告は低髄液圧症候群により後遺障害14級9号を主張。判決は起立性頭痛を否定、仮に低髄液圧症候群を発症したとしても事故との因果関係はない。労働能力に影響を与える後遺障害なし。後遺障害逸失利益・慰謝料否定。

| ❺ | 名古屋地判
民事第3部 | 平成26年3月6日 | 否定（判例集未登載） |

原告に起立性頭痛なし。A病院のMRミエログラフィー検査について、医師吉本智信がA病院医師の指摘する液体の貯留所見は正常人であっても認められる

所見である旨の意見を述べているところ、これを否定するに足りる原告の具体的立証はない。
以上によれば、原告が本件事故により低髄液圧症候群を発症したとは認められない。

| ㊱ | 名古屋地判民事第3部 | 平成26年3月12日 | 否定（判例集未登載） |

低髄液圧症候群否定。脳脊髄液漏出症や低髄液圧症候群の診断は、画像診断基準や日本脳神経外傷学会提案の診断基準、国際頭痛分類の診断基準等に従うべきである。原告らは、交通事故の損害賠償の場面では、損害の公平な分担の見地から診断基準が緩やかに適用されるべきであると主張するが、独自の理論に基づく主張であって、当裁判所はこれを採用しない。実施された検査結果等をみても、原告の訴える症状は、起立性頭痛の存在や外傷後30日以内の発症の事実が認められないなど、これらの基準が定める低髄液圧症候群の診断基準に合致しない。従って、添付看護費も認めず。

VI これまでの高裁判決と主要判例の解説

1 判決一覧表

　平成26年3月までに公表された判決および筆者が入手した民事高裁判決31件は次のとおりである。上告した、また上告中のものもあるが、現在まで最高裁の判決は出ていないので、いずれも確定したものと思われる。

　この項の判決確定については、できるだけ最新情報とするため（巻末の【参考資料3】の判決一覧表のとおり）、脱稿直前に調査したものである。

　表の「番号」欄のマルで囲んだ数字はすべての高裁判決の通し番号であり、（　）で囲んだ数字は、主要判決であり、〔表4〕高裁判決一覧表の後の主要判決の解説の番号である。

　病名は判決に従った。

〔表4〕高裁判決一覧表

番号	裁判所	判決日・判決の要旨	認否・出典等
❶	名古屋高判	平成16年12月8日 事件番号不明	否定（判決文入手できず）
	【原審】名古屋地岡崎支判　平成16・3・23（自保1585号2頁）否定 原審は起立性頭痛か否かの判断は示されていない。事故後4年後に低髄液圧症候群の診断があるが、日常動作によっても起こりうるとして因果関係否定。 【控訴審】古笛恵子他編『交通事故におけるむち打ち損傷問題〔第2版〕』（引用文献18・223頁）には「原審の判断を維持」とある。			
❷	福岡高判 第3民事部 （裁判長 西　理）	平成19年2月13日 平成17年（ネ）第336号 平成18年（ネ）第666号	否定（自保1676号2頁、判時1972号90頁、保険毎日新聞—平成19年3月2日号に筆者の論文がある）

313

	\u3000	【原審】福岡地行橋支判　平成17・2・22（自保1676号10頁、判タ1233号148頁）肯定 後遺障害の損害の主張なし。原審、控訴審とも本章Iで述べた。	
❸	東京高判 第14民事部 （裁判長 西田美昭）	平成20年4月24日 平成20年（ネ）第283号	否定（自保1756号10頁、同5頁に筆者の論文がある）
	\u3000	【原審】東京地判　平成19・11・27（自保1717号2頁）否定 日本神経外傷学会の基準により起立性頭痛なし等として、外傷性低髄液圧症候群を否定した。 【控訴審】低髄液圧症候群についての原判決の認定、判断を引用。後遺障害の逸失利益を労働能力喪失5％、喪失期間3年とした。 原審、控訴審とも本章Iで述べた。	
❹ (1)	東京高判 第8民事部 （裁判長 原田敏章）	平成20年7月31日 平成20年（ネ）第912号	肯定（自白事件）（自保1756号7頁、同2頁に筆者の論文がある）
	\u3000	【原審】横浜地判　平成20・1・10（自保1727号2頁）肯定	
❺ (2)	大阪高判 第7民事部 （裁判長 永井ユタカ）	平成20年10月16日 平成18年（ネ）第395号	否定（月刊自動車管理2008年12月号40頁）
	\u3000	【原審】大阪地岸和田支判　平成17・12・28（事件番号平成16年（ワ）第369号） 脳脊髄液減少症は争点になっていないようである。後遺障害14級10号認定。 【控訴審】出口みどり弁護士の論文「被害者が脳脊髄液減少症ガイドライン2007の診断基準を満たしながら、私病によりブラッドパッチを実施できなかった場合の損害認定」（引用文献31）がある。判決は結果として脳脊髄液漏出症を否定している。	
❻	東京高判 第14民事部	平成21年1月29日 平成20年（ネ）第4618号	否定（自保1779号2頁）

	（裁判長 房村精一）		
	【原審】千葉地判　平成20・8・6（自保1779号2頁）否定 低髄液圧症候群（脳脊髄液減少症）が発症していたとしても、事故との間に相当因果関係はない。傷病名は頚椎捻挫および腰椎捻挫。 【控訴審】日本神経外傷学会の作業部会基準である「30日以内の発症」ではないので、低髄液圧症候群が発症したとしても因果関係がない。頚椎捻挫等の認定。既往症（脊柱管狭窄）減額5割。			
❼	広島高松江支判 （裁判長 古川行男）	平成21年11月4日 平成18年（ネ）第20号 平成20年（ネ）第81号	否定（自保1810号2頁）
	【原審】鳥取地判　平成18・1・11（自保1810号2頁、週刊自動車保険新聞平成18年3月8日）肯定 原審、控訴審とも本章Ⅰで述べた。			
❽	福岡高判 第5民事部 （裁判長 山口幸雄）	平成22年2月25日 平成20年（ネ）第274号 （筆者が被告代理人）	否定（判タ1331号206頁）
	【原審】福岡地小倉支判　平成20・2・13（自保1742号20頁、判タ1331号215頁）否定 吉本医師に対する反論をしていない。低髄液圧症候群否定、14級認定。 【控訴審】逸失利益労働能力喪失14％、喪失期間7年間を認定。心因性減額否定。			
❾ (3)	東京高判 第20民事部 （裁判長 春日通良）	平成22年10月20日 平成22年（ネ）第1172号	否定（判タ1344号176頁）
	【原審】東京地判　平成22・1・29（自保1818号1頁、判例秘書）否定 低髄液圧症候群の認定は神経外傷学会等基準によるとし、起立性頭痛なしとして否定。 【控訴審】低髄液圧症候群を否定。吉本医師の意見は信頼に足る。低髄液圧			

315

	____	____	症候群を認定できなくとも心証の割合で賠償せよとの主張を排除。高度の蓋然性の証明が必要。心証の程度による段階的認定も否定。上告不受理。
⑩	東京高判 第24民事部 （裁判長 前田順司）	平成23年1月27日 事件番号不明	否定確定（判例集未登載）判決文入手できず
	【原審】東京地判　平成21・10・16（自保1810号9頁、判例秘書）否定 原審の判決額420万円が、控訴審で1億円。理由の詳細不明。起立性頭痛がはっきり認められたか不明。後遺障害14級10号。 【控訴審】関係者に聞いたところ、低髄液圧症候群を否定したが、RSDが発症したとして後遺障害3級認定とのこと。		
⑪ (4)	名古屋高判 民事第3部 （裁判長 高田健一）	平成23年3月18日 平成22年（ネ）第713号	肯定（自保1848号1頁、判時2121号65頁）
	【原審】津地伊勢支判　平成22・5・28（自保1848号11頁）否定 脳脊髄液減少症を否定。14級10号を認定。認定した医学的理由が不明確である。被告側は整形外科医の意見書を出し、専門医である脳神経外科医の医学意見書を提出していない。 【控訴審】日本神経外傷学会基準から脳脊髄液減少症を肯定したが完治し、後遺障害なし。40％減額。		
⑫	福岡高判 第2民事部 （裁判長 森野俊彦）	平成23年3月18日 平成22年（ネ）第461号	否定（自保1845号1頁）
	【原審】福岡地判　平成22・3・17（自保1821号1頁、1845号9頁）否定 原審には起立性頭痛が認められない上、低髄液圧の証明や造影MRIによるびまん性の硬膜肥厚増強の所見も認められず、RI脳槽シンチグラフィの結果は、髄液漏出の画像所見として認められないものであるから、本件学会基準にも合致しない。よって、原告に低髄液圧減少症が生じていると認めることはできない。 【控訴審】①低髄液圧症候群につき「合理性が認められている医学的診断基		

準に従って事実を認定する」国際頭痛学会 ICHD − Ⅱ、日本神経外傷学会の認定基準によって、「原告の低髄液圧症候群であるか否かを診断するのが相当である」と認定。
②頭痛の訴えがあったが「体位による変化はなかった」、「80ないし100mm水柱であって」、ICHD − Ⅱ基準と本件学会基準でも「びまん性の硬膜増強の所見も認められず」両基準に合致せず、「原告に低髄液圧症候群が生じているとは認めることはできない」。
③逸失利益後遺障害12級、労働能力喪失率14％、労働喪失期間10年、素因減額50％（一審判決の判断引用）。
④上告不受理。

⓭ (5)	大阪高判 第13民事部 （裁判長 紙浦健二）	平成23年7月22日 平成22年（ネ）第818号	肯定（自保1859号1頁、判時2132号46頁）

【原審】大阪地判　平成22・2・9（自保1837号85頁）否定
RI シンチグラムだけで脳脊髄液減少症と診断するのは疑問として同症を否定。
【控訴審】脳脊髄液減少症を認定し、EBPにより治癒と認定。判決はICHD − Ⅱ の基準が厳格すぎるので、そのため日本神経外傷学会は別の基準を定めたと判示した。被告側は専門医の医学意見書を提出していない。後遺障害14級認定（逸失利益5％、労働喪失期間5年、後遺障害慰謝料110万円）、素因減額否定。

⓮	福岡高判 第5民事部 （裁判長 西　謙二）	平成23年9月22日 平成22年（ネ）第244号	否定（自保1861号15頁）

蹴ったバレーボールが頭に当たり、低髄液圧症候群発症を主張。国家賠償事件。
【原審】大分地中津支判　平成22・1・29（自保1819号38頁、1861号20頁）否定
ICHD基準で起立性頭痛否定、後遺障害否定。
【控訴審】起立性頭痛は2年8カ月余経過してからの判断であり、合理的には理解し難い等として、低髄液圧症候群を否定。

⓯	東京高判 第23民事部 （裁判長 鈴木健太）	平成23年11月16日 平成23年(ネ)第4865号	否定（判例集未登載）

【原審】さいたま地判　平成23・5・30（自保1853号59頁、交民集44巻3号696頁）否定
低髄液圧症候群の主張について髄液漏出、起立性頭痛は認められないとして否定。後遺障害の主張なし。
【控訴審】原審判決を支持し、低髄液圧症候群否定。EBP費用認めず。

⓰ (6)	名古屋高判 民事第2部 （裁判長 中村直文）	平成23年12月2日 平成23年（ネ）第871号	否定（判例集未登載）

停止中の原告車に被告車が追突。低髄液圧症候群を発症したとして、1億3820万円を請求（判決額322万6794円）。ブラッドパッチ3回。逸失利益4641万円、後遺障害慰謝料3000万円を請求するとした事案。
【原審】名古屋地判民事第3部　平成23・6・28（自保1855号61頁）否定
判決は低髄液圧症候群を否定した。臨床所見、画像所見からして低髄液圧症候群は認められない。起立性頭痛なし。EBP効果なし。本事故と因果関係がある後遺障害も認められないから、将来介護費、逸失利益、後遺障害慰謝料は認められない。
【控訴審】「事実、理由」は、上記一審判決を引用した。最高裁に上告したが、平成24年8月29日上告棄却確定。

⓱	大阪高判 第5民事部 （裁判長 坂本倫城）	平成24年2月23日 平成23年(ネ)第1708号	肯定（判例秘書）

原付自転車に対向の普通車が衝突し、被控訴人が傷害を負った事案。
【原審】肯定と思われる。判決文は入手できなかったので、判決内容は不明。
【控訴審】控訴棄却。EBPにより、めまいの症状が改善されたので外傷性低髄液圧症候群と認定。医学的検討は十分ではないと思われる。PTSDも肯定、後遺障害はPTSDによるものとして、12級12号を認めた。

⑱	東京高判 第9民事部 （裁判長 下田文男）	平成24年5月30日 平成23年(ネ)第2783号	否定（自保1876号31頁）

【原審】東京地判　平成23・3・3（自保1847号12頁、判例秘書）否定
髄液漏出なし、2回のEBPで頭痛解消されず低髄液圧症候群否定。
【控訴審】髄液漏出があったと認められず、EBP（2回）効果なし。ICHD－Ⅱ、日本神経外傷学会の基準を満たさないとして低髄液圧症候群否定。最高裁平成25年12月12日上告棄却を決定（毎日新聞平成25年12月14日）。

⑲	東京高判 第2民事部 （裁判長 大橋寛明）	平成24年5月31日 平成23年(ネ)第1951号	否定、上告棄却（自保1880号13頁）

【原審】東京地判　平成23・2・3（自保1848号18頁、判例秘書）否定
低髄液圧症候群の主張をしたが、髄液漏出があるかの疑問等から否定。PTSDも否定したが、14級相当の後遺障害認定。逸失利益5％、労働能力喪失期間9年間。
【控訴審】事故から7年後に受診し、低髄液圧症候群と診断されたが起立性頭痛もなく、ICHD・神経外傷学会の基準からして否定。頸椎捻挫等として後遺障害14級9号認定、素因減額2割。

⑳ (7)	広島高岡山 支判第2部 （裁判長 片野悟好）	平成24年6月7日 平成22年(ネ)第218号	否定（自保1879号1頁）

【原審】岡山地判　平成22・7・1（自保1879号14頁、交民集43巻4号821頁）肯定
労働能力喪失率100％とするも素因減額8割。医学的検討不十分。
【控訴審】厚労省基準から脳脊髄液減少症否定。後遺障害12級13号認定。

㉑	仙台高判 第1民事部 （裁判長	平成24年10月30日 平成24年(ネ)第174号	否定、控訴棄却（判例集未登載）

319

	宮岡 章)		
	【原審】仙台地判　平成24・2・23（自保1872号49頁）否定 ICHD－Ⅱに照らし起立性頭痛なしとして髄液漏の発症を否定し脳脊髄液減少症を否定。また EBP3回著明な効果なし、3回目はプラシーボ効果でも説明可能。後遺障害14級9号（バレーリュー症候群として）、逸失利益0円、後遺障害慰謝料110万円。 【控訴審】髄液漏に関する判断は原審に同じ。控訴人の主張は採用できない。		
㉒	東京高判 第24民事部 （裁判長 三輪和雄）	平成24年11月22日 平成23年（ネ）第870号	肯定（判例集未登載）
	【原審】東京地立川支判　平成22・12・22（判例集未登載）肯定 【控訴審】厚労省基準を満たすか定かではないが、ICHD－Ⅱ、日本脳神経外傷学会の基準を満たす。吉本医師の見解を採用しないという。医学的検討不十分。多くの判例に反する判決。		
㉓	東京高判 第4民事部 （裁判長 小池　裕）	平成25年1月24日 平成24年（ネ）第1774号 平成24年（ネ）第3899号	否定、上告棄却確定（自保1896号14頁）
	これまでの判決の内、最も説得力ある判決、筆者はこれを「リーディング判決」と呼ぶ。以後はこの判決に習うことになろう。 【原審】さいたま地判　平成24・1・27（自保1868号64頁）否定 この「リーディング判決」は原審、控訴審とも本章Ⅶで述べる。		
㉔	東京高判 第12民事部 （裁判長 難波孝一）	平成25年4月10日 平成24年（ネ）第7921号 平成24年（ネ）第940号	否定（判例集未登載）
	【原審】東京地判民事第27部　平成24・11・7（自保1888号53頁）否定 脳脊髄液減少症の主張。起立性頭痛なし、髄液漏なく否定。逸失利益として労働能力喪失率5％、労働能力喪失期間1年間。		
㉕	名古屋高判	平成25年6月21日	否定（自保1902号12頁）

	第3民事部 （裁判長 長門栄吉）	平成24年（ネ）第1083号	
	【原審】名古屋地半田支判　平成24・9・26（自保1902号26頁）肯定 原審、控訴審とも第2章、本章Ⅲで述べた。			
㉖	大阪高判 第11民事部 （裁判長 前坂光雄）	平成25年9月6日 平成25年（ネ）第522号	否定（判例集未登載）
	【原審】神戸地姫路支判　平成25・1・21（交通事故判例速報 No. 561・1頁）否定 起立性頭痛なし、CTミエログラフィによって脳脊髄液の漏出があったとは認められないなどとして脳脊髄液減少症を否定。そもそも髄液の漏出なし、頚椎捻挫認定、後遺障害14級9号認定、心因減額否定。 【控訴審】控訴棄却			
㉗	東京高判 第16民事部 （裁判長 奥田隆文）	平成25年9月24日 平成25年（ネ）第1482号	否定（判例集未登載）
	【原審】東京地判　平成25・2・6（自保1905号35頁）否定 脳脊髄液減少症否定。14級の頚部を中心とする神経症状。 【控訴審】起立性頭痛なし、頚椎捻挫、後遺障害14級相当、素因減額否定。			
㉘ (8)	福岡高判 第3民事部 （裁判長 犬飼眞二）	平成25年10月10日 平成25年（ネ）第480号	否定（自保1911号26頁）
	【原審】佐賀地唐津支判　平成25・3・28（自保1911号37頁）否定 起立性頭痛なし、EBP効果なしとして厚労省基準等から脳脊髄液減少症否定。他の症状で後遺障害14級認定。 【控訴審】原審と同様の認定。起立性頭痛なし、脳脊髄液減少症否定、後遺障害14級。			

㉙	仙台高判 第1民事部 （裁判長 本多幸嗣）	平成25年10月25日 平成24年（ネ）第547号	否定（判例集未登載）
	【原審】仙台地判　平成24・10・30（自保1897号121頁）否定 篠永医師は、脳脊髄液減少症、線維筋痛症としているが、これは認められない。外傷性頚部症候群等は認められる。後遺障害認められず、素因減額なし。 【控訴審】第2章で述べた。		
㉚	東京高判 第5民事部 （裁判長 大竹たかし）	平成25年10月30日 平成25年（ネ）第639号	否定、控訴棄却（自保1907号1頁）
	「国際頭痛分類〔第3版β〕」に関する判決の1例目。 【原審】新潟地長岡支判　平成24・12・19（自保1891号5頁）否定 原審、控訴審とも本章Ⅶで述べる。		
㉛	東京高判 第11民事部 （裁判長 瀧澤　泉）	平成26年1月15日 平成25年（ネ）第3188号	否定（自保1912号1頁）
	「国際頭痛分類〔第3版β〕」に関する判決の2例目。 【原審】東京地判　平成25・4・16（自保1899号34頁）否定 原審、控訴審とも本章Ⅶで述べる。		

2　主要判決の解説と私見

前記1に収録した高裁判決のうち、主な8件の判決を解説する。

(1)　東京高判第8民事部（裁判長　原田敏章）平成20・7・31（自白事件）

本件の地裁は、債務確定請求事件のため、原告（反訴被告）が加害者、被告（反訴原告）が被害者となっている。

| 反訴原告（本訴被告）の請 | 反訴原告（被告A）―1324万0180円、反訴原告 |

求額	（被告B）—4万1690円
判決額	地裁：被告A—676万0686円、被告B—3万2217円 高裁：控訴棄却、地裁と同額を認容（被告Bについては地裁にて確定）
事故日	平成16年2月22日
事故形態	交差点内の衝突
被害者	被告Aが本件事故により、髄液減少症肯定、 被告A（父）—男性・42歳、被告B—被告Aの子・2歳
後遺障害認定等級	被告Aは後遺障害の主張がないので判断していない
EBP	EBP後、治癒

【原審】 横浜地判 平成20・1・10

〔判決要旨〕

① 被告（注―被害者42歳男性を指す）は、保険利用の調査を担当していた者から、髄液減少症ないし低髄液圧症候群（以下「髄液減少症」という。髄液圧が正常であっても低髄液圧症候群同様の症状が出現することから、髄液減少症と呼ばれることが多くなった）という疾病の存在を知り、自身の頭痛の原因ではないかと考えて同疾病の有効な治療法とされるブラッドパッチ療法（硬膜内に自らの血液を注入して髄液漏れの孔をふさぐ処置）を希望し、C医師の許可を得た。そして、C医師から、上記療法を行っているD病院の医師あておよびE大学病院の医師あての各紹介状をもらったものの、前者は既に半年先まで予約が入っていたため受診できず、後者は受診できたものの、病床に空きがないために治療を受けられなかった。

そこで、被告は、F脳神経外科病院の医師からの紹介によりG病院のH医師の診察を受けることになった。

被告は、同年（平成16年）4月18日、H医師の診察を受け、同年5月9日に入院し、同月10日から同月12日にかけて頸椎、腰椎および頭部のMRI検査を受けたところ、頭部MRIの検査結果において、硬膜下腔拡大や造影増強等髄液漏れを疑わせる所見が認められた。H医師は、被告が訴える頭痛、めまいの症状および上記所見に加え、副作用の強い副腎皮質ホルモンプレドニン

を服用しても症状が改善しなかったことから、髄液減少症の診断を下した。
② 被告は、同月13日、腰部にブラッドパッチ療法を受けたところ、頭痛が直ちに軽減し、数時間後に消失した。なお、H医師が上記療法を腰部に施行したのは、一般的に受傷部位が頸椎であっても、髄液漏れは腰部に生じることが多く、また、腰部にブラッドパッチを入れるとある程度は頸椎まで効果が及ぶことによる。

　被告は、同月18日に退院し、その後も数日おきに通院を続けたが、経過は依然として良好であり、同年6月11日の通院時には「仕事を始めた。かなり疲れはするが、状況は以前とは比べものにならないほど良い。」旨申告した。その後、同月18日、再度腰部にブラッドパッチ療法を受け、同年7月末日、髄液減少症は治ゆした旨の診断を受けた。

③ 上記認定のとおり、被告が、ⓐ本件事故後、髄液減少症の典型的症状とされる激しい起立性頭痛（立位で頭痛が生じ、臥位で改善する頭痛）、めまいの症状を訴えるとともに聴力低下も認められ、頭部MRIの検査結果において髄液漏れを疑わせる所見が見られたことや副作用の強い副腎皮質ホルモンプレドニンを服用しても上記症状の改善が見られなかったことから、髄液減少症の診断を受けたこと、ⓑ平成17年5月13日、髄液減少症の治療に最も広く用いられており、症状を改善させる可能性が高いと言われるブラッドパッチ療法を受けたところ、加療後数時間で頭痛が消失し、その後の経過も良好であり、同年7月末日には治ゆの診断を受けたことからすれば、被告は本件事故後に髄液減少症にり患したものと認定できる。

④ また、上記認定のとおり、ⓐ被告は、本件事故の際、頭部右側を打って一瞬意識を失い、本件事故直後、頭部から首、腰にかけての部位や肩の痛み等を訴え、本件事故の3日後に受診したG病院においても頭痛を訴えて「頭部挫傷」の診断を受け、同病院の診療録中本件事故の8日後である平成16年3月1日の欄には「眼の奥が痛い」との記載があること、ⓑその後は、首、腰、右上肢、右下肢の痛みの方が強かったものの、多少の頭痛はあり、I整形外科の診療録中同年7月6日の欄には「右眼のうらが痛い」との記載が見られ、同月29日にはC医師から眼科併診を勧められたこと、ⓒ同年8月ころから特に頭痛が強くなり、平成16年9月8日付けの作成の「病状の経過・治療の内容および今後の見通し」には同年8月21日現在における被告の主訴の内容として「右眼の奥が痛い。」と記載されていることに照らすと、同被告の頭痛は、当初は首、腰、右上肢、右下肢の痛みよりは軽かったものの、程度の差はあれど本件事故直後から続いており、しかも、上記各記載内容に照らすと、頭

痛の性質も、一貫して右眼の奥ないしうらが痛むというものであったことが認められる。そして、ⓓ被告には、本件事故前には、上記のような激しい頭痛等の症状はなかったこと、ⓔ被告は、本件事故後、仕事や通院等の際には専属の運転手に付き添われ、自宅においては車いすを用いるなどして安静を保っており、上記症状を生じさせるような出来事が生じたと認めるに足りる証拠はないことに照らすと、被告の髄液減少症と本件事故との相当因果関係も認められるというべきである。

⑤ なお、確かに、被告において髄液減少症の症状が顕著になったのは本件事故後約半年が経過した平成16年8月であるが、被告のように髄液の漏れる孔が小さい場合には半年から1年後に発症するケースも一般的であること、髄液が漏れ始めた当初は、体内で代償でき、現状維持し得るものの、徐々に上記代償による対応ができなくなり、発症することに照らすと、上記の点は前記認定を揺るがすものではない。

⑥ また、低髄液圧症候群は軽度の外傷により発生する可能性は十分にあり、それ以外のふだんの日常生活においても十分発症するといえる旨記載されているが、前述のとおり、被告には、本件事故前には、本件事故後に生じた症状はなかったこと、本件事故後、髄液減少症の症状を生じさせるような出来事が生じたと認めるに足りる証拠はないことからすれば、上記記載も前記認定を揺るがすものではない。

本判決は、脳脊髄液減少症否定判決が続出する中、突如現れた、脳脊髄液減少症肯定判決である。肯定判決であるためか、毎日新聞平成20年3月5日夕刊に「事故で髄液漏れ、4例目判決」と掲載された。

この判決は、脳脊髄液減少症について、下記①～③のように認定している。

① 起立性頭痛が存在する。
② 頭部MRI検査において硬膜増強効果や髄液漏を疑わせる所見がある。
③ EBP施術後、頭痛が直ちに軽減し、数時間後に消失した。

裁判所が認定した①～③が真実だとすれば、本件原告（被害者）の病態は、「国際頭痛分類」、「Mokriの4分類」、「日本脳神経外傷学会」の低髄液圧症候群の診断基準を充足するかと思われるので、多くの医師に支持されている従来の低髄液圧症候群ではないかとも考えられる。

本件において注目すべき点は、症状を判断するにあたって、「篠永医師ら

の主張する脳脊髄液減少症ガイドラインは用いていない」という点である。判決を見ると本件では、カルテは証拠として提出されているが、画像の提出はなされていないようである。篠永医師らが提唱する脳脊髄液減少症では、RI脳槽シンチグラフィー（RIC）所見を重視して判断をすることになっているので、RI脳槽シンチの画像が提出されていない本件では、脳脊髄液減少症を判断できないはずである。

筆者は、本章においては判決が髄液減少症としているので、一応脳脊髄液減少症肯定判決とはしてみたが、本判決は脳脊髄液減少症を認めたものではなく、むしろ従来の低髄液圧症候群の診断基準に基づき低髄液圧症候群と判断したのではないかと考える。とすれば、本件は、交通事故外傷の症状の中には従来の低髄液圧症候群があるということを示す事案である。

しかし、裁判所が認定した前記①～③が事実だとしても、髄液減少症の症状が顕著になったのは半年後であるので、事故との因果関係については問題がある。また、前記①、②の認定をどのように行ったのかも問題である。カルテ・画像等の資料を見て検討したいところである。

第1章でも述べたが、関係者の医学的知見の習得を望むものである。

【控訴審】　東京高判第8民事部　平成20・7・31（肯定、確定）
　控訴人（加害者）の控訴を棄却した。
　判決は、「控訴人は、控訴理由として、『本件事故と被控訴人の『脊髄減少症』との間に相当因果関係を肯定した原判決の判断は誤っている。』旨を主張する（なお、控訴人は、被控訴人に「髄液減少症」が発症したことを認めた点について自白を撤回するが、この自白が真実に反することの証明はないから、控訴人の自白の撤回はその要件を欠くもので、許されない。）。」とした。
　（注―反訴被告代理人が最大の争点である脳脊髄液減少症を自白するということは考えられないことである）
　髄液減少症の典型的な症状の一つとされる起立性頭痛の症状と符合するものと認められること、被控訴人の頭痛の症状は本件事故後に顕れたもので、こうした症状が本件事故前から被控訴人に生じていたことや本件事故後において症状を生じさせるような新たな出来事が起こったことを認めるに足る証拠もないこと、等に照らすと、被害者の「髄液減少症」は、平成17年5月にH医師に

よって髄液減少症と診断される前から既に発症していたものであり、かつ、その発症は本件事故による衝撃ないし外傷に起因するものであると推認することができるから、本件事故と被害者の髄液減少症との間に相当因果関係を肯定することが十分できるというべきである。

　加害者が髄液減少症の発症を認めたという特殊な事案であるためか、控訴審はその症状が診断基準を満たすものであるか、十分な検討をすることなく認めてしまっているのは問題である。

　「『髄液減少症』の発症について、控訴人は自白をした後、控訴審において自白の撤回を主張しているが、自白が真実に反することの証明がないとして、自白の撤回は許されなかった」(引用文献32)。被告がどのような事実を自白したのは明らかでない。自白が事実に反することの証明がないとされているが、その詳細は不明である。裁判関係者は、低髄液圧症候群について十分に審議すべきであった。

　脳脊髄液減少症がこれだけ社会問題になっているのに、弁護士、裁判官にこのようなことで脳脊髄液減少症について十分な審議することなく終了することにしたのは残念である。脳脊髄液減少症が発症している事実は間接事実である。したがって、自白の撤回は許されるのではないかとも考えられる。

(2)　大阪高判第7民事部（裁判長　永井ユタカ）平成20・10・16

【原審】　大阪地岸和田支判　平成17・12・28
　脳脊髄液減少症の主張なし。
　平成16年に訴えを提起し、平成17年12月28日、一審において765万円の判決を受けたが、原告が控訴した。
【控訴審】　大坂高判第7民事部　平成20・10・16（否定）
　控訴審係属中の平成18年9月30日脳脊髄液減少症の診断を受けた。控訴審の弁論終結時もEBP未実施であった。EBPを実施すると、ヘルニアを悪化させる可能性があるため、そのまま弁論終結し、控訴審の判決となった。
　以上のように、本件はやや特殊な事情のある事案である（なお、原告はPTSDの罹患も主張している）。
〔判決要旨〕

① 本件事故により脳脊髄液減少症を罹患したか
　交通事故による頚部捻挫等により脳脊髄液の漏出が生じることに疑問を呈する意見もあり、いまだ交通事故後の脳脊髄液減少症が医学界において確立した疾患概念となるには至っていないこと、脳脊髄液減少症の存在を提唱する医師らによっても、同症の病態や発症機序、検査等、治療法については未解決な部分が多いとされており、ブラッドパッチによっても症状が改善しない場合もあって、頚部捻挫等に伴うすべてが脳脊髄液減少症によって説明できるわけではないことが認められる。
　被害者の症状は、平成15年6月23日に症状固定の診断を受けた後は、一進一退を繰り返しており、脳脊髄液減少症の治療を開始したことによって劇的に改善したといった事情もうかがわれないことに照らせば、いまだ被害者が本件事故によって脳脊髄液減少症に罹患したとまでは断定することができないというべきである。
② 症状固定後の脳脊髄液減少症の治療費
　被害者が本件事故により脳脊髄液減少症に罹患したとまでは断定できないとしても、そのような疾患が本件事故により生ずるとの見解が医学会において有力に唱えられていること、被害者が実際に脳脊髄液減少症であるとの診断を受けた上で治療を受けており、本件事故以外に脳脊髄液減少症を発症させる原因が見当たらないことを考慮すると、その治療のために要した費用は、症状固定後に支出されたものではあるが、本件事故と相当因果関係のある損害と認めるのが相当である、とした。
③ 実施未了のブラッドパッチ費用が将来治療費として認められるか
　脳脊髄液減少症の治療方法がいまだ確立していないこと、被害者が将来ブラッドパッチを受ける蓋然性があることを認めるに足りる証拠もないことからすると、被害者が主張する将来の治療費（3回分で141万円）を本件事故と相当因果関係のある損害と認めることはできない。

(3) **東京高判第20民事部（裁判長　春日通良）平成22・10・20**

　本件事故は、歩道上を進行していた原告自転車が右方の車道上に突然進路変更をし、かなり遅い速度で走行していた被告バスの左前方に出てきたために両車両が衝突した。

【原審】 東京地判民事第27部　平成22・1・29（否定）
　低髄液圧症候群を否定した。
〔判決要旨〕
① 低髄液圧症候群について、「Mokri‐4基準及び日本脳神経外傷学会基準の基準をみたせば、低髄液圧症候群と診断する」とし、ガイドライン作成委員会基準は損害賠償上での「現時点では相当ではない」とした。
② 31歳男子が低髄液圧症候群罹患を訴える事案につき、「神経外傷学会基準にいう起立性頭痛や、体位による症状の変化が原告に生じたと認めることはできない」、ブラッドパッチ療法の効果が見られない等、神経外傷学会基準等に照らして、低髄液圧症候群の発症を認められない。
③ 路外から歩道を塞ぐ形で進出した訴外軽四輪貨物車を避けて、車道進出の原告自転車と大型バスの衝突につき、安全不確認で「車道に突然侵入した」「原告の過失割合は30％とする」。

【控訴審】 東京高判第20民事部　平成22・10・20（否定）
〔判決要旨〕
① 控訴人は、厚労省の「脳脊髄液減少症」研究班は発足して2年たった現時点でも診断基準を示し得るような段階にないことを考慮するならば、A病院での80例の治療結果は、エビデンス（証拠）として重視するべきであり、上記治療成績は、ガイドラインが「脳脊髄液減少症」の診断基準として十分に有効であったことを明示したというべきである旨主張する。確かに、追加意見書添付のB医師ら作成の書類には平成18年9月から同年12月にかけて、A病院において、「脳脊髄液減少症」と診断し、ブラッドパッチ治療を行った80例についての記載がある。また、B医師作成の平成20年12月4日付け意見書には、「低髄液圧症候群（脳脊髄液減少症）については、現時点で約800症例以上に対して、ブラッドパッチ治療（硬膜外自家血注入）を施行してきた実績をもっている」、「より広範な症状で、より緩やかな画像の診断基準でも、約3000症例の我々の治療経験では、ブラッドパッチ治療にて約7割の症状が改善している」との記載がある。しかしながら、証拠によれば、厚労省の「脳脊髄液減少症」研究班は、3年間の研究期間内では、科学的な根拠に基づく診断基準を作るために必要な数の患者の協力が得られなかったことが認められ、証拠によれば、日本脳神経外傷学会が平成20年9月から平成21年8月まで行った調査においても頭部外傷に伴う低髄液圧症候群の症例の登録について、25の症例しか登録できず、その中には低髄液圧症候群であることについて否定的な症例もあることが認められる。これらの事実に照らすならば、

追加意見書の記載内容及び意見書の記載内容は、直ちに採用し難く、ガイドラインは、一般的なコンセンサスを得られているとは言い難い。
② 低髄液圧症候群の治療として保存的資料で硬膜の穴の閉塞が生じないときは、ブラッドパッチが適応となるが、ブラッドパッチによる症状の軽減の有無を低髄液圧症候群の診断基準として用いる前提を欠く。

神経外傷学会基準も、髄液漏出を示す画像所見の1つにR1脳槽造影（すなわちRI脳槽シンチグラフィー）を挙げるものの、脊髄MRI、CT脊髄造影も列挙し、その基準が調整中であるとしており、RI脳槽シンチグラフィーについては、技術的な問題（穿刺針の針穴からのRIの漏出等）があることからRI脳槽シンチグラフィー所見のみから大基準3を満たしているとすべきではない。

③ 控訴人は、仮に低髄液圧症候群を発症したと認定できなくても、裁判所の心証の割合で控訴人の負った損害を賠償すべきである旨主張する。

訴訟上の因果関係の立証は、特定の事実が特定の結果発生を招来した関係を是認し得る高度の蓋然性を証明することであるから、高度の蓋然性が証明されない場合には、因果関係の立証が不十分であるとして請求あるいは請求の一部が棄却されることはやむを得ないものというべきである。控訴人は、高度の蓋然性の証明がない場合であっても、因果関係の有無に関する心証度に応じて損害額を認定すべきであると主張するが、独自の見解であり採用することはできない。本件においては、控訴人に低髄液圧症候群が発症したとは認められないことから、低髄液圧症候群を前提とした治療費やそのための通院交通費等は、本件事故と相当因果関係はないといわざるを得ない。

よって、原判決は相当であり、本件控訴は理由がないから棄却する。

判決の要旨のとおり、厚労省の新基準直前の判決である。厚労省登録前の基準は、日本脳神経外傷学会の基準によって判断されたものが多い。

本件はその当時の判決の典型的なものであり、吉本医師の意見の妥当性を記載しているものである。

(4) 名古屋高判民事第3部（裁判長　高田健一）平成23・3・18

【原審】　津地伊勢支判　平成22・5・28（否定）
〔判決要旨〕
① 原告が、本件事故に基づき、左腸骨骨折、外傷性硬膜外血腫、右眼球打撲

傷、右眼窩内側壁骨折、右結膜炎、外傷性頚部症候群、下顎顔面挫傷、左大腿下腿打撲、胸部打撲及び重度ストレス反応の傷害を負った。

　原告は、本件事故当日から同年11月15日までの間、A病院で、左腸骨骨折、外傷性硬膜外血腫、右眼窩内側壁骨折、外傷性頚部症候群、下顎顔面挫傷、左大腿下腿打撲及び胸部打撲等の傷病名で、入院治療を受け、その後は通院治療を受けた。

　原告は、平成16年3月9日から同月23日までの間、B病院で、通院治療を受けた。

　原告は本件事故に起因して不安な気持ちになり、平成15年12月26日以降、A病院の精神科を受診し、C医師から、重度ストレス反応と診断され、精神安定剤、睡眠導入剤及び抗うつ剤を処方して貰った。

② 　原告は脳脊髄液減少症という病気を知り、原告自身の症状と似ていることから、平成18年2月27日、C医師に依頼し、熱海病院の篠永医師への紹介状を書いて貰った。

　原告は、同年3月1日、熱海病院を訪れ、篠永医師の診察を受け、同年6月17日から同月24日までの間、ブラッドパッチの治療を受けた。その結果、原告は従前から持続していた頭痛等はかなり改善し、アルバイト程度の仕事が出来るようになった。

　同年12月18日、原告は、篠永医師から、脳脊髄液減少症は完治したと言われた。

　篠永意見書によれば、原告は本件事故の当初から激しい頭痛が持続していること、平成18年6月17日から同月24日までの間のブラッドパッチの治療により原告の頭痛、めまい及び耳鳴りがかなりの程度改善されていることなどから原告が本件事故により脳脊髄液減少症になったものと断定している。

③ 　しかし、脳脊髄液減少症は、特定の医療機関が診断するに過ぎない疾患であって、髄腔にピンホールが生じて、髄液の漏出により髄液圧が下がるとのメカニズムが想定されるが、その病態について、医学的に全くコンセンサスが得られていない（C医師は、これを否定するようであるが、その根拠はなく、採用できない。）。

　原告のMRIの画像などに照らしても、RIの膀胱集積、腰椎での漏出像も一般の健常者に見られる程度のものであって、脳脊髄液減少症の根拠としては不十分である。

　交通事故による外傷は、受傷時に加わる外力により生じる組織損傷が原則であって、本件事故において原告に骨折などの相当の外力が加わったことは

否定できないが、これらの損傷は、原告の場合、脳脊髄液減少症との診断が篠永医師に下されたのが本件事故後3年程度経過していることに照らすと、仮に、原告が脳脊髄液減少症に罹患したとしても、脳脊髄液減少症と本件事故との間の因果関係を医学的に証明することはできないと判断している。

④ 原告の場合、篠永医師の下で、脳脊髄液減少症との診断を踏まえて、ブラッドパッチの治療が何度も行われているが、その症状の推移は一進一退を繰り返している状態であるところ、仮に、脳脊髄液減少症の病態が硬膜ピンホールであるとすると、一度の治療で改善しないことの合理的な説明がつかない。

⑤ さらに、原告の場合、本件事故により受診していたC医師が、原告が脳脊髄液減少症であると診断した上で、篠永医師を紹介したものではなく、原告が症状が似ているとの判断の下で、C医師に対し、篠永医師を紹介して欲しいと依頼したに過ぎない。原告は、平成21年12月18日、篠永医師から、脳脊髄液減少症は完治したと言われたにも拘わらず、現在でも頭痛などの諸症状が続いていること自体、原告の症状が脳脊髄液減少症であったか否か判然としないところである。

　以上の諸般の事情を総合考慮すると、本件事故により原告が脳脊髄液減少症に罹患したとの証明はない。

【控訴審】　名古屋高判民事第3部　平成23・3・18（肯定）

〔判決要旨〕

① 控訴人は、飼犬を連れて道路の歩道線内側を散歩していたところ、被控訴人の運転する被控訴人車に後ろから衝突されて約7m跳ね飛ばされ、頭部と腰部を地面に強く打ち付けるなどして、一時的に意識を失った後、救急車でA病院に搬送され、そのまま入院した。

② 本件事故は、普通乗用自動車である被控訴人車が相当の高速度で歩行者である控訴人に後方から衝突し、控訴人を約7mも跳ね飛ばして、頭部及び腰部を地面に強打させたという重大な交通事故であり、控訴人の受傷状況も大変に重篤なものであって、このことは、当事者に争いのない外傷の内容及び程度や、入通院の状況からも明らかであること、現に、控訴人は、既往症がないにもかかわらず、本件事故の直後から、一貫して頭痛を訴え、特にその頭痛は起立時に増強することを訴えていたこと、受傷後約2年8カ月後に熱海病院を受診するまでは、このような頭痛が治まることはなく、頭痛のほか、頚部痛、目眩、耳鳴り、記憶力低下、気力低下、倦怠、不眠等の症状が持続していたこと、しかし、熱海病院において3回にわたるブラッドパッチ治療

等を受け、その度毎に頭痛等の症状が明らかに軽減し、最終的には頭痛やその他の症状もなくなって完治していること、熱海病院の篠永医師は、RI脳槽シンチグラフィー、MRミエログラフィー、造影脳MRI検査等の画像検査に基づき、髄液漏出所見が見られることなどを確認し、第1回ブラッドパッチ治療終了後、髄液漏出像が消失し、髄液漏出所見に改善があったと判断したことが認められ、以上を総合すれば、控訴人は、本件事故により外傷性脳脊髄液減少症となり、熱海病院の治療によってこれが完治したものと推認するのが相当である。

③ 被控訴人は、整形外科医であるD医師が、Eメディカルサービス株式会社からの依頼を受けて作成した意見書等に依拠して、脳脊髄液減少症は、篠永医師らの勤務する熱海病院等、ごく特定の医療機関が診断するに過ぎない疾患であり、髄腔にピンホールが生じて、髄液の漏出により髄液圧が下がるとのメカニズムが想定されているものの、その病態について医学的に全くコンセンサスが得られていないこと、控訴人に対しては、ブラッドパッチ治療が何度も行われているが、その症状の推移は一進一退を繰り返しており、仮に、脳脊髄液減少症の病態が硬膜ピンホールであるとすると、一度の治療で改善しないことの合理的な説明がつかないこと、控訴人は、平成21年12月18日、篠永医師から、脳脊髄液減少症は完治したと言われたにもかかわらず、その後も頭痛などの諸症状が続いていたこと、控訴人のMRIの画像等に照らしても、RI膀胱集積、腰椎での漏出像は一般の健常者に見られる程度のものに過ぎず、自賠責保険の後遺障害認定においても、髄液の漏出を示す明らかな所見は認められないとされていること、篠永医師自身、画像診断やRIシンチグラフィー上、誰が見ても明らかに脳脊髄液減少症であると診断される例は少なく、むしろグレーゾーンは広いとするが、同医師はそのようなものも脳脊髄液減少症例に含めることがあり、診断率は高くなると述べていることからすると、同医師が客観的所見上控訴人に髄液の漏出が認められたと言うのは極めて疑問であること、国際頭痛分類による低髄液圧性頭痛の診断基準のうち、硬膜外血液パッチ後72時間以内に頭痛が消失するという基準を満たしていないこと等を縷々と指摘して、控訴人の外傷性脳脊髄液減少症を否定する。

また、被控訴人は、仮に、控訴人が脳脊髄液減少症に罹患していたとしても、その診断が篠永医師に下されたのが本件事故後約2年8か月程度経過した時期であること、いきみ、咳き込み、しりもちなど、日常普通におきる事象によっても脳脊髄液の減少は生じ得るとされていることに照らすと、当該脳脊髄液減少症と本件事故との間の因果関係を肯定することはできない旨主

張する。
④　以上のとおり、低髄液圧症候群、あるいは外傷性の脳脊髄液減少症の病態及びその発症機序については、未だ医学会全体において十分にコンセンサスが得られていない状況にあるとしても、むしろ現時点においては、外傷によって脳脊髄液減少症が発症すること自体は認められつつあり（注—発症するが稀であるとするのが厚労省の見解である）、厚生労働省も、平成22年4月12日に脳脊髄液漏出症についての各種検査は保険適用になる旨の見解を示し、同症の診断基準を作成するための研究を継続する旨を明らかにしている。また、発症機序についても、医学的な厳密な意味での証明はなされていないものの、篠永医師ら脳神経外科医の間では、外傷時に脳脊髄液圧が著しく上昇することにより、重力の関係で腰椎神経根部での硬膜の断端においてクモ膜が裂け髄液が漏出し、この状態の持続により髄液量の減少が生じる結果、様々な症状が出現し、特に起立性頭痛は、硬膜下腔が拡大し、架橋静脈が伸展することにより痛覚神経が刺激されることによって生じるものであるとの説明がなされており、このような説明には一応の合理性が認められ、少なくとも医学的な正当性を著しく欠くものとはいえない。そして、篠永医師らの診断基準であるガイドライン2007が医学的に厳密な意味での脳脊髄液減少症の一般的診断基準として妥当であるかどうかはひとまず措くとしても（注—この判決も、厚労省基準がほとんどこのガイドラインの見解を否定していることに気づいていない。勉強不足である）、前記認定の事実からすれば、控訴人の症状は、日本神経外傷学会の前記診断基準に当てはめても、起立性の強い頭痛が本件事故直後から発生しているのであるから、少なくとも「前提基準1．」に該当し、また、髄液の漏出が少なくとも3種類の客観的方法によって確認されているのであるから、「大基準2．」にも該当するものと考えられ、したがって、この新たな診断基準によっても、十分に低髄液圧症候群（SIH）と診断されるものということができ、しかも、控訴人は、SIHの確立された治療方法であり、かつ、診断基準ともされている1回目のブラッドパッチ治療により初めて頭痛が大きく軽減し、画像所見としても髄液漏出の消失が確認されており、3回のブラッドパッチ治療により完治していることからすれば、控訴人の疾病が脳脊髄液減少症であることは明らかであるというべきである。

　確かに、控訴人の頭痛は1回のブラッドパッチ治療だけで完治してはいないが、ブラッドパッチ治療の度に症状が改善されているのみならず、ブラッドパッチは、髄液の漏出部位が同定されていれば即効果を生じるが、同定さ

れていない場合には必ずしもそうでないこと、硬膜に空いた穴の血液注入による自然修復が完成する前に血液が吸収されると髄液漏れは再発するが、長期的には穴の周辺の吸収機構を含めて硬膜外の組織に癒着性の変化が生じ、漏出部位を含めて閉鎖され髄液漏れが止まるとされるものであること（吉本智信論文）からすれば、本件におけるように１回のブラッドパッチでは完治に至らなかった経過が不自然で説明のつかないものであるとは言い難い。なお、確かに、控訴人は、篠永医師から完治を告げられた後も、しばらくの間は、雨天の日などに頭痛や不眠の症状が出ることはあったが、それこそ、長きにわたり頭痛や精神的不安等に苛まれる中で発生し残存していた心因性のものとも考えられるところであって、それも最終的には消滅しているのであるから、この点も不自然な経過とは言い難い。

⑤　ところで、被控訴人は、画像所見において、篠永医師がいわゆるグレーゾーンの事案でも高い率で髄液漏出の判断をしていることを問題視し、Ｄ医師が篠永医師による画像所見自体について、「一般の健常者の漏出像」と比較した上で強い疑義を示していることを指摘するが、そもそも「一般の健常者の漏出像」なるものが明らかにされていない上、本件においては、控訴人の受けた外傷の程度の大きさ等からしてグレーゾーンの症例ではなかった可能性は高く、また、本件の関与した中で篠永医師のみが髄液流出の画像所見を肯定している点も、単に専門医である篠永医師以外の医師らにはその判定が困難であった可能性が高く、控訴人を直接診療した篠永医師の画像所見を疑うべき特段の事情はうかがわれない。

　その他、被控訴人は、本件事故と控訴人の外傷性脳脊髄液減少症との間の因果関係を否定するが、これまでに述べたことからすれば、控訴人が外傷性脳脊髄液減少症の診断を受けたのが本件事故後約２年８カ月程度経過後であったとしても、症状自体は本件事故直後に生じているものであることや、外傷性脳脊髄液減少症の発症原因となり得るものは種々あるとしても、控訴人の前記症状は本件事故直後に現れたものであり、前記のとおり、頭部打撲のような外傷により脳脊髄液減少症が発症することがあることは一般に認知されつつあることに加え、控訴人には他に同症を発症するような既往症はないことからすれば、本件事故と控訴人の外傷性脳脊髄液減少症との間には、法的な意味での因果関係が存在することが優に認められる。

　したがって、被控訴人の主張は、いずれも採用し難い。

被控訴人（被告）は、脳脊髄液減少症（低髄液圧症候群）についての専門家

である脳神経外科医の医学意見書ではなく、整形外科医の意見書を提出している。ほとんどの脳脊髄液減少症訴訟において、この分野の第一人者の吉本医師の医学意見書が提出されているのに、被控訴人はなぜ低髄液圧症候群の専門医の医学意見書を提出しなかったのか疑問が残る。吉本医師などの専門家によりカルテ、画像を検討するべきであった。

原告（控訴人）は、篠永医師という脳脊髄液減少症についての第一人者の意見書を提出しているのにこの対応は理解できないものである。

また、裁判所も信頼できる鑑定人に鑑定させるべきであったのにこれをしていない。さらに専門委員制度も利用していないようである。裁判所が篠永医師ら数十人の医師グループの見解を高く評価しているのは、本症についての理解が足りないのではないかと考える。

原告は「重度ストレス反応」、「頸部外傷後遺症」ないし「外傷性ストレス症候群」と診断されたとあるが、PTSDというのであろうか。とすれば、DSM-Ⅳの診断基準のA～F（診断基準略）を充足するのか検討すべきであった。これが原告の症状にどのような影響を与えたのかも検証すべきであった。

原告は、事故後に脳脊髄液減少症という病名があることを知り、C医師に頼み、篠永医師への紹介状を書いてもらい、同医師の治療を受けることになった。

原告の画像を見ないとはっきりしたことはいえないが、RIの膀胱集積、腰椎での漏出像も一般の健康者に見られる程度のものであり、脳脊髄液減少症の根拠としては不十分なものということも十分考えられる。

EBPの効果についても改善があったことは本人の主張のみであり、本当に信用できるのか疑問がある。

原告は、事故後3年経過後に篠永医師により脳脊髄液減少症と診断されているのは問題である。本当に国際頭痛分類、日本脳神経外傷学会、厚労省基準をクリアするものであったか疑問がある。

(5) **大阪高判第13民事部（裁判長　紙浦健二）平成23・7・22**

【原審】　大阪地判　平成22・2・9（否定）
　起立性頭痛がない等で脳脊髄液減少症を否定した。
　請求額　4,902万4,971円
　判決額　323万5,571円

　一審の判決は、次のように脳脊髄液減少症の発病を疑問視している。基本的には正しい指摘だと思われる。

① 　被告らが指摘するように、C病院脳神経外科のカルテの平成18年3月2日欄には「横になると痛みが増強する」旨の記述がある上、D病院においても、朝が辛いものの昼から馴れてくる旨が記述されており、起立性の頭痛に関する記述がないことに鑑みると、原告に起立性頭痛があったとまでは言えないのではないかとの疑問が残る。

② 　ブラッドパッチの治療効果があったことも重要な間接事実になると解されるところ、平成19年5月にブラッドパッチ療法を受けてもすぐに頭痛が消えることはなく、平成20年11月から12月ころになって初めて、常時ふらついていた状態がなくなったとのことであるから、ブラッドパッチによる治療効果と言えるのか疑問なしとしない。

③ 　脳脊髄液減少症研究会が作成したガイドラインによると、RIシンチグラムを最も信頼性の高い画像診断法として、ⓐ早期膀胱内RI集積、ⓑ脳脊髄液漏出像、ⓒRIクリアランスの亢進（脳脊髄液腔RI残存率が24時間後に30％以下であること）の1項目以上を認めれば髄液漏出と診断することとしており、D病院のE医師もその所見が認められる旨の診断書を作成しているが、穿刺部からの髄液漏れの可能性を完全に排除することはできないこと、脳脊髄液の漏出が間欠的である可能性が高く、検査結果の再現性に乏しいとの指摘があり、RIシンチグラムによる画像診断法の信頼性に疑問がある。以上の諸点に鑑みれば、原告本人が本件事故によって脳脊髄液減少症を発症していたと認定するには至らない。

【控訴審】 大阪高判第13民事部　平成23・7・22（肯定）

　判決は、本件事故により外傷性脳脊髄液減少症を発症し、Ａ医師のEBPによりほぼ治癒したと推認するのが相当であるとした。

判決額　1,306万6,277円

　損保側は医学意見書を提出しているが専門医ではなく、Ｂという整形外科医である。

〔判決要旨〕

被控訴人らの主張の検討（要点のみ）

（国際頭痛分類基準を前提とした主張）

　被控訴人らは起立性頭痛が認められないことやブラッドパッチ療法後72時間以内に頭痛が消失していないことから低髄液圧症候群を否定する。しかし、厚生労働省の研究班も、平成23年6月には、「交通事故などの外傷による脳脊髄液減少症発症も決して稀ではない」とする中間報告書を作成している。

　そうすると、交通外傷によって患者に髄液の漏出が生じたものか否か、それによって患者が訴える諸症状が生じたのか否かが明らかになれば、患者が交通事故によって脳脊髄液減少症を発症したものといえることになるが、そのような観点からすると、国際頭痛分類基準が厳格にすぎることは明らかであり、そのため、日本神経外傷学会は、前記の神経外傷学会基準を定めたものと考えられる（注—このような見解は聞いたことがないが、誤りではなかろうか）。

　したがって、国際頭痛分類基準に該当しないから、控訴人には低髄液圧症候群ないし脳脊髄液減少症が発症していないとする被控訴人らの主張は採用できない。

（神経外傷学会基準に該当するのか）

　控訴人は、本件事故後長期間にわたり、不定愁訴を訴え続けていたにもかかわらず、的確な診断・治療がされなかったため、治療期間が長期化し、最終的に診察を担当したＡ医師も研究会ガイドラインに基づいて控訴人を診断しており、神経外傷学会基準により診断していないため、控訴人の症状が神経外傷学会基準によっても、脳脊髄液減少症に該当するものか否かは必ずしも判然としない。

　すなわち、各診療機関のカルテに記載されている控訴人の症状を見る限りは、控訴人には起立性の頭痛は認められていないし、もう一つの前提基準とされている「体位による症状の変化」があったのか否かも判然としないのである。

> しかしながら、前記認定のとおり、控訴人は、かなり早い段階から、頭位を変換したり、頸部を大きく動かしたりした際に、浮揚感やめまい、吐き気等の平衡感覚異常を訴えていたのであるから、これが「体位による症状変化」に該当する可能性は高いものと考えられるし（注─なぜそういえるのか）、RI脳槽シンチグラフィー検査によって髄液漏出が認められていて、「大基準」も満たすものと考えられるから、神経外傷学会基準を前提に診断がされていれば、控訴人は、神経外傷学会基準によっても、脳脊髄液減少症と診断された可能性があるといえる（注─間違いなくそういえるのか）。
>
> （ブラッドパッチ療法により従前の症状が著しく改善）
> 　そして、仮に、神経外傷学会基準では、控訴人が脳脊髄液減少症とは診断されないとしても、前記のとおり、本件においては、何よりも、控訴人にブラッドパッチ療法が施行され、これにより、控訴人の従前の症状が80％以上も改善したことがきわめて重要な事情である。（注─医学的根拠があるのか）
> 　ブラッドパッチ療法とは、脳脊髄液が漏出していると思われる部位の硬膜外腔に患者の自家血を頸椎・胸椎では10～15ml、腰椎では30ml前後注入する療法であり、硬膜外腔を陽圧に保つことと血液凝固による糊作用で脳脊髄液の漏出が止まると考えられているが、低髄液圧症候群ないし脳脊髄液減少症以外に、ブラッドパッチ療法が治療効果を発揮する疾患はないこと（証人A）からすると、控訴人が本件事故によって脳脊髄液減少症を発症したことは明らかというべきである。

　本件について、控訴人側は専門医である脳神経外科医が関与しているのに、被控訴人側は専門医ではない整形外科医の意見書を提出しているのみである。専門である脳神経外科医の医学意見書が提出されていれば、違った結論となったのではないかとも思われる。本件のような医学会で問題のある病状は、この病状に詳しい鑑定人に鑑定させるべきである。また審理の当初から病状について専門委員の意見を活用すべきであったと考える。医学的なことは裁判官、弁護士も詳細までは理解できないからである。

　この判決に対する毎日新聞の報道（2011年9月2日東京夕刊の1面と3面）は、下記のとおりである。

　平成23年6月8日付けの毎日新聞は厚労省の報告について、「損保、迫られる姿勢転換」などとして大々的に報道している。これは証拠として出され

ているようである。

> 　高裁判決は、国の研究班が最新の研究結果として「外傷による発症は決してまれでない」としたことも挙げて、国際頭痛学会の基準を「厳格にすぎる」と指摘した。さらに、「症状が大幅に改善したことは間違いない。髄液漏れ以外にブラッドパッチが効果を発揮する疾患はない」とも述べて、髄液漏れと認めた。患者団体「脳脊髄液減少症患者・家族支援協会」の中井宏代表は「国の研究班の成果が良い方向に影響しており、今後、同じような判決が続くことを期待している」と話している。

(6) 名古屋高判民事第2部（裁判長　中村直文）平成23・12・2

【原審】　名古屋地判　平成23・6・28（否定）
① 　低髄液圧減少症の発症の有無
（基準について）
　　低髄液圧減少症については、未だ確立した診断基準があるものではないが、原告が診断基準とする脳脊髄液減少症研究会ガイドライン作成委員会作成のガイドライン2007、被告が診断基準として主張する日本神経外傷学会の定める診断基準、低髄液圧症候群について800例ほどの症例を経験した証人Ａの証言及び弁論の全趣旨からすると、いずれの診断基準によっても、低髄液圧減少症の特徴的な臨床症状として、起立性頭痛又は体位による症状の変化があること、画像所見として、RI脳槽脊髄液腔シンチグラムによる脳脊髄液の漏出像やRIクリアランスの亢進（脳脊髄液腔RI残存率が24時間後に30％以下であること）があること、MRミエログラフィーによる明らかな漏出像又は漏出を疑わせる所見等があること、低髄液圧症候群に対してはブラッドパッチ療法が有効な治療法であることで一致している。そこで、原告が低髄液圧症候群であるか否かについて、上記の点を中心に検討する。
② 　臨床所見及び画像所見からして、原告が本件事故によって低髄液圧症候群を発症したとは認められない。そして本件事故と相当因果関係のある原告の傷病は、本件事故の直後から訴えのある後頭部痛を含む頸部痛、左股関節痛、左上肢のしびれであって、証拠（略）によれば、これらは平成19年10月19日に症状固定したと認められる。
　　上記事情に加え、平成19年に実施された各MRI及びCT画像上の異常所見がなく、上記症状は原告の主訴によるものであること、平成19年10月19日以

降上記症状に対する治療が行われていないこと（平成20年2月15日からの通院についても、原告が低髄液減少症に罹患しているかを検査するためであって、上記症状に対する治療のためではない。）、B病院の担当医師やC接骨院の担当柔道整復師が、原告の両股関節痛等について、原告の精神的な問題が関わっていると考えていたこと、Dクリニックでは事故以前の過去の出来事や事故後の自宅ベランダでの事故等、本件事故についてだけでなくさまざまなストレスを訴えていたこと、原告自身が本件事故をきっかけにうつ状態になっていると述べていること等からすると、現在の原告の症状が本件事故によるものとは認め難く、本件事故と因果関係のある後遺障害があると認めるに足る証拠はない。

③　将来介護費用、逸失利益及び後遺障害慰謝料について

　原告が本件事故により低髄液圧症候群を発症したとは認められず、本件事故と因果関係を有する後遺障害も認められないから、将来介護費用、逸失利益及び後遺障害慰謝料は認められない。

【控訴審】　名古屋高判民事第2部　平成23・12・2（平成24年8月29日上告棄却、否定確定）

（控訴審は原判決の「事実及び疑問」を引用しているが、次のことをつけ加えている）

　一審原告は、同原告の頚部痛は、後頭部から後頚部にかけて生じた起立性頭痛であり、同原告が受診した医療機関の診療録に起立性頭痛についての記載がないのは、診療に当たった整形外科医が起立性頭痛の有無等に関心を払わず、問診しなかったためである旨を主張する。しかし、一審原告が陳述書及び本人尋問において述べるように、自宅ではほとんど寝たままだったというほどの重篤な症状又は特徴的な症状があったとすれば、一審原告は、その点を受診した整形外科医等に訴えていたと考えられるのに、上記のとおり、受診先の診療録や施術録にそのような主訴があった旨の記載は見当たらない上、一審原告が平成19年3月以降、家事を行うことができたことや、外出や旅行にも出掛けていたと認められることに照らすと、本件事故後しばらくの間は、一審原告の頚部痛が起立性頭痛の特徴を持つものであったとは認められず、上記主張は採用することができない。

　証拠によれば、E病院のF医師（注—厚労省研究班・研究分担者）は、一審原告が同病院を受診した平成20年5月15日以降、一審原告の起立性頭痛を含む体位性の症状出現を認めたことが認められるが、その時点では、本件事故

から既に約1年4カ月が経過していたものである。

(7) 広島高岡山支判第2部（裁判長　片野悟好）　平成24・6・7

【原審】　岡山地判　平成22・7・1（肯定）

本件を担当した北山陽一弁護士は次のようにいう。

「原審判決を検討した結果、次の部分が最大の問題点であると考えた。

本件の実質的な争点は、それ自体として未だ暫定的、試行的な性格を有するガイドラインや診断基準の合理性ないし正当性といった点にではなく、また、原告の症状がこれらの基準にあてはまるか否かといった点にでもなく、原告のこのように長期化、重篤化している現症状が上記了解事項である脳脊髄液の漏出、減少によってもたらされたものと認めることができるか否かの点にあるということができる。なお本件においては、本件事故以外に原告に上記症状の原因となる出来事があったことを認めるに足りる証拠はないから、脳脊髄液の漏出、減少があれば、これが本件事故に起因すると認めることができる。

すなわち、脳脊髄液減少症の診断基準については、未だ暫定的であるので、どの診断基準が正しいかではなく、原告に脳脊髄液の漏出、減少があったか否かが問題であるとした上で、A医師がRIC（RI脳槽シンチグラフィー）でRI（ラジオアイソトープ）を注入する時に、あらかじめ針先から脳脊髄液が逆流するのを認めていることから、漏出した脳脊髄液であろうと想定し、脳脊髄液減少症であると認定したことである」。（本件被告代理人北山陽一「原審の1級相当脳脊髄液減少症を否認して12級13号を認定した事例」自保1879号3頁）

筆者としては、平成22年度総括研究報告書及び画像判定基準・画像診断基準が正しく理解され、「症状を見逃したり、むち打ち症の人まで過剰に診断したりすることがなくなる」ことを切に望むものである。

【控訴審】　広島高岡山支判第2部　平成24・6・7（否定）
一審原告の脳脊髄液減少症及び胸郭出口症候群罹患の有無について
（脳脊髄液減少症）
① 一審原告が脳脊髄液減少症であることを示す所見は、平成18年2月の2度目のRICの結果について、A医師によるRIクリアランスの軽度亢進ありと

の判断のみである。

　しかしA医師のRIクリアランスの亢進の基準がガイドラインの基準とどのような関係にあるのかを示す的確な証拠はないし、A医師自身もクリアランス値0.07を超える数値を間接所見と考えており、一審原告の数値を「灰色」とのべていること（A医師の証言）に照らせば、一審原告に、脳脊髄液の漏出を示す有意のRIクリアランス亢進があったとは認め難い。

② 一審原告に対するEBPの効果があったと認められない。一審原告は、RIクリアランス値が小さくなっているから、EBPの効果はあったと主張するが、一審原告のRIクリアランス亢進自体が疑わしいから、上記主張は採用できない。

　なお、A医師は、平成18年6月の3度目のRICにおいて、早期膀胱RI集積所見が認められると述べるが、A医師は、上記検査結果を正常と判断しているし、証拠によっても、明確な早期膀胱RI集積所見があるとまではいえず、上記判断を左右しない。

③ 以上によれば、一審原告が脳脊髄液減少症に罹患していたとは認めるに足りない。

　これに対し、広島高裁岡山支部は次のように判断し、逆転判決とし、脳脊髄液減少症を否定した。

　原告には脳脊髄液の漏出を示す有無のRIクリアランス亢進があったとは認められない。またEBPの効果も認められないとして否定したものである。

　控訴審において、脳脊髄液減少症についての専門家による否定の医学意見書を提出したため被告勝訴の判決となったものである。脳脊髄液減少症について十分な主張・立証していれば一審において被告勝訴となったと考えられる事件である。

(8) 福岡高判第3民事部（裁判長　犬飼眞二）　平成25・10・10

第1事故、平成18年12月18日の追突事故。第2事故は第1事故の1年5カ月後。
【原審】佐賀地唐津支判　平成25・3・28（否定）
　脳脊髄液減少症を否定したが、後遺障害14級10号認定。判決文は77頁にも及んだ。
【控訴審】福岡高判第3民事部　平成25・10・10（否定）

原告（被害者）が控訴したが、控訴審も否定した。後遺障害14級10号、素因減額は否定、被告会社が和解において支出全額を提示したとしても後に明らかではなかった事実差があらわれたことにより、これを撤回することは裁判濫用ではないと判示した。

〔判決要旨〕
① 原告の脳脊髄液減少症を否定する。その理由は「一審の判断を引用する」とした。
② 原告は起立性頭痛があると主張する。起立性頭痛であれば、曜日や天候に関係なく起立時に発生するはずであるから、原告がA医師に訴えた頭痛は、起立性頭痛の症状と合致しない。原告は脳脊髄液漏の精査を希望してA医師の診察を受けたものであるから、原告が起立性頭痛の症状を訴えたにもかかわらず、脳脊髄液漏の専門家であるA医師が曜日や天候により生じたり生じなかったりする頭痛であるかのごとく記載したとも考えにくく、逆にA医師においても、起立性頭痛がないか注意して原告の問診をしたはずである。A医師は、入院証明書に平成18年12月末頃から起立性頭痛等を記載しているが、起立性頭痛等が同日頃からあるということは、原告から聞き取ったものにすぎず、A医師自身が診察して判断したものではない。
③ 厚労省研究班基準では、2.5時間以内の早期膀胱内RI集積は正常者でも高頻度で見られ、正常所見との境界が明確ではないとして、診断基準として採用せず、客観的判定基準が確立されるまでは参考所見にとどめ、単独では異常所見としていない。よって、これをもって診断根拠とすべきであるとはいえない。
④ 原告は、A医師が脳脊髄液循環不全があったと診断しているとした。しかし、原告のRI脳槽シンチ画像では、24時間後に脳槽より円蓋部にRI集積が多く、RIが脳表に集積しており、脳脊髄液漏患者のRI脳槽シンチの特徴である「24時間像で脳槽より円蓋部へのRI集積が少なく、集積が遅延している」に該当せず、むしろ、これらの画像は、各文献において正常像とされる画像に類似している。
　　よって、原告に脳脊髄液循環不全の所見があったとは認められない。
⑤ 原告は、胸頚部のMRミエログラフィーの結果について、A医師があばら骨様所見、硬膜外の水信号病変があること及び病変がくも膜下腔と連続していることを認めているのに、これを否定したのは不当であると主張する。
　　しかし、MRミエログラフィーによっても、水様所見は認められるものの、それがくも膜下腔とは連続しておらず、これをもって脳脊髄液漏があるとの

診断はできない。
⑥　原告は、CTミエログラフィー、造影脳MRI、髄液圧測定の検査がなされていないことにつき、脳脊髄液漏を否定する方向で考慮されるべきではないと主張するが、これらの検査がなされていない以上、脳脊髄液漏を肯定する根拠とすることはできない。
⑦　原告に対し、ブラッドパッチ治療の1週間ほど前から頭痛薬が処方され、その後も継続されたことからすれば、ブラッドパッチ治療が原告の頭痛に明らかな改善効果があったとはいい難い。
⑧　よって、原告が第1事故によって脳脊髄液漏に罹患したとは認められない。

Ⅶ 判例の推移の検証と到達点──いよいよ決着の時か──

　筆者は、平成20年4月に民事法研究会から発刊した『脳脊髄液減少症の判例と実務』（引用文献5）の「はしがき」において、「脳脊髄液減少症は大発見か暴論か、決着の時近づく」と記した。現在は、厚労省研究班基準と前述した「ターニング・ポイント判決」の後に、平成25年1月24日東京高裁第4民事部において、髄液漏問題について決着がつくのではないかと思われる詳細かつ明快な判決が出現した。前述のように筆者はこれを「リーディング判決」と名付けた。その後、「東京高裁第5民事部ICHD－3β判決」、これに続く「東京高裁第11民事部3β判決」によって、いよいよ髄液漏問題について、判例上は決着に近づいたと考えている。

　阿部俊昭医師は、「厚生労働省研究班により報告書が発表され、これまでの議論に一応決着がついた」と述べている（引用文献4・566頁）。

　筆者は、法も医も決着に近づいたと考える。

　そこで、髄液漏訴訟における現在の到達点について考察することとする。

1 「リーディング判決」の位置づけ

(1) 位置づけ

　高裁判決も前述Ⅵのとおり現在まで31件もある。本章Ⅰで述べた「ターニング・ポイント5判決」等から次に述べる「リーディング判決」が出現したと考える。31件中、例外的な事件を除き、脳脊髄液減少症を否定する傾向となっている中にあって、遂に次に述べる注目すべき東京高裁の判決が現れたのである。なお、本件について医学意見書が被告側から提出されているが、それは本症の研究者の第一人者である吉本智信医師ではないようである。

　この東京高裁の判決について（東京高判平成25・1・24　自保1896号14頁・64頁）、以下のように判決の要点をまとめてみる。筆者は、この判決がこれまでの地裁・高裁の判決のうち、最も説得力があるものであり、今後の裁判

に多大な影響を与えるものであり、「髄液漏訴訟」の「リーディング判決」となるのではないかと考えている（一審・二審とも被告代理人は鈴木諭弁護士、上告棄却、確定）。

原告、被告双方の弁護士が高度な主張・立証をすれば、このような説得力ある判決が下されるのである。したがって、髄液漏訴訟において代理人双方は、本症について十分に学習したうえで、主張・立証すべきである。また、裁判官もこれを十分に理解し、医学的な検討を加えて判断すべきと考える。（注─本症の裁判において鑑定をしない例もあり、また多くの事案で専門委員制度も利用されていないと思われる事例があるのは問題である）。

(2) 事故の概要等

平成16年4月16日、被害者（27歳女子）は自転車に搭乗して埼玉県上尾市内のＴ字路交差点を自転車で横断中、一時停止道路から交差点に進入してきた加害者運転の乗用車に出会い頭衝突し転倒、2年近く入通院して7級4号の障害が認定された。その後、脳脊髄液減少症等を発症して後遺障害が残ったとし、6,106万4,013円の損害賠償を請求した。

一審判決　損害額：665万2,927円
二審判決　損害額：671万6,827円

本判決は、一審、二審とも注目すべき判決である。特に、二審の東京高裁第4民事部判決は脳脊髄液減少症（低髄液圧症候群）・脳脊髄液漏出症について明確に判示している。この判決は、今後の裁判の「リーディング判決」となると思われる。そこで、本判決について詳述する。

【一審判決】　さいたま地判　平成24・1・27（否定）
〔判決要旨〕
（事故状況）
　本件市道は本件交差点方向への一方通行であり、本件交差点手前に一時停止の標識が設置され、路上には停止線が表示されている。
　原告は、低速で進行していた被告車と衝突したものであって、原告車は前輪の泥よけが曲がる程度の破損状況であり、被告車にはほとんど破損がなかったこと、原告は被告車に手を突いてから路面上に倒れていることからすれば、本

件事故による原告への身体への衝撃がそれほど大きかったとは考え難い。また、原告が本件事故によって頭部を打撲したと認めることはできない。
(本件事故で原告の負った傷害について)

　本件事故で原告が負ったと主張する頸椎腰椎捻挫、左右大腿部打撲、頭部打撲、左右股部挫傷、右足部痛等の傷害のうち、左右大腿部打撲、左右股部挫傷、右足部痛については、原告が本件事故により下半身を打撲したことは争いがないことからすれば、原告は、本件事故によりこれらの障害を負ったものと認められる。

　また、本件事故は原告の身体と被告車とが直接衝突したものであるところ、原告は、本件事故から7日後にはA病院の医師に頭痛を訴えていること、同17日後には頭痛があり、同31日後には目まいがあると日記に記載していること、B鍼灸接骨院では、頸部及び腰部に対する治療もおこなわれていること、頸椎腰椎捻挫はわずかな衝撃でも生じることがあること、頸椎腰椎捻挫による症状は受傷後、時間が経過してから現れてくることがあることからすれば、原告は、本件事故により頸椎腰椎捻挫の傷害を負ったと認めるのが相当である。
(原告が本件事故により低髄液圧症候群を発症したかどうかについて)

① 本件事故30日以内に原告に頭痛が生じたと認めることはできるが、本件診断基準によれば、前提基準として、座位又は立位を取ると15分以内に増悪する頭部全体及び・又は鈍い頭痛、ないしは耳鳴り、悪心等の症状が認められる必要があるところ、原告が本人尋問で供述している頭痛の症状は、針で刺すような頭痛であり、座位ではあまり頭痛を感じないというものであって、立位を取った後に悪化するというものでもないし、原告のめまい、嘔気等の症状はむしろ横になっている場合に現れるというのであるから、原告の頭痛やめまい、嘔気等の症状が、本件診断基準のうち前提基準に当たると認めることはできない。

　本件診断基準のうち、大基準についても、C医療センターで原告を低髄液圧症候群と診断したD医師の供述書によれば、びまん性の硬膜肥厚増強は認められず(大基準1)、腰椎穿刺による脳脊髄液圧は50㎜から100㎜水柱であったというのであり、直ちに低髄液圧の証明があったとはいえず(大基準2)、また証拠及び同医師の供述書によれば、RI脳槽造影の結果、髄液漏れの所見があったということであるが、E病院脳神経外科のF医師の意見書によれば、上記RI脳槽造影の結果については、脊髄周囲に明らかな漏出所見はないと指摘されているところでもあり、原告について直ちに髄液漏れの所見(大基準3)があったと認めることはできないと言うべきである。

そうすると、原告の症状は、本件基準の前提基準にも大基準にも該当しないと考えられる。
　　加えて、原告に対しては2回のブラッドパッチ療法が施行されたが、その後も頭痛やめまい等の自覚症状は度々見られており、少なくともこれまでのところブラッドパッチ療法の施行による顕著な効果は現れていない。
　　以上によれば、原告が本件事故により低髄液圧症候群を発症したと認めるにたりない。
② 原告は、原告の頭痛は起立性頭痛に当たると主張し、C医療センターの診療録にはこれに沿う記載があるほか、原告もその本人尋問において、横になっている時は頭痛はしない旨の陳述をする。しかしながら、原告の頭痛は、座位又は立位を取ると増悪するものと認めることはできないのは前記のとおりであり、横になっている時に頭痛がしないからといって、これを直ちに起立性頭痛と認めることはできない。C医療センターの診療録についても、原告の訴えに基づいて記載されたものに過ぎないと認められるから、原告の上記主張を採用することはできない。
③ なお、口頭弁論終結後に原告が提出したD医師の診断書によれば、原告のRI脳槽造影の結果は、同じく原告が口頭弁論終結後に提出した「脳脊髄液減少症の診断・治療の確立に関する研究班」による「脳脊髄液漏出症画像判定基準・画像診断基準」に従えば、脳脊髄液漏出症の疑い例と判定されるということであるが、同基準によってもRI脳槽造影のみでは脳脊髄液漏出症を確実に診断できる症例は少ないというのであるし、証拠によれば、同基準は座位又は立位により発生又は増悪する頭痛がある患者を対象として行われた研究の成果であると認められるところ、原告の頭痛がそのようなものではないことは上記①のとおりであるから、同基準を前提としても原告が低髄液圧症候群を発症したと認めるに足りない。
(原告の傷害に係る治療期間及び後遺障害等級について)
　本件事故による原告の後遺障害については、右股・大腿部痛、左股・大腿部痛、腰部痛及び右足部痛のそれぞれについて局部に神経症状を残すものとして後遺障害等級14級10号に該当すると認められる。また、頸部痛ないし、頭痛については、本件事故により原告が頸椎腰椎捻挫の障害を受けたことは認められるが、他覚的な所見はなく、原告が低髄液圧症候群を発症したともいえないことからすると、局部に神経症状を残すものとして後遺障害等級14級10号に該当すると認めるのが相当である。これらを併合すると、原告の後遺障害等級は、併合14級に該当し、労働能力を5％喪失したものと認められる。原告の心因的

要因が大きく影響していると考えられることからすると原告の後遺障害による労働能力喪失期間は、症状固定の日から5年間と認めるのが相当である。

(3) 控訴審判決の要点

以下、判決の要点を述べるが、誠に明解な判断となっている。本判決は上告されたが、棄却となり確定している。

控訴人は、次のように訴えた。

【二審判決】 東京高判第4民事部（裁判長 小池裕）平成25・1・24（否定、上告棄却確定）

控訴人は、本件事故により頭部を打撲した。本件事故後、控訴人に生じた症状は脳脊髄液減少症によるものである。本件新基準によれば、控訴人が脳脊髄液減少症を発症していることは明白である。控訴人が脳脊髄液減少症を発症したことの原因は本件事故である。

本判決において示された内容は、以下のとおり正に「リーディング判決」と呼ぶにふさわしい、極めて精緻かつ理論水準が高く、示唆に富む具体的なものであるので、要旨にして収録する。

2 リーディング判決における診断基準（平成19年7月発表の旧日本神経外傷学会の判断基準）および新基準（平成23年発表の厚労省基準）等に関する判示内容（要旨）

(1) 症状と厚労省基準の考え方

低髄液圧を原因とする頭痛の存在は、医学上、半世紀以上も前から知られていたとされている。頭痛発生の機序は、何らかの原因によって脳脊髄液が減少し、頭蓋内の圧が低下することにより、脳組織が下方に変位するためであると考えられていたことから、これらの頭痛の症状は、低髄液圧症候群と呼称されていた。

その後の研究により、脳髄液腔を包む硬膜、くも膜に何らかの理由で穴が空いて髄液が漏れると、内部の水とともに脳が動き、痛覚受容体のある脳神経、脳の血管や頭蓋底の硬膜が刺激され、痛みを感じるようになるという機序が明らかとなり、発生する症状としては、頭痛のほかに、頚部痛、めまい、耳鳴り、

視機能障害等の種々の症状が出現することも明らかとなっている。(注－この頭痛は「起立性頭痛」であることが必要である。低髄液圧症候群の本質は、脊髄腔から髄液が漏出することであり、この髄液の漏出によって、起立性頭痛などの症状が生じる、頭痛のない低髄液圧症候群は例外であり、Mokri 教授も、「The most common clinical manifestation is orthostatic headache － a headache in upright position relieved by recumbency.」という。即ち基本症状はあくまでも「起立性頭痛」なのである。)

　その一方で、低髄液圧症候群に当てはまると考えられる多くの症例において、頭蓋内の髄液圧は正常範囲内であることが判明したために、その発生原因は、髄液圧の低下にあるのではなく、脳脊髄液の減少によるものではないかという指摘がされるようになり、脳脊髄液減少症と呼称されるようにもなった。

　さらに、「脳脊髄液減少症の診断・治療の確立に関する研究班」の研究結果によって、脳脊髄液が減少するという病態自体は実在すると考えられるものの、実際に脳脊髄液の量を臨床的に計測できる方法がないため、「脳脊髄液が減少する」ことは、あくまでも推論であるとの指摘がされ、その結果、「脳脊髄液漏出症」という呼称も使用されるようになっている。

　脳脊髄液漏出症の発症原因や病態などを巡っては、従来から、専門家の意見が分かれており、診断方法、治療法などは未だ確立されていないし、正確な患者数の把握もされていない状況にある。なお、発症原因については、一般に、交通事故、スポーツ事故などの外的要因が指摘されているほか、原因不明のものもあるとされているし、比較的軽微な外傷によっても発症するという見解もある。

(2) 日本脳神経外傷学会の本件診断基準について

　日本脳神経外傷学会では、脳神経外科分野の中でも特に脳外傷についての見識に秀でた会員によって構成される学会であり、従前から、「外傷に伴う低髄液圧症候群」に関して、専門学会又は専門医として意見を求められることが少なくなかった。

　日本脳神経外傷学会は、平成18年、「外傷に伴う低髄液圧症候群」の診断・治療などについて医学的に合理的な見解を示すことを目的に、「頭部外傷に伴う低髄液圧症候群作業部会」を組織した。本件診断基準は、平成19年中に、同作業部会における検討の中間報告的なものとして発表されたものであった。

　同作業部会は、その後も調査・検討を継続し、平成22年3月、最終的な検討結果の速報として、「『外傷に伴う低髄液圧症候群』の診断基準」を公表した。

上記診断基準は、低髄液圧症候群の診断に際して、「起立性頭痛（頭部全体及び・又は鈍い頭痛で、座位又は立位をとると15分以内に増悪する頭痛である。）」及び「体位による症状の変化」を前提基準とし、「造影MRIでびまん性の硬膜肥圧増強」、「腰椎穿刺にて低髄液圧の証明」及び「髄液漏出を示す画像所見」を大基準とした上で、前提基準1項目と大基準1項目以上の要件を満たした場合に低髄液圧症候群と診断するというものであり、本件診断基準と同じ内容のものであった。なお、本件診断基準によれば、上記要件を満たしたとしても、外傷後30日以内に発症し、かつ、外傷以外の原因が否定的である場合にはじめて、「外傷に伴う低髄液圧症候群」と診断するものとされている。

(3) 嘉山班（山形大学）の研究成果

山形大学医学部脳神経外科教授嘉山考正（平成18年当時日本脳神経外科学会学術委員長）を研究代表者とする研究者グループ（嘉山班）は、平成18年までに、脳脊髄液減少症に関して、学会の垣根を越えた診断、治療のガイドラインを作成するための研究を開始することなどを表明した。嘉山班には、脳脊髄液減少症に関係する8学会（日本脳神経外科学会、日本整形外科学会、日本神経学会、日本頭痛学会、日本神経外傷学会、日本脊髄外科学科、日本脊椎脊髄病学会及び日本脊髄障害医学会）の各代表が参加しているほか、診断に関連する放射線医学、疫学・統計学の専門家も参加しており、学会横断的な組織構成となっていた。

上記嘉山班の研究課題である「脳脊髄液減少症の診断・治療の確立に関する研究」については、平成19年度の厚生労働省の補助金対象研究事業として採択され、さらに平成22年度にも補助金対象研究事業として採択されている。

嘉山班は、平成22年度までの研究結果（途中解析の結果）を踏まえて、平成23年4月ころ、「脳脊髄液減少症の診断・治療の確立に関する研究、平成22年度総括研究報告書」を公表し、（注―166頁に及ぶ膨大なもの）その中で、これまで「脳脊髄液減少症」と呼称されてきた病態について、「脳脊髄液漏出症」と呼称することを提言し、「脳脊髄液漏出症及び低髄液圧症の画像判定基準と解釈（案）」及び「脳脊髄液漏出症及び低髄液圧症の画像診断基準（案）」を示した。上記報告書に添付された脳脊髄液漏出診断フローチャートは、起立性頭痛について、立位・座位後30分以内に増悪する頭痛であるとしている。

上記研究は、研究代表者・研究分担者及び研究協力者所属施設を受診した「座位または立位により発生、あるいは増悪する頭痛」を主訴とする患者（100例）を対象としたものであり、対象患者に対して、頭部MRI、脊髄MRI／MR

ミエログラフィー及び脳槽シンチグラフィーの各画像検査（以下「本件3検査」という）を実施した結果に基づいて、検討・考察を行い、脳脊髄液減少症の診断基準及び治療法を確立しようとするものであった。

　上記画像診断基準（案）によれば、脳脊髄液漏出症の画像診断の基準は、『確定』所見がある場合には、脳脊髄液漏出症であることの確定診断をし、『確実』所見がある場合には、脳脊髄液漏出症であることが確実であるとの診断をし、脳槽シンチグラフィーと脊髄MRI／MRミエログラフィー検査において、同じ部位に『強疑』所見と『強疑』所見、あるいは、『強疑』所見と『疑』所見の組み合わせが得られた場合には、脳脊髄液漏出症であることが確実であるとの診断をし、脳槽シンチグラフィーと脊髄MRI／MRミエログラフィー検査において、同じ部位に『疑』所見と『疑』所見、あるいは、一方の検査のみ『強疑』、『疑』所見が得られた場合には、脳脊髄液漏出症の疑いがあるとの診断をするとされている。（判決の脳脊髄液漏出症の画像診断は略）

　嘉山班は、平成23年10月、それまでの研究結果のまとめとして、「脳脊髄液漏出症の画像判定基準・画像診断基準」（本件新基準）を公表した。本件新基準は、前記8学会が了承・承認したものとされており、内容としては、前記中間報告とほぼ同じものであった。（注―重要な指摘である）

　脳脊髄液漏出症に対する治療方法には、保存的治療法（一定期間臥床安静を保ち、充分な水分補給を行う治療法）のほかに、硬膜外に患者自身から採取した血液を注入して癒着を形成させ、髄液が漏れている部分を塞ぐという治療法（ブラッドパッチ療法、硬膜外自家血注入）があり、保存的治療法で改善がない場合に、ブラッドパッチ療法が推奨されている。

　ブラッドパッチ療法が、脳脊髄液漏出症に対する有効な治療方法であることは公知の事実であり、同療法は、平成24年6月、先進医療（厚生労働省の基準を満たした医療機関で治療を受ければ、医療費の一部に医療保険が適用になるもの）に指定されている。（注―なお、ブラッドパッチ療法を危険視する考えもある）

　日本脳神経外傷学会によって公表された本件診断基準は、外傷による低髄液圧症候群の診断基準であるため、単に、患者の症状から、当該患者が低髄液圧症候群を発症しているか否かを診断することを目的とするものではなく、低髄液圧症候群の発症原因が特定の外傷によるものか否かという点にも着目した診断基準である。

　これに対して、嘉山班によって公表された本件新基準は、いわゆる起立性頭痛を主訴としている患者を対象として、本件3検査を行い、これらの検査によ

って得られた所見をもとにして脳脊髄液漏出症の診断を行うものであって、患者の現在の状態に着目し、その症状等から脳脊髄液漏出症か否かを診断し、適切な治療方法を確立することを目的としたものであって、脳脊髄液漏出症の発症原因に着目し、これを究明するものとはなっていない。

(4) 本件診断基準と新基準

　以上のとおり、本件診断基準（注—日本脳神経外傷学会の診断基準）と本件新基準（注—厚労省基準）は、その着眼点に違いはあるものの、患者の現在の状態から脳脊髄液漏出症であるか否かを診断するという基準の部分については目的を共通するものであるし、本件新基準については、日本脳神経外傷学会も承認しているのであるから、脳脊髄液漏出症の診断基準としては、最新のものである本件新基準によるべきものといえる。（注—ここが重要である）

　本件新基準は、起立性頭痛を主訴とする患者を対象とした研究の成果として公表されたものであるから、本件新基準に基づいて脳脊髄液漏出症であるとの確定診断を下すためには、その前提として、当該患者に起立性頭痛の症状が存在することが必要となるものと解される。（注—正しい指摘である）

　しかし、本件新基準は、あくまでも、患者の症状等から脳脊髄液漏出症であるか否かを診断するための基準であって、脳脊髄液漏出症の原因を診断する基準ではない。脳脊髄液漏出症の原因が特定の外傷に基づくものといえるか否かの判断基準としては、現在も、日本脳神経外傷学会による本件診断基準が存在するだけであるから、これに基づいて判断するのが相当である。（注—この指摘も正しい）

　本件診断基準によれば、脳脊髄液漏出症が特定の外傷に起因したものといえるためには、外傷後30日以内に起立性頭痛が発生することが前提基準であるとされているのであるから、仮に、現在の控訴人が脳脊髄液漏出症であるとしても、本件診断基準に合致しないのであれば、本件事故との相当因果関係を認めることはできない。

　控訴人は、本件新基準によれば、上記控訴人の症状は脳脊髄液漏出症によるものと認められるべきであると主張し、証拠（証人A医師の供述書、注—脳脊髄液減少症研究会のメンバー）は、この主張に沿うものである。

　しかし、上記証拠によっても、本件新基準の要件に合致するのは、脳槽シンチグラフィー検査によって髄液の漏出を認める（非対称性のRI異常集積を認める。A医師の所見によれば、早期膀胱漏出とされる）という点にとどまり、他の要件を充足していることの主張立証はない。上記脳槽シンチグラフィー検査

の所見も、脳脊髄液漏出症の「疑」所見にすぎず、それだけでは、脳脊髄液漏出症の確定診断、確実診断の根拠となるものではないとされており、脳脊髄液漏出症の疑いありと診断することもできないとされる（前記のとおり、本件新基準によれば、「疑」所見が複数存在して初めて、脳脊髄液漏出症の疑いありと診断することができるとされている）。

　以上によれば、本件新基準によったとしても、控訴人について、脳脊髄液漏出症であることを「確定」もしくは「確実」と診断するには足りないとされ、「疑」（疑いあり）との診断をすることもできないものとされることとなる。

　既に指摘しているように、脳脊髄液漏出症については、その原因、治療法ともに未だ解明されていない部分が多く、現在も研究が進行中であり、今後も解明が進むものと推測されるから、それらの研究の成果次第では、現在の控訴人の症状が脳脊髄液漏出症によるものと診断される可能性があることを否定することはできない（なお、控訴人は、現在の控訴人の症状の原因は、本件事故であり、それ以外に原因は考えられない旨を主張するが、脳脊髄液漏出症は比較的軽微な外傷によっても発症するとされており、また原因不明のものもあるとされているのであるから、仮に、現在の控訴人が脳脊髄液漏出症であるとした場合でも、その原因が本件事故に限定されるものではなく、他の要因による可能性もあるといわざるを得ない。B鍼灸接骨院の施術録に記載された転倒事故等のトラブルが脳脊髄液漏出症の原因となった可能性も否定し得ない。）。

　以上によれば、控訴人の本訴請求中、本件事故により控訴人が脳脊髄液漏出症を発症したことを前提とする部分は、その余の点について判断するまでもなく理由がない（注―被控訴人の素因減額の主張は、原判決が傷害、後遺障害を診断する際に心因性要因も考慮しているので否定する）。

3　「東京高裁ICHD－3β2判決」および「大阪地裁β判決」について

　前述の「リーディング判決」に続き、国際頭痛学会の診断基準である「国際頭痛分類〔第3版β〕」についての判決が東京高裁より2件続けて出された（以下、「ICHD－3β判決」という）。これらの判決はいずれも脳脊髄液減少症説を否定しているものであり、このように判決の傾向がますますはっきりしてきたので、髄液漏訴訟問題は決着がつきつつあると考える。判決の傾向はこのようであるのに、髄液漏訴訟が減っていかないのはどうしてであろ

うか。

(1) 東京高判　平成25・10・30（否定、上告中、自保1907号１頁）

「国際頭痛分類〔第３版β〕」についての初判決である。

吉本医師の説を全面的に採用し、篠永医師の見解を全面的に排斥したものである。今後の実務に対する影響は非常に大きいものがある。前述した「リーディング判決」に続く東京高裁判決である。この「ICHD－３β判決」は「リーディング判決」と並んで指導的判決になることは間違いない。

〔判決要旨〕
（控訴棄却）
①　RI 脳槽シンチ、髄液漏

（篠永医師の診断書の所見は、髄液減少症を裏付けるものであると記載されていることが認められる）

　　公立学校共済関東中央病院脳神経外科部長吉本智信医師作成の平成24年１月９日付け意見書には、平成20年６月に行われた日本整形外科学会では髄液漏れではない人に、RI 脳槽シンチを行ったところ、37.5パーセントの人に髄液漏れが発生したとの報告がなされたこと、平成14年９月17日の画像に見られる腰椎部の髄液漏について検査時の針穴からの漏れの可能性が高い旨の記載があり、この記載が合理性に欠くことを裏付けるに足りる証拠はなく、篠永医師の下で平成17年に控訴人に対して行われた RI 脳槽シンチでは明確な髄液漏出像は見られなかったことをも総合すると、篠永医師作成の平成16年３月30日付け自動車損害賠償責任保険後遺障害診断書の記載から、平成14年９月17日の画像に見られる腰椎部の髄液漏は、病態としての髄液漏であるとまでは認めるに足りないというべきである。

②　早期 RI 集積

　　平成14年９月17日の画像では膀胱内への早期 RI 集積のあることが認められるが、吉本意見書には、平成14年９月17日の画像に見られる髄液漏は針穴からの漏れである可能性が高いとの記載があることは上記判示のとおりである上、針穴からの漏れの場合であっても、早期膀胱 RI 集積が発生する旨の記載があって、これらの記載が合理性を欠くものであることを裏付けるに足りる証拠がないことに照らせば、平成14年９月17日の画像において早期膀胱内 RI 集積が確認されるからといって、直ちに控訴人に病態としての髄液漏があるとまでは認めるに足りない。

③ MRI検査の画像

　平成15年2月6日に撮影されたMRI検査の画像について、平塚共済病院の診療録中にはMRI検査で頭蓋内静脈拡張がみられたとの記載のあることが認められるものの、吉本意見書中には脳表静脈が少し太めといえないわけでもないが、異常に拡張しているともいえない画像である旨が記載されており、吉本意見書のこの記載が合理性を欠くものであることを裏付けるに足りる証拠はない。

　さらに、平成14年10月21日にA病院で撮影された頭部MRI画像は上記平塚共済病院のMRI画像よりも高精度の画像であるところ、A病院の上記頭部MRI画像について、吉本意見書中には正常所見であり、特に静脈の拡張はない旨が記載されており、この記載が合理性を欠くものであることを裏付けるに足りる証拠はない上、A病院の放射線科医師が作成した平成14年10月22日付けMR診断報告書では「MRI所見正常、低髄液圧症候群の所見なし」と記載されていることをも総合すれば、上記平塚共済病院のMRI画像をもって控訴人には頭蓋内静脈拡張があるものと認めるには足りない。

④ 篠永診断書

　①〜③によれば、篠永医師が作成した上記診断書は、その診断の根拠とされた各事実を認めるには不十分であるといわざるを得ないのであって、上記診断書によって直ちに控訴人が脳脊髄液減少症に罹患しているものと認めることはできない。

⑤ 篠永医師の診断について

　病名は脳脊髄液減少症であり、診断の根拠は示されていない。

　各医師の診断書による診断は、篠永医師作成の前記判示の診断書が、その診断の根拠とした前記判示の各事実に基づく診断であるか、篠永医師による診断をそのまま踏襲したものであると認められ、前記判示の各事実以外の、上記診断を裏付けるに足りる事実を根拠としたものであるとは認めるに足りる証拠がないのである。そして、篠永医師作成の上記診断書がその診断の根拠とした前記判示の各事実を認めるに足らず、同診断書によって控訴人が脳脊髄液減少症に罹患しているものと認めるには不十分であるというべきである。

⑥ 起立性頭痛なし

　控訴人は第1事故発生日の翌日である平成13年7月16日にB病院を受診した際から頭痛を訴えており、その後のB病院、A病院、C病院、平塚共済病院、熱海病院等での入通院中にも継続して頭痛を訴えていることが認められ

るところ、診療録中に、控訴人が単なる頭痛でなく、起立性頭痛の症状を訴えた旨の記載があるのは、平成14年9月24日のA病院脳神経外科の受診時に安静時から座位への姿勢変化後10から15分で頭重感が増すと訴えた記載、同年12月17日の同科の受診時に安静時には症状の出現はなく、座位あるいは起立での体動時に頭痛があると訴えた旨の記載、平成17年1月31日付け診療情報提供書中に、控訴人に起立性頭痛が強い旨の記載が、平成17年4月6日にD病院を退院した際の退院サマリーに控訴人に起立性頭痛の自覚症状があった旨の記載があるにとどまるのである。

　起立性頭痛の痛みは強烈であって、患者は、「寝ているといいのですが、起き上がると非常に痛くなります。」などと体位変換に伴う症状の変化を訴え、医師がこれを見落とすことはあまりないことが認められる上、平成13年9月3日の診断では、頭痛が治まらず、「寝ていてもしめつけられるみたい」と訴えていることは前記判示のとおりであること、各医療機関の診療録、診療情報提供書、サマリー等の中に、控訴人が起立性頭痛を訴えたことを示す記載が上記判示の限度にとどまっていることをも総合すると、控訴人について、本件第1事故から約1年2か月が経過した平成14年9月24日前には起立性頭痛の症状があったものとは認めることはできない。

⑦　EBPの効果の顕著な改善はなし

　控訴人は、平塚共済病院や熱海病院においてブラッドパッチの施行を受ける度に控訴人の症状は改善しており、このことも控訴人が脳脊髄液減少症に罹患していることを裏付けるものであると主張する。

　しかし、控訴人は、前記のとおり平成15年2月5日以降、平塚共済病院及び熱海病院において度々ブラッドパッチを施行されているが、ブラッドパッチ施行の前後を通じて頭痛等の症状を継続して訴えていたこと、平成18年5月29日に熱海病院においてブラッドパッチの施行によって控訴人の症状が顕著に改善したことを認めるに足りる証拠はない。

⑧　脳脊髄液減少症を否定

　前記判示の診療の結果を総合すると、控訴人が脳脊髄液減少症に罹患していることを認めるに足りる証拠はない。

⑨　ICHD－3βについての判断

　E医師の上記意見書の記載も、被控訴人が口頭弁論終結後に提出した吉本医師の意見書に照らすと、控訴人が脳脊髄液減少症に罹患していることを認めるに足りないとの上記判断を左右するに足りるものでないことを付言する。

(2) 東京高判　平成26・1・15（否定、確定、自保1912号1頁）

「国際頭痛分類〔第3版β〕」の2例目の判決である。

〔判決要旨〕
① 控訴人＝原告の当審において追加した主張
　国際頭痛学会が平成25年7月に公表した国際頭痛分類第3版のbeta版の国際頭痛分類基準（以下「新基準」という）は、「起立性頭痛」を診断基準からはずしている。そして、控訴人は、本件事故当初から持続的な頭痛に悩まされており、RI脳槽シンチグラフィーにて1時間後の早期膀胱集積16.3パーセントのRIクリアランスの亢進という髄液漏出の所見が確認され、他の要因による発症ではないことから、新基準に照らしても、控訴人が本件事故により低髄液圧症候群を発症した。
② 被控訴人＝被告人らの反論
　新基準は、低髄液圧症候群の基本が低髄液圧による起立性頭痛であると定義し、低髄液圧症候群の診断には、発症初期の起立性頭痛を確認することが重要であるとしている。また、新基準においては、低髄液圧と画像所見が重視されたものとなっているが、RI脳槽シンチグラフィーに関しては、時代遅れの検査であり、今ではまれにしか行われないとされている。控訴人については、本件事故からA病院の初診時である平成19年2月1日まで診療録に起立性頭痛の記載はないし、同日の頭部MRIでは、硬膜下液体貯留や小脳扁桃の病的な下垂は認められない。以上のとおりであるから、控訴人は、新基準によっても、低髄液圧症候群とは認められない。
③ 控訴審の判断
　（損害の主張の点を除き）その余はいずれも理由がないものと判断する。その理由は、次のとおり付け加えるほか、原判決『事実及び理由』中の第3記載のとおりである（注—即ち、低髄液圧症候群を否定したものである）。
　新基準によれば、低髄液圧症候群について起立性頭痛の有無で診断するのは誤りであるとされるようになったところ、控訴人は、本件事故当初から持続的な頭痛に悩まされていること、RI脳槽シンチグラフィーにてRIクリアランスの亢進という髄液漏出の所見が確認されたこと、他の要因による発症ではないことから、新基準に照らしても、控訴人が本件事故により低髄液圧症候群を発症したと診断できると主張する。
　交通事故により発症した低髄液圧症候群は新基準の「7.2.3特発性頭蓋内圧低下性頭痛」に当たるところ、その内容は当判決別紙2のとおりであり、新

基準においても起立性頭痛は特異な頭痛であることが認められるところ、控訴人がA病院のB医師の診察を受けるまで受診したC病院、D病院、E整形外科およびFクリニックの診察録のいずれにおいても、控訴人に起立性頭痛があったことを示す記載はなく、画像所見上、硬膜下液体貯留・小脳扁桃下垂の異常所見があったことも認められず、控訴人の平成19年7月31日当時の髄液圧は185ミリメートル水柱であったのであるから、新基準の内容を考慮しても、控訴人が低髄液圧症候群を発症したとは認められないというべきである。

　控訴人は、RIシンチグラフィーにてRIクリアランスの亢進が認められることを低髄液圧症候群の発症の診断の根拠として主張するが、RIシンチグラフィーにおける所見は、新基準においても診断基準上重視されるものではないから、RIクリアランスの亢進から髄液漏出を認めることはできない。

　以上のとおりであるから、控訴人の主張は、理由がない。

〔表〕　判決にいう別紙2

新基準（7.2.3特発性頭蓋内圧低下性頭痛）
〈解説〉 　特発性の低髄液（CSF）圧による起立性頭痛。通常は、項部硬直や主観的な聴覚症状を伴っている。髄液圧の正常化に伴い寛解する。 〈診断基準（下記AないしDの条件を充たすことにより7.2.3特発性頭蓋内圧低下性頭痛と診断）〉 A　基準Cを満たすすべての頭痛 B　低髄液圧（60ミリメートル水柱未満）かつ／又は画像で髄液漏の証拠 C　低髄液圧又は髄液漏と時間的に関連して始まった頭痛、又は、頭痛によりそれ（低髄液圧又は髄液漏）が発見された D　その他の新基準の診断で、より適切に説明されない

(3)　**大阪地判　平成26・1・31（否定、控訴、判例集未登載）**

　大阪地裁第15民事部（交通部）においても同様の判決が出された。前記の東京高裁の2判決が影響しているものと考えられる。

　原告は脳脊髄減少症の主張はしたが、後遺障害による損害は請求していない。判決は起立性頭痛を否定し、髄液漏れの客観的所見とともにブラッドパ

ッチの効果もないとして脳脊髄液減少症を否定した。

「国際頭痛分類〔第3版β〕」に関する判示内容は、以下のとおりである（第2章でも述べている）。

> 〔判決要旨〕
> 　原告は、平成25年に改訂された国際頭痛分類第3版では、診断基準が単なる「頭痛」に改められており、「起立性頭痛」であることを要しないとも主張するが、国際頭痛分類の分類では、原告の傷病は、髄液漏の原因が明瞭でないものとして「特発性頭蓋内圧低下による頭痛」の基準に該当するかどうかが検討されるべきものである。そして国際頭痛分類第3版では、「特発性頭蓋内圧低下による頭痛」につき、「特発性の低髄液圧による起立性頭痛。通常は項部硬直や主観的な聴覚症状を伴っている。髄液圧の正常化に伴い寛解する」と解説されており、そこでも「起立性頭痛」であることが前提とされているから、原告の上記指摘は当たらない。

4　判決の到達点の総括

　平成25年7月、国際頭痛学会（IHS）の「国際頭痛基準〔第3版β〕」（引用文献26）が発表された。今後はこの基準も考慮に入れて判断することになる。新しい「国際頭痛分類〔第3版β〕」では起立性頭痛について記述がある。「起立性頭痛」があることが前提となっていることに注意しなければならない。これについては、第1編第6章を見られたい。この度の「国際頭痛分類〔第3版β〕」について、その解釈を誤る読み方をする者もいることを恐れるところである。これまでのIHSの考え方を基準に解釈すべきである。「国際頭痛分類〔第3版β〕」についての判断は前述のとおり、これまで東京高裁から2件の判決と本判決が出された。今後は、これに従って判断されていくのではないか。

　脳脊髄液減少症（低髄液圧症候群）に関する判決の流れは、否定判決の流れとなっている。即ち、前述の「ターニング・ポイント判決」から「リーディング判決」に繋がっていったものであり、今後もこの傾向が続くと思われる。裁判所は、従来の低髄液圧症候群の診断基準か日本脳神経外傷学会の基

準、その後の厚労省基準という基準の変遷に対応して判断するようになって、より正確な医学的判断するようになってきている。関係者の努力により「判決も進化」を遂げたのである。このように裁判は進化しつつある。判決は医学的水準に対応して判断すべきなのである。

　脳脊髄液減少症（低髄液圧症候群）・脳脊髄液漏出症を肯定するか、否定するかということだけではなく、法的認定にはEBM（根拠のある治療）と同じように、各ケースごとに被害者の病態を十分に把握・検討し、医学的根拠のある法的認定をすべきである。それが専門家としての責任である。つまり、医学と法学という両科学の「最新の科学水準」により解決すべきなのである。

　脳脊髄液減少症（低髄液圧症候群）に関する否定判決も、当初は医学的なことをあまり詳しく判示していなかった時期もあったが、前述の「ターニング・ポイント判決」以降などからは、篠永医師らの脳脊髄液減少症説、これに対する吉本医師らの説などを対比・検討し、そして国際頭痛学会の診断基準・日本脳神経外傷学会の基準、その後の厚労省の診断基準なども論じながら、医学的により合理的かつ詳細な判示をするようになってきている。このような認定方法は望ましいことである。

第6章
法的判断の基準と損害賠償の範囲

I 法的判断基準

1 困難な事案の法的判断基準

　これまでの判例の検討の結果を踏まえて、ここで髄液漏問題等の医と法から検討すべき事件についての法的判断基準の一般原則について私見を述べる。

　医学も法学も科学であるから、共に科学的根拠を要するものである。

　「むち打ち症（頸椎捻挫）事案」、「あるがまま判決」、「PTSD事案」、「脳脊髄液減少症（低髄液圧症候群）事案」などのような、医学的判断と法的判断が関連する困難な事案の法的認定にあたっては、以下のような法的判断の基準（一般原則）並びに対応策が確立されるべきであると考える。

〔表5〕困難な事案の法的判断基準

1	一片の診断書のみにより、法的判断をすべきではない。
2	医師は、病態の診断基準ができるまで、医学的裏付けの乏しい診断書・意見書・鑑定書を作成してはならない（医師は自分の作成した診断書等の法的意味を十分に理解するべきである）。
3	医学的治療と法的判断の基準は別である。医学的診断基準は、損害賠償基準ではない。
4	行為と結果（損害）に当然のことながら相当因果関係（行為によって、結果を生ずることが社会観念上相当と認められる）があるかを慎重に判断すべきである。確信の程度の心証が必要である。
5	法的判断には基本的に医学的根拠が必要である（医学的根拠ある法的判断）。
6	信頼できる鑑定人に鑑定させるべきである（「信頼できる鑑定制度」の確立が必要、また専門委員制度を活用すべき）。

7	法的実務担当者（裁判官・検察官・弁護士・警察官）は医学的知見を十分に学ぶべきである。
8	診断基準がないか確立されていない病態の法的認定は、慎重であるべきである。少なくとも診断基準が確立するまで刑事処罰をすべきではない。
9	自賠責保険の等級認定を尊重すべきである。

2 髄液漏訴訟の判断基準

特に髄液漏訴訟についての認定の基準は、次の表のように対応すべきと考えられる。

〔表6〕 脳脊髄液減少症（低髄液圧症候群）・脳脊髄液漏出症の法的判断に関する判断基準

1	厚生労働省の研究班の画像判定㋐・画像診断基準㋐・Mokri—4分類・国際頭痛分類〔第3版β〕・日本脳神経外傷学会の診断基準を充足しているか。
2	画像上の根拠はあるか。
3	国際頭痛学会（IHS）の「国際頭痛分類〔第3版β〕」の診断基準を充足しているか。特に医学的に極めて特徴のある「起立性頭痛」があるか。
4	事故と脳脊髄液漏出症との間に相当因果関係があるか。
5	事故時の状況、被害者の年齢・職業・健康状況・生活状況・性格・素因・事故前・事故後の生活状況、加害者との関係などを把握すること。
6	脳脊髄液減少症（低髄液圧症候群）・脳脊髄液漏出症に詳しい脳神経外科医によって診断・治療がなされているか。
7	ブラッドパッチによる改善の根拠があるか。被害者の主観的症状のみを取り上げていないか（プラシーボ効果・ホーソン効果を考慮する必要がある）。
8	うつ病などの精神疾患の可能性はないか。

以上を総合考慮して、認定することを強く訴えるものである（即ち、医と法を融合させて総合評価して認定すること）。

II 損害賠償の範囲

　これまで検討してきたことを前提として、脳脊髄液減少症の損害賠償の範囲について述べる。

　法的には現段階においては、脳脊髄液減少症説を認定するのは困難である。将来、この新説が関連医学会で正式に認められた場合には、その診断基準を検討して算定することになろう。したがって、現段階では、脳脊髄液減少症に基づく損害賠償の範囲を論ずることはできない。

　髄液漏については厚労省基準・「国際頭痛分類〔第3版β〕」に該当しない症状の補償は別の観点から考えなければならないことになる。この場合も医学的根拠が必要である。

1　吉本医師の見解

　吉本医師は、第1編第7章の「低髄液圧症候群と損害賠償」において、①外傷との因果関係、②素因、③損害賠償、④外傷後に特発性低髄液圧症候群が合併した場合、⑤慢性硬膜下血腫との類似点について論じているので、吉本医師の引用文献3・55頁と併せてお読みいだきたい。

2　筆者の見解

　損害の認定については、前記した「法的判断基準（一般原則）」と、その後に表した髄液漏の法的認定基準に従って判断すべきである。

　篠永医師らのいう脳脊髄液減少症の診断基準は、どの学会も認知していないのであるから、それを前提として損害の範囲を論ずることはできない。

　髄液漏についての病名・症状についての診断と法的判断については、これまで述べてきた一般的な低髄液圧症候群の診断基準である、① Mokri—4分類、②国際頭痛学会の国際頭痛分類、③日本脳神経外傷学会の診断基準、④厚労省研究班の診断基準を充足する症状については、その損害を賠償すべきである。

損害賠償の具体的範囲については、損害賠償法・不法行為法の制度理念である「損害の公平な分担」の見地から総合的に判断すべきである。

3　問題点

次のような問題点があるので述べておく。
① EBP が医学的に必要な場合にはその費用、EBP が複数回以上の場合はその妥当な回数が問題となる。
② 髄液漏事案において後遺障害がある場合は、原則としてその等級に応ずる損害を補償すべきである。後遺障害の損害認定にあたっては、自賠責の事前認定の等級を重視して判断すべきである。
③ なお、脳脊髄液減少症研究会の診断基準は充足するが、学会が認める ICHD、日本脳神経外傷学会、厚労省の基準を満たさない場合については、従来のむち打ち損傷による損害算定を参考にして算定する場合が多いと考えられる。即ち、後遺障害については（後遺障害を主張していない事案もある）、具体的ケースにおいて、症状が事故後に生じたものであり、そして医学的根拠があり、相当因果関係のある場合には、通常むち打ち損傷における損害の算定に準じて、後遺障害14級10号、労働能力喪失期間を2年から5年程度として、労働能力喪失率は5％位を認めるべき場合が多いであろう。判決もこのような傾向になっている。なお、後遺障害12級を認めるべき場合もあろう。むち打ち損傷に準じて考えるとすれば、「民事交通事故訴訟損害賠償額算定基準」（通称：「赤本」）をはじめとして数多くの文献があるので、これらを参考にすべきである。
④ 労働能力喪失率、労働能力喪失期間、後遺障害慰謝料の具体的損害額については、本書において相当数の判決を紹介したので、それを参照していただきたい。

【参考資料1】 引用文献一覧表

(引用順)

1	阿部俊昭「特集にあたって」脊椎脊髄ジャーナル25巻5号525頁（三輪書店、2012年5月）
2	喜多村孝幸「厚生労働省研究報告書」脊椎脊髄ジャーナル25巻5号526頁〜531頁（三輪書店、2012年5月）
3	吉本智信『精神医学と賠償シリーズ③低髄液圧症候群〜ブラッドパッチを受けた人、または、これから受ける人へ〜』（自動車保険ジャーナル、2006年10月）
4	阿部俊昭「低髄液圧症候群診断基準の変遷」脊椎脊髄ジャーナル25巻5号559頁〜567頁（三輪書店、2012年5月）
5	杉田雅彦『脳脊髄液減少症（低髄液圧症候群）の判例と実務―大発見か暴論か―』54頁、116頁（民事法研究会、2008年4月）
6	中井宏・松本英信著、篠永正道・守山英二・中川紀充医学監修『「むち打ち症」の新事実―脳脊髄液減少症〔最新版〕ガイドライン』（三五館、2011年10月）
7	篠永正道『脳脊髄液減少症を知っていますか― Dr.篠永の診断・治療・アドバイス』（西村書店、2013年2月）
8	大谷清「外傷性低髄液圧症候群―むち打ち損傷にかわって登場」骨・関節・靭帯18巻9号765頁〜767頁（アークメディア、2005年9月）
9	遠藤健司編著『むち打ち損傷ハンドブック―頸椎捻挫から脳脊髄液減少症まで〔第2版〕』173頁、174頁（シュプリンガー・ジャパン、2008年9月）
10	金彪「編集後記」脊椎脊髄ジャーナル19巻5号416頁（三輪書店、2006年5月）
11	藤井勲「低髄液圧症候群についての三つの判決」インシュアランス4180号4頁（保険研究所、2006年4月）
12	藤井勲「低髄液圧症候群が認められた事例」交通判例速報479号7頁（交通春秋社、2006年5月）
13	藤井勲「低髄液圧症候群について」月刊自動車管理2006年8月号50頁（企

	業開発センター交通問題研究室、2006年8月）
14	溝辺克己「低髄液圧症候群について」交通事故相談14号65頁〜72頁（内閣府政府統括官〔共生社会政策担当〕編集発行、2005年10月）
15	羽成守「脳脊髄液減少症について」調停時報166号42頁〜46頁（日本調停協会連合会、2007年3月）
16	羽成守「脳脊髄液減少症の法的検討」法律のひろば2007年8月号54頁〜60頁（ぎょうせい、2007年8月）
17	高野真人編著『後遺障害等級認定と裁判実務』（北澤龍也）314頁、315頁（新日本法規、2008年2月）
18	栗宇一樹・古笛恵子編『交通事故におけるむち打ち損傷問題〔第2版〕』203頁〜204頁、223頁（保険毎日新聞社、2012年8月）
19	佐久間邦夫・八木一洋編『交通損害関係訴訟〔補訂版〕』164頁、165頁（青林書院、2013年7月）
20	脳脊髄液減少症研究会ガイドライン作成委員会編著『脳脊髄液減少症ガイドライン2007』（メディカルレビュー社、2007年4月）
21	後藤稠ほか編『最新医学大辞典〔第2版〕』217頁、555頁（医歯薬出版、1996年3月）
22	「日本賠償科学会・第49回研究会」週刊自動車保険新聞2006年12月27日号3面（保険毎日新聞社、2006年12月）
23	間中信也「からだと心　健康相談Q&A」すこやかファミリー677号30頁（研友企画出版、2014年2月）
24	前田雅英『刑法総論講義〔第4版〕』308頁（東京大学出版会、2006年3月）
25	大塚俊弘・中根允文「外傷後ストレス障害（PTSD）」臨床精神医学講座S6巻14頁（中山書店、2000年3月）
26	Headache Classification Committee of the International Headache Society (IHS) The International Classification of Headache Disorders, 3rd Edition (beta version) （Ⓒ International Headache Society 2013 Reprints and permissions）邦訳な

	し(2013年7月)
27	八木一洋「東京地裁民事第27部(交通部)の事件の概況」民事法情報260号31頁~35頁(2008年5月)
28	「鞭打ち損傷と『歩行速度受傷否定説』」賠償医学11巻37頁(日本賠償医学会、1990年6月)
29	「鞭打ち損傷と最近の民事・刑事判例」賠償医学12巻44頁(日本賠償医学会、1990年12月)
30	「医研センタージャーナル医学記事特集号」174頁(社会法人日本損害保険協会医研センター、2006年3月)
31	出口みどり「被害者が脳脊髄液減少症ガイドライン2007の診断基準を満たしながら私病によりブラッドパッチを実施できなかった場合の損害認定」月刊自動車管理2008年12月号40頁(企業開発センター交通問題研究室、2008年12月)
32	今井佐和子「第一審において髄液減少症が発症したことを認めた点について、控訴審で自白の撤回が許されないとした事例」交通判例速報512号9頁(交通春秋社、2009年2月)

【参考資料２】　参考文献一覧表

（文中に引用していないが、脳脊髄液減少症と低髄液圧症候群に関連するもの・発表順）

吾郷哲朗・藤島正敏「特発性低髄液圧症候群の症候と診断」神経内科53号434頁～438頁（2000年）
篠永正道・久保田毅・小佐野靖己ほか「頚椎捻挫に続発した低髄液圧症候群」脊髄外科15号69頁（2001年）
中井宏編著・篠永正道監修『「むち打ち症」はこれで治る！―臨床結果でわかった「低髄液圧症候群」との驚くべき関係』（日本医療企画、2002年6月）
篠永正道「原因不明とされた慢性ムチ打ち症は脳を守る髄液が背骨から漏れて起こると新発見」わかさ2003年6月号124頁
岸秀行「外傷性低髄液圧症候群に対し自家血硬膜外注入を試みた3症例」ペインクリニック24巻8号1141頁（2003年8月）
篠永正道『各科の専門医も立証した「低髄液圧症候群」の決定的治療法―あなたの「脳」はここまでわかっている！―』（日本医療企画、2003年9月）
篠永正道・鈴木伸一「外傷性低髄液圧症候群（髄液減少症）の診断と治療」神経外傷26巻2号98頁～102頁（2003年11月）
関根将利ほか「頚椎捻挫遷延例における低髄液圧症候群」日本脊椎脊髄病学会15(1)375頁（2004年）
B. Mokri,「Low cerebrospinal fluid pressure syndrome」Neurol Clin N Am Vol22、57頁（2004年）
篠永正道「外傷性髄液減少症」週刊文春2004年1月1日～8日号203頁
中込忠好「低脳脊髄液圧性頭痛」ペインクリニック25巻4号463頁～473頁（2004年4月）
「医療ルネサンス　脳脊髄液減少症」読売新聞（2004年5月5日～5月8日）
「脳脊髄液減少症」日本経済新聞（2004年12月24日）
美馬達夫「低髄液圧症候群の治療現場から」痛みと臨床5：112頁～115頁（2005年）

「低髄液圧症候群とは」自保ジャーナル1585号3頁（2005年4月）

塚本泰司「頭頸部外傷後の低髄液圧症候群」医研レポート49号 Summer（JA共済総合研究所、2005年7月）

篠永正道・山口良兼・守山英二『あなたの「むち打ち症」は治ります！―脳脊髄液減少症（低髄液圧症候群）の決定的治療法―』（日本医療企画、2005年9月）

美馬達夫「低髄液圧症候群（脳脊髄液減少症）」ペインクリニック26巻10号（2005年10月）

中込忠好「低髄液圧症候群」週刊ポスト2005年10月5日号97頁

篠永正道「低髄液圧症候群（脳脊髄液減少症）」救急医学30巻1825頁～1829頁（2006年）

日本頭痛学会編「特発性低髄液圧症候群はどのように診断し、治療するか」慢性頭痛の診療ガイドライン（医学書院、2006年2月）

寺田洋明ほか「スポーツ外傷と低髄液圧症候群」第29回日本神経外傷学会プログラム抄録集（2006年3月24日）

今井佐和子「低髄液圧症候群の発症が否定された事例」交通事故判例速報478号4頁（2006年4月）

「埼玉整形外科フォーラム開催　篠永正道教授が講演」週刊自動車保険新聞1985号（2006年4月）

脊椎脊髄ジャーナル19巻5号（三輪書店、2006年5月）は、「特集『低髄液圧症候群（脳脊髄液減少症）』に関する最新動向」と題して次の論文を掲載している。

・特集　低髄液圧症候群（脳脊髄液減少症）に関する最新動向
・脳脊髄液減少症：疾患概念と病態に関する最新知見
　　　　　　　　　　　　　日本医科大学　脳神経外科　喜多村孝幸
・脳脊髄液減少症に関する基礎知識：産生、循環、吸収のメカニズム
　　　　　　　　　　慶應義塾大学医学部　脳神経外科　安達一英ほか
・各専門分野の立場からとらえる"脳脊髄液減少症"
　　"脳脊髄液減少症"画像診断のポイント
　　　　　　　　　四谷メディカルキューブ　画像診断センター　小島豊之ほか

〔参考資料2〕参考文献一覧表

- 神経放射線科の立場からとらえる"脳脊髄液減少症"
　　　　　　　　　　　東京都立神経病院　神経放射線科　柳下章
- 脳脊髄液減少症―神経内科の立場から
　　　　　　　　　自治医科大学付属大宮医療センター神経内科　大塚美惠子
- 神経内科における低髄液圧症候群
　　　　　　　　　　　　安城更生病院　神経内科　加藤博子ほか
- "低髄液圧症候群（脳脊髄液減少症）"―脳神経外科の立場から
　　　　　　　　　群馬大学大学院医学系研究科　脳脊髄病態外科学　登坂雅彦ほか
- 頭頸部外傷と脳髄脊髄液減少症（脳脊髄液減少症）
　　　　　　　　　　　東京医科大学　整形外科　遠藤健司ほか
- 外傷性頸部症候群"むち打ち損傷"に関する脊椎脊髄外科学的一見解
　　　　　　　福井大学医学部器官制御医学講座整形外科学領域　馬場久敏
- 透視下硬膜外自家血注入法の実際
　　岡山大学医学部大学院医歯薬学総合研究科生体制御科学専攻機能制御学講座
　　　　　　　　　　　　　　　　　麻酔・蘇生学分野　石川慎一ほか
- 座談会：低髄液圧症候群(脳脊髄液減少症)は本当に外傷により発生するのか？
　　　　　　　　　　　　　　　　　　　　　　司会：阿部俊昭
　　　　　　　　出席：喜多村孝幸／篠永正道／土居浩／浜西千秋

遠藤健司・駒形正志・山本謙吾「むち打ち損傷後に発症した低髄液圧症候群の臨床的検討」Equilibrium Research、65(3)、197頁〜202頁（2006年6月）

NHKテレビ　生活ほっとモーニング「鞭打ちの新しい治療法」―篠永正道医師、喜多村医師が出演。(2006年7月12日午前8時30分から約60分位)

NHKテレビ「新展開！むちうち治療・長年の症状が解消」日本医大喜多村医師が出演。(2006年7月12日午前8時30分から約60分位)

医と法からみた「低髄液圧症候群の問題点」医研レポート2006. 特集号（JA共済総合研究所、2006年9月） ・吉本智信「低髄液圧症候群」 ・杉田雅彦「急増する『低髄液圧症候群（脳脊髄液減少症）』事案の判決の動向と問題点」

| 篠永正道「むち打ち症後遺症と脳脊髄液減少症」からだの科学250号13頁（2006 |

372

年9月)
中井宏編著・篠永正道監修『「むち打ち症」はこれで治る！』—誰も教えてくれなかった「脳脊髄液減少症」がわかる本』(2006年10月)
吉本智信「低髄液圧症候群に関する参考文献」低髄液圧症候群151頁（自動車保険ジャーナル、2006年10月)
小賀野晶一「吉本智信＝杉田雅彦『医と法からみた【低髄液圧症候群】の問題点』」の書評（保険毎日新聞2006年10月18日3面、週刊自動車保険新聞2006年10月25日2面)
「日本脳神経外科学会・第65回総会　脳脊髄液減少症の現状と問題点を報告」保険毎日新聞（2006年10月24日2面)
加藤了編著『交通事故の法律相談〔全訂第3版〕』109頁（2006年11月)
吉本智信「低髄液圧症候群」医研センタージャーナル　医研センター研修会資料（日本損害保険協会、2006年11月)
吉本智信・喜多村孝幸・杉田雅彦「日本賠償科学会第49回研究会要旨集」(2006年12月)
Headache Classification Subcommittee of International Headache Society：The International Classification of Headache Disorder；2nd Edition（ICHD-Ⅱ)、2004（日本頭痛学会・国際頭痛分類普及委員会訳『国際頭痛分類〔第2版〕新訂増補日本語版』（医学書院、2007年)
杉田雅彦『「脳脊髄液減少症」裁判の動向と問題点—大発見かそれとも暴論か—』インシュアランス（2007年2月)
篠永正道「脳脊髄液減少症の病態と治療」日本医事新報4322号（日本医事新報社、2007年2月)
吉本智信「福岡高裁（H19・2・13）判決を受けて」自保ジャーナル1676号3頁（2007年3月)
杉田雅彦「髄液漏れ訴訟初の高裁判決」保険毎日新聞（2007年3月2日3面～6面)
「民事訴訟で判断二分、確定　診断基準未定」西日本新聞（2007年4月1日)
「第5回脳脊髄液減少症研究会」メディカルトリビューン（2007年4月5日)

〔参考資料2〕参考文献一覧表

「東京地裁交通部の低髄液圧症候群（脳脊髄液減少症）に関する判決状況」保険毎日新聞（2007年4月13日2面）
NHKテレビ「クローズアップ現代　髄液漏れ」（2007年4月17日午後7時30分～8時00分）
第30回日本神経外傷学会「外傷性低髄液圧症候群の診断の確立目指して」メディカルトリビューン（2007年5月）
溝辺克己「むち打ち損傷問題　法学からのアプローチ」日本賠償科学会編『賠償科学概説─医学と法学の融合─』125頁～147頁（民事法研究会、2007年5月）
羽成守「脳脊髄液減少症の法律的問題」第80回日本整形外科学会学術総合サテライトパネルディスカッション抄録集7頁～8頁（2007年5月）
喜多村孝幸「脳脊髄液減少症　統一ガイドライン作成に向けて始動」Medical Tribune40巻30号52頁～53頁（メディカルトリビューン、2007年7月）
吉本智信著「脳脊髄液減少症ガイドライン2007を巡る問題点」医研センタージャーナル（日本損害保険協会、2007年8月）
日弁連交通事故相談センター編「交通賠償論の新次元」財団法人日弁連交通事故相談センター設立40周年記念論文集（2007年10月）
遠藤健司ほか「外傷性頸部症候群と特発性低髄液圧症候群」臨床整形外科2007年10月号983頁
脳脊髄液減少症研究会編著「脳脊髄液減少症データ集1巻─研究会全抄録と最新発表報告」（メディカルレビュー社、2007年10月） 守山英二・寺田洋明・石川慎一「2．外傷性脳脊髄液減少症をめぐる議論について　早期膀胱内RI集積の診断的意義」141頁～145頁
「厚労省研究班が活動本格化」保険毎日新聞（2007年10月16日）
日本賠償科学会第51回研究会要旨集 ・吉本智信「低髄液圧症候群の臨床ならびに意見書作成経験を踏まえて」13頁 ・松居英二「頭部外傷後の神経症状の法的評価」24頁 （日本賠償科学会、2007年12月1日）
日本脳神経外傷学会「『外傷に伴う低髄液圧症候群』作業部会報告」神経外傷30巻1号別冊（2007年12月）

〔参考資料２〕参考文献一覧表

「特集：医と法からみた低髄液圧症候群の問題点」賠償科学35号（2007年12月） ・吉本智信「低髄液圧症候群(1)、(2)」 ・喜多村孝幸「脳脊髄液減少症の診断基準」 ・杉田雅彦「低髄液圧症候群と脳脊髄液減少症説」
杉田雅彦「脳脊髄液減少症（低髄液圧症候群）の民事・刑事事件—脳脊髄液減少症説の行方」自動車保険ジャーナル1742号2頁（2008年）
友塚直人・守山英二ほか「頸椎捻挫後の慢性化因子および脳脊髄液減少症の割合の検討」ペインクリニック29巻10号（2008年10月）
小澤浩司・馬場久敏「外傷性頚部症候群と脳脊髄液減少症—最近の考え方」整形・災害外科52巻2号145頁（2009年2月）
溝辺克己「交通事故における賠償医療の知見と損害算定論の交錯」高野真人・溝辺克己・八木一洋編『交通事故賠償の再構築』29頁（ぎょうせい、2009年3月）
「特集：低髄液圧症候群（脳脊髄液減少症）に関する最新動向 Part2」脊椎脊髄ジャーナル22巻4号（2009年4月）
「特別シンポジウム　低髄液圧症候群の現状」第15回日本脳神経外科救急学会抄録集93頁（2010年2月）
西野航「一審が肯定した低髄液圧症候群を控訴審が否定した事例」交通事故判例速報523号2頁（交通春秋社、2010年1月）
第46回日本脳神経外傷学会交通科学協議会総会・学術講演会　プログラム（2010年4月15日） ・三浦真弘「脳脊髄液減少症の病態と発生機序」24頁〜30頁 ・篠永正道「交通外傷後脳脊髄液減少症の診断と治療」32頁〜33頁
篠永正道・美馬達夫監修・脳脊髄液減少症研究会編著『脳脊髄液減少症データ集 Vol.2—研究会最新発表報告』（メディカルレビュー社、2010年7月）
守山英二編『脳脊髄液減少症の診断と治療』（金芳堂、2010年7月）
「脳脊髄液減少症の正体、安易なブラッドパッチの実施は禁物」日経メディカル（2010年9月）
杉田雅彦「脳脊髄液減少症（低髄液圧症候群）の高裁7判決と医学会の動向—主観病の法的認定—」青山法務研究論集第2号173頁〜201頁（青山学院大学法

〔参考資料2〕参考文献一覧表

務研究会、2010年9月）

小板橋律子「脳脊髄液減少症の正体」日経メディカル9月号24頁～25頁（2010年9月）

宮本亨ほか「EBM脳神経外科疾患の治療」235頁（中外医学社、2010年11月）

日本脳神経外傷学会「『外傷に伴う低髄液圧症候群作業部会』作業部会報告」神経外傷33巻2号133頁～144頁（2010年12月）

「『謎の頭痛』脳脊髄液減少症、初の統一診断指針、厚労省研究班」朝日新聞（2011年11月2日）

佐藤慎哉・嘉山孝正「頭部外傷に伴う低髄液圧症候群の考え方」脳神経外科ジャーナル20巻12号887頁（三輪書店、2011年12月）

小松初男「低髄液圧症候群の判例動向と今後の着服点(1)(2)」医研レポート76号8頁～12頁、77号8頁～11頁（JA共済総合研究所、2012年）

西山詮「詐病と精神鑑定」（東京大学出版会、2012年2月）

佐藤慎哉・嘉山孝正「Current Topic 脳性髄液漏出症画像判定基準・画像診断基準」脳神経外科速報22巻2号200頁～206頁（メディカ出版、2012年2月）

「低髄液圧症候群（脳脊髄液減少症）に関する最新動向Part3」脊椎脊髄ジャーナル25巻5号（2012年4月）

平野哲郎「医学上の診断基準（診療ガイドライン）と因果関係判断・既判力の関係—脳脊髄液減少症を素材として」法律時報84巻6号82頁～87頁（2012年5月）

「硬膜外自永血注入療法」官報5812号63頁（2012年6月）

渡辺新著「画像でわかる脳脊髄液減少症」（日本評論社、2012年）

松居英二「特集2 交通事故をめぐる諸問題 後遺症をめぐる最近の裁判例など」自由と正義63巻10号47頁～60頁（日本弁護士連合会、2012年10月）

「痛みをめぐる法的問題」医研レポート80号10頁（JA共済総合研究所、2013年）

『賠償科学—医学と法学の融合—改訂版』（民事法研究会、2013年9月）
・吉本智信「医学からのアプローチ・脳脊髄液減少症（低髄液圧症候群）」569頁
・溝辺克己「法学からのアプローチ・脳脊髄液減少症（低髄液圧症候群）」583頁

〔参考資料２〕参考文献一覧表

北河隆之・八島宏平・川谷良太郎『詳説　後遺障害―等級認定と逸失利益算定の実務』（創耕舎、2014年6月）
藤村和夫・山野嘉朗『概説　交通事故賠償法〔第3版〕』383頁（日本評論社、2014年7月）

【参考資料３】 脳脊髄液減少症（低髄液圧症候群）関係判決一覧表

※筆者が知り得た民事事件、家事事件、労災事件の判決のみ。この他に多くの判決、また、和解で終了したものがあると思われる。
※すべての事件について裁判所の事件番号を記した。
※「肯定」とは脳脊髄液減少症・低髄液圧症候群を認めた判決である。
※「否定」とは、上記症状を否定した事案、または肯定したが、事故との因果関係を否定した判決である。
※一部判決が入手できないものがあり、判決の確定の有無については不明のものもあった。
※高裁判決についての確定か否かについては、脱稿前に改めて調査した。
（地裁・高裁 合計172件 平成26年3月まで）

〈肯定判決 18件〉

	裁判日	裁判所名・事件番号	上訴等（空欄は不明）	出典・備考
1	昭和62年6月25日	広島地裁 昭和58年(ワ)第469号	確定	交通事故民事裁判例集（以下、交民集）20巻3号850頁
2	平成17年2月22日	福岡地裁行橋支部 平成15年(ワ)第104号	控訴（控訴審否定12）	自保ジャーナル（以下、自保）1676号10頁、交民集38巻1号258頁、判例タイムズ（以下、判タ）1233号148頁、判例時報（以下、判時）1919号128頁、週刊自動車

378

〔参考資料3〕脳脊髄液減少症（低髄液圧症候群）関係判決一覧表

				保険新聞（以下、週刊自保新聞）平成17年11月2日
3	平成18年1月11日	鳥取地裁 平成17年（ワ）第99号	控訴 （控訴審否定49）	自保1810号2頁、週刊自保新聞平成18年3月8日
4	平成18年12月12日	福岡地裁小倉支部 平成16年（ワ）第642号	控訴後和解	保険毎日新聞平成19年2月6日
5	平成20年1月10日	横浜地裁第6民事部 平成18年（ワ）第1827号 平成18年（ワ）第3154号	控訴 （控訴審肯定6）	自保1727号2頁、保険毎日新聞平成19年6月29日
6	平成20年7月31日	東京高裁第8民事部 平成20年（ネ）第912号	確定 （肯定5の控訴審）	自保1756号7頁、判例秘書
7	平成21年4月15日	さいたま地裁 平成19年（ワ）第2153号	控訴後和解	判例集未登載
8	平成21年5月15日	横浜地裁第6民事部 平成19年（ワ）第5060号	確定	自保1795号2頁
9	平成21年11月18日	那覇地裁 平成19年（ワ）第520号		沖縄タイムス 平成21年11月19日
10	平成22年7月1日	岡山地裁 平成16年（ワ）第1067号	控訴 （控訴審否定108）	自保1879号14頁、交民集43巻4号821頁
11	平成22年12月22日	東京地裁立川支部 平成19年（ワ）第1071号	控訴 （控訴審肯定18）	判例集未登載
12	平成23年3月18日	名古屋高裁民事第3部 平成22年（ネ）第713号	確定 （否定69の控訴審）	自保1848号1頁、判時2121号65頁、判例秘書
13	平成23年7月22日	大阪高裁第13民事部 平成22年（ネ）第818号	確定 （否定59の控訴審）	自保1859号1頁、判時2132号46頁、判例秘書

〔参考資料３〕脳脊髄液減少症（低髄液圧症候群）関係判決一覧表

	裁判日	裁判所名・事件番号	上訴等	出典・備考
14	平成23年10月26日	大阪地裁 平成21年（ワ）第10533号		交民集　第44巻5号1406頁、判例秘書
15	平成24年２月23日	大阪高裁第５民事部 平成23年（ネ）第1708号		判例秘書
16	平成24年７月31日	横浜地裁第６民事部 平成21年（ワ）第5042号	控訴	自保1878号１頁、判タ1382号249頁、判時2163号79頁、判例秘書 ※横浜ヴェイグ判決
17	平成24年９月26日	名古屋地裁半田支部 平成20年（ワ）第404号	控訴 （控訴審否定132）	自保1902号26頁
18	平成24年11月22日	東京高裁第24民事部 平成23年（ネ）第870号	確定 （肯定11の控訴審）	判例集未登載

〈否定判決　154件〉

	裁判日	裁判所名・事件番号	上訴等 （空欄は不明）	出典・備考
1	平成16年３月23日	名古屋地裁岡崎支部 平成12年（ワ）第432号	控訴 （控訴審否定３）	自保1585号２頁
2	平成16年６月24日	千葉地裁松戸支部 平成14年（ワ）第129号	確定	自保1585号10頁
3	平成16年12月８日	名古屋高裁 事件番号不明	（否定１の控訴審）	「交通事故におけるむち打ち損傷問題　第二版」223頁
4	平成17年１月20日	岡山地裁 平成15年（ワ）第992号	控訴後和解	自保1585号７頁、交民集38巻１号107頁、判タ1233号148頁

〔参考資料３〕脳脊髄液減少症（低髄液圧症候群）関係判決一覧表

5	平成17年5月17日	神戸地裁 平成14年（ワ）第538号	確定	自保1616号2頁、交民集38巻3号681頁
6	平成17年12月8日	横浜地裁第6民事部 平成14年（ワ）第4078号	確定	自保1626号2頁、週刊自保新聞平成18年3月22日2面
7	平成18年5月11日	岡山地裁 平成15年（ワ）第306号	確定	判例集未登載
8	平成18年9月25日	横浜地裁第6民事部 平成16年（ワ）第2917号	確定	自保1692号2頁、判例秘書
9	平成18年9月27日	大阪地裁第15民事部 平成15年（ワ）第2758号	控訴後和解	自保1679号2頁、判例秘書
10	平成18年10月27日	京都地裁 平成17年（ワ）第2858号	原告控訴取下げ	自保1667号18頁
11	平成18年12月25日	前橋地裁桐生支部 平成17年（ワ）第44号	控訴後和解	自保1676号15頁
12	平成19年2月13日	福岡高裁第3民事部 平成17年（ネ）第336号 平成18年（ネ）第666号	確定 （肯定2の控訴審）	自保1676号2頁、判タ1233号141頁、保険毎日新聞平成19年3月2日3面、民事法情報№250　62頁、判例秘書 ※ターニング・ポイント判決A
13	平成19年3月14日	大阪地裁第15民事部 平成17年（ワ）第2537号	確定	自保1717号9頁、判例秘書
14	平成19年4月26日	神戸地裁 平成17年（ワ）第2512号	確定	自保1727号16頁

15	平成19年5月17日	福岡地裁 平成16年(ワ)第802号	控訴後和解	自保1692号9頁
16	平成19年6月26日	横浜地裁相模原支部 平成17年(ワ)第407号	確定	自保1698号2頁
17	平成19年6月29日	和歌山地裁 平成17年(ワ)第465号	確定	判例集未登載
18	平成19年9月13日	東京地裁 平成18年(ワ)第3759号		Westlaw Japan
19	平成19年10月18日	福岡地裁田川支部 平成17年(ワ)第8号	控訴後和解	自保1713号2頁
20	平成19年11月27日	東京地裁民事第27部 平成16年(ワ)第8920号	控訴 (控訴審否定26)	自保1717号2頁、保険毎新聞平成20年4月30日4面、判例秘書 ※ターニング・ポイント判決B
21	平成19年12月3日	静岡地裁浜松支部 平成14年(ワ)第564号	確定	判タ1273号260頁、判例秘書
22	平成20年1月23日	和歌山地裁 平成15年(ワ)第602号	確定	判例集未登載
23	平成20年1月30日	横浜地裁第6民事部 平成17年(ワ)第2174号	確定	自保1727号12頁
24	平成20年2月13日	福岡地裁小倉支部 平成15年(ワ)第505号	控訴 (控訴審否定60)	自保1742号20頁、判タ1331号215頁
25	平成20年2月28日	東京地裁民事第27部 平成16年(ワ)第27835号	控訴後和解	自保1727号7頁、判時2014号88頁、判例秘書 ※ターニング・ポイント判決C
26	平成20年4月24日	東京高裁第14民事部	確定	自保1756号10頁

〔参考資料３〕脳脊髄液減少症（低髄液圧症候群）関係判決一覧表

		平成20年(ネ)第283号	(否定20の控訴審)	※ターニング・ポイント判決D
27	平成20年6月4日	さいたま地裁 平成16年(ワ)第1551号	控訴	自保1764号7頁、判例秘書
28	平成20年7月15日	静岡地裁 平成17年(ワ)第431号	控訴後和解	判例集未登載
29	平成20年8月6日	千葉地裁 平成18年(ワ)第2429号	控訴 (控訴審否定36)	自保1779号2頁
30	平成20年8月26日	神戸地裁 平成19年(ワ)第15号	確定	自保1794号2頁、交民集41巻4号1044頁、判例秘書
31	平成20年9月11日	福岡地裁 平成17年(ワ)第2419号		交民集41巻5号1274頁、Westlaw Japan、判例秘書
32	平成20年10月8日	福岡家裁 平成20年(少)697号		家庭裁判月報61巻5号83頁、Westlaw Japan、判例秘書
33	平成20年10月16日	大阪高裁第7民事部 平成18年(ネ)第395号	確定 (大阪地裁岸和田支部(判決日不明)の控訴審)	月刊自動車管理2008年12月号40頁
34	平成20年10月30日	広島地裁 平成16年(ワ)第670号	確定	自保1760号2頁、インシュアランス4312号4頁、4315号4頁、4316号8頁
35	平成20年11月6日	神戸地裁 平成18年(ワ)第2041号	確定	自保1774号2頁、保険毎日新聞平

383

				成21年3月30日号4面
36	平成21年1月29日	東京高裁第14民事部 平成20年(ネ)第4618号	確定 (否定29の控訴審)	自保1779号2頁
37	平成21年2月5日	東京地裁民事第27部 平成16年(ワ)第2306号	確定	自保1779号11頁、交民集42巻1号110頁、判例秘書
38	平成21年2月27日	長崎地裁 平成17年(ワ)第241号	確定	判例集未登載
39	平成21年3月18日	名古屋地裁民事第3部 平成19年(ワ)第1651号	控訴	自保1779号19頁、判時2048号72頁、判例秘書
40	平成21年3月25日	京都地裁第4民事部 平成19年(ワ)第2631号	確定	自保1806号2頁
41	平成21年5月29日	横浜地裁第6民事部 平成18年(ワ)第4747号	確定	自保1795号6頁
42	平成21年6月16日	東京地裁民事第27部 平成17年(ワ)第17339号	控訴	自保1794号9頁、判例秘書
43	平成21年6月24日	神戸地裁 平成18年(ワ)第3018号	控訴	自保1800号17頁、判例速報2009年8月号2頁、保険毎日新聞平成21年10月14日4面
44	平成21年7月16日	千葉地裁木更津支部 平成18年(ワ)第174号	確定	自保1800号2頁
45	平成21年7月28日	名古屋地裁民事第3部 平成17年(ワ)第1351号 平成18年(ワ)第641号	控訴	自保1800号9頁
46	平成21年8月21日	福岡地裁小倉支部	確定	判タ1326号245頁、

〔参考資料3〕脳脊髄液減少症（低髄液圧症候群）関係判決一覧表

		平成19年(ワ)第361号		判時2074号91頁、判例秘書
47	平成21年10月16日	東京地裁民事第27部 平成17年(ワ)第9355号	控訴 （控訴審否定76）	自保1810号9頁、判例秘書
48	平成21年10月27日	神戸地裁 平成18年(ワ)第1905号	控訴	判時2064号108頁、Westlaw Japan、判例秘書 ※非交通事故：「中学生同士の暴行事件」
49	平成21年11月4日	広島高裁松江支部 平成18年(ネ)第20号 平成20年(ネ)第81号	確定 （肯定3の控訴審）	自保1810号2頁 ※ターニング・ポイント判決E
50	平成21年11月13日	名古屋地裁民事第3部 平成19年(ワ)第4850号		自保1835号33頁
51	平成21年12月16日	名古屋地裁民事第3部 平成17年(ワ)第4765号	控訴	自保1826号30頁
52	平成21年12月17日	千葉地裁 平成19年(ワ)第615号	控訴	自保1818号77頁、交民集42巻6号1657頁、判例秘書
53	平成22年1月12日	横浜地裁小田原支部 平成19年(ワ)第178号		判例集未登載
54	平成22年1月26日	静岡地裁 平成17年(ワ)第146号 平成20年(ワ)第1549号	控訴後和解	判例集未登載
55	平成22年1月27日	東京地裁民事第27部 平成18年(ワ)第23808号	控訴	自保1834号47頁、交民集43巻1号31頁、判例秘書
56	平成22年1月27日	福岡地裁小倉支部 平成19年(ワ)第1367号	確定	自保1822号83頁

57	平成22年1月29日	東京地裁民事第27部 平成20年(ワ)第9108号	控訴 (控訴審否定71)	自保1818号1頁、判例秘書
58	平成22年1月29日	大分地裁中津支部 平成18年(ワ)第35号	控訴 (控訴審否定87)	自保1819号38頁 ※非交通事故：「バレーボール事故」
59	平成22年2月9日	大阪地裁第15民事部 平成18年(ワ)第3502号	控訴 (控訴審肯定13)	自保1837号85頁
60	平成22年2月25日	福岡高裁第5民事部 平成20年(ネ)第274号	確定 (否定24の控訴審)	判タ1331号206頁、判例秘書
61	平成22年3月2日	東京地裁民事第27部 平成19年(ワ)第22409号	控訴後和解	自保1836号23頁、判例秘書
62	平成22年3月4日	東京地裁民事第27部 平成18年(ワ)第10220号	確定	自保1834号1頁、交民集43巻2号279頁、判時2077号68頁、判例秘書
63	平成22年3月17日	福岡地裁 平成18年(ワ)第1091号	控訴 (控訴審否定80)	自保1821号1頁
64	平成22年3月17日	東京地裁 平成19年(ワ)第11767号		Westlaw Japan
65	平成22年3月18日	東京地裁民事第27部 平成19年(ワ)第20632号	確定	自保1827号1頁、判例秘書
66	平成22年3月25日	新潟地裁 平成18年(ワ)第491号	確定	自保1824号117頁
67	平成22年4月12日	東京地裁民事第27部 平成20年(ワ)第4777号	控訴	自保1832号48頁、交民集43巻2号507頁、判例秘書
68	平成22年5月27日	横浜地裁第6民事部 平成18年(ワ)第829号	確定	自保1828号1頁

〔参考資料3〕脳脊髄液減少症（低髄液圧症候群）関係判決一覧表

69	平成22年5月28日	津地裁伊勢支部 平成20年(ワ)第48号	控訴 (控訴審肯定12)	自保1848号11頁
70	平成22年9月14日	東京地裁民事第27部 平成20年(ワ)第32134号		Westlaw Japan、 判例秘書
71	平成22年10月20日	東京高裁第20民事部 平成22年(ネ)第1172号	上告棄却・確定 (否定57の控訴審)	判タ1344号176頁、 判例速報2011年 7月号1頁、判 例秘書
72	平成22年11月25日	東京地裁 平成20年(行ウ)第751号	請求棄却	Westlaw Japan
73	平成22年12月10日	大分地裁 平成20年(ワ)第359号	控訴	自保1840号124頁
74	平成23年1月17日	神戸地裁姫路支部 平成21年(ワ)第1757号	確定	自保1842号84頁
75	平成23年1月24日	神戸地裁 平成21年(ワ)第1735号	控訴	自保1849号92頁、 交民集44巻1号 75頁
76	平成23年1月27日	東京高裁 事件番号不明	確定 (否定47の控訴審)	判例集未登載
77	平成23年2月3日	東京地裁民事第27部 平成16年(ワ)第22244号	控訴 (控訴審否定107)	自保1848号18頁、 交民集44巻1号 197頁、判例秘書
78	平成23年2月10日	東京地裁民事第27部 平成20年(ワ)第31506号	控訴	自保1852号63頁 判例秘書
79	平成23年3月3日	東京地裁民事第27部 平成19年(ワ)第13983号	控訴 (控訴審否定106)	自保1847号12頁、 判例時報2119号 58頁、判例秘書
80	平成23年3月18日	福岡高裁第2民事部 平成22年(ネ)第461号	上告棄却・確定 (否定63の控訴審)	自保1845号1頁
81	平成23年3月30日	東京地裁	請求棄却	Westlaw Japan

387

〔参考資料3〕脳脊髄液減少症（低髄液圧症候群）関係判決一覧表

		平成21年(ワ)第14004号		
82	平成23年4月15日	京都地裁第4民事部 平成20年(ワ)第3324号	確定	自保1870号93頁
83	平成23年4月15日	京都地裁第4民事部 平成20年(ワ)第1993号	控訴	自保1854号47頁、 判例秘書
84	平成23年5月30日	さいたま地裁 平成21年(ワ)第1740号	控訴 （控訴審否定93）	自保1853号59頁、 交民集44巻3号 696頁
85	平成23年6月28日	名古屋地裁民事第3部 平成21年(ワ)第3453号	控訴 （控訴審否定95）	自保1855号61頁、 判例秘書
86	平成23年7月13日	神戸地裁 平成22年(ワ)第1387号	確定	自保1863号93頁
87	平成23年9月22日	福岡高裁第5民事部 平成22年(ネ)第244号	上告棄却・確定 （否定58の控訴審）	自保1861号15頁、 判例秘書 ※非交通事故： 「バレーボール事故」
88	平成23年9月30日	東京地裁民事第27部 平成21年(ワ)第2877号	控訴	自保1858号1頁、 判例秘書
89	平成23年10月5日	神戸地裁 平成20年(ワ)第1528号		自保1871号46頁、 判例秘書
90	平成23年10月7日	宇都宮地裁 平成20年(ワ)第60号	確定	判タ1369号236頁、 判時2131号138頁、 判例秘書
91	平成23年10月26日	東京地裁民事第27部 平成22年(ワ)第47896号		判例秘書
92	平成23年10月28日	前橋地裁桐生支部 平成20年(ワ)第188号	控訴	自保1864号34頁
93	平成23年11月16日	東京高裁第23民事部 平成23年(ネ)第4865号	確定 （否定84の控訴審）	判例集未登載

〔参考資料3〕脳脊髄液減少症（低髄液圧症候群）関係判決一覧表

94	平成23年11月16日	さいたま地裁 平成21年（ワ）第2433号	確定	自保1865号64頁
95	平成23年12月2日	名古屋高裁民事第2部 平成23年（ネ）第871号	上告棄却・確定 （否定85の控訴審）	判例集未登載
96	平成23年12月16日	名古屋地裁民事第3部 平成20年（ワ）第5222号	控訴	自保1870号109頁
97	平成24年1月23日	東京地裁 平成21年（ワ）第37498号	控訴	自保1867号36頁、 判例秘書
98	平成24年1月27日	さいたま地裁 平成21年（ワ）第48号	控訴 （控訴審否定122）	自保1868号64頁
99	平成24年2月7日	東京地裁民事第27部 平成21年（ワ）第29869号	確定	自保1871号66頁、 判例秘書
100	平成24年2月13日	東京地裁民事第27部 平成22年（ワ）第1152号	控訴	自保1869号11頁、 交民集45巻1号 201頁、判例秘書
101	平成24年2月23日	仙台地裁 平成22年（ワ）第1315号	控訴 （控訴審否定113）	自保1872号49頁
102	平成24年3月13日	東京地裁民事第27部 平成20年（ワ）第22103号	控訴	自保1874号58頁、 判例秘書
103	平成24年3月23日	大阪地裁第15民事部 平成22年（ワ）第8597号	確定	自保1876号78頁
104	平成24年3月26日	長野地裁 平成21年（ワ）第18号	確定	自保1875号90頁
105	平成24年4月26日	東京地裁民事第27部 平成20年（ワ）第17864号	控訴	自保1877号1頁、 判例秘書
106	平成24年5月30日	東京高裁第9民事部 平成23年（ネ）第2783号	上告棄却・確定 （否定79の控訴審）	自保1876号31頁、 判例秘書
107	平成24年5月31日	東京高裁第2民事部	上告棄却・確定	自保1880号13頁

〔参考資料３〕脳脊髄液減少症（低髄液圧症候群）関係判決一覧表

			平成23年(ネ)第1951号	(否定77の控訴審)
108	平成24年6月7日	広島高裁岡山支部第2部 平成22年(ネ)第218号	上告棄却・確定 (肯定10の控訴審)	自保1879号1頁
109	平成24年7月18日	仙台地裁 平成20年(ワ)第161号	控訴	自保1883号90頁
110	平成24年9月12日	東京地裁民事第27部 平成23年(ワ)第14973号 平成23年(ワ)第14976号	確定	自保1886号40頁、 判例秘書
111	平成24年9月13日	東京地裁民事第27部 平成20年(ワ)第18481号	控訴	自保1885号25頁、 判例秘書
112	平成24年10月30日	仙台地裁 平成21年(ワ)第1642号	控訴 (控訴審否定138)	自保1897号121頁
113	平成24年10月30日	仙台高裁第1民事部 平成24年(ネ)第174号	確定 (否定101の控訴審)	判例集未登載
114	平成24年11月7日	東京地裁民事第27部 平成22年(ワ)第42526号	控訴 (控訴審否定128)	自保1888号53頁、 判例秘書
115	平成24年12月6日	東京地裁民事第27部 平成20年(ワ)第20285号 平成22年(ワ)第13848号	控訴後和解	自保1890号22頁、 判例秘書
116	平成24年12月13日	東京地裁民事第27部 平成20年(ワ)第14487号	控訴	自保1893号28頁、 判例秘書
117	平成24年12月17日	京都地裁第4民事部 平成20年(ワ)第1597号	確定	自保1894号59頁
118	平成24年12月19日	新潟地裁長岡支部 平成18年(ワ)第179号 平成20年(ワ)第6号	控訴 (控訴審否定140)	自保1891号5頁
119	平成24年12月19日	大阪地裁第15民事部 平成22年(ワ)第6673号	確定	自保1892号68頁
120	平成25年1月10日	大阪地裁第15民事部	控訴	自保1898号40頁

〔参考資料3〕脳脊髄液減少症（低髄液圧症候群）関係判決一覧表

		平成22年(ワ)第8563号		
121	平成25年1月21日	神戸地裁姫路支部 平成22年(ワ)第382号	控訴 (控訴審否定134)	交通事故判例速報 No.561・1頁
122	平成25年1月24日	東京高裁第4民事部 平成24年(ネ)第1774号 平成24年(ネ)第3899号	上告棄却・確定 (否定98の控訴審)	自保1896号14頁 ※リーディング判決
123	平成25年2月6日	東京地裁民事第27部 平成24年(ワ)第22192号	上告棄却・確定 (控訴審否定135)	自保1905号35頁、判例秘書
124	平成25年2月12日	佐賀地裁唐津支部 平成24年(ワ)第171号	確定	自保1904号58頁
125	平成25年3月6日	広島地裁 平成23年(行ウ)第15号		判例秘書
126	平成25年3月27日	東京地裁民事第27部 平成22年(ワ)第43585号	原告控訴取下げ・確定	自保1900号28頁、判例秘書
127	平成25年3月28日	佐賀地裁唐津支部 平成22年(ワ)第314号 平成24年(ワ)第150号	控訴 (控訴審否定136)	自保1911号37頁
128	平成25年4月10日	東京高裁第12民事部 平成24年(ネ)第7921号 平成25年(ネ)第940号	上告中 (否定114の控訴審)	判例集未登載
129	平成25年4月16日	東京地裁民事第27部 平成21年(ワ)第28750号	控訴 (控訴審否定148)	自保1899号34頁、判例秘書
130	平成25年5月30日	横浜地裁第6民事部 平成23年(ワ)第3249号	控訴	自保1903号111頁、判例秘書
131	平成25年6月20日	大分地裁 平成19年(ワ)第813号	控訴	自保1909号20頁、判例秘書 ※非交通事故：「サッカーボール事故」
132	平成25年6月21日	名古屋高裁民事第3部	上告	自保1902号12頁

		平成24年(ネ)第1083号	(肯定17の控訴審)	
133	平成25年7月31日	東京地裁民事第27部 平成23年(ワ)第28576号	控訴後和解	自保1906号46頁、保険毎日新聞2013年11月11日6面、判例秘書
134	平成25年9月6日	大阪高裁第11民事部 平成25年(ネ)第522号	確定 (否定121の控訴審)	判例集未登載
135	平成25年9月24日	東京高裁第16民事部 平成25年(ネ)第1482号	控訴棄却→上告棄却・確定 (否定123の控訴審)	判例集未登載
136	平成25年10月10日	福岡高裁第3民事部 平成25年(ネ)第480号	確定 (否定127の控訴審)	自保1911号26頁
137	平成25年10月11日	仙台地裁第3民事部 平成21年(ワ)第933号 平成21年(ワ)第1090号		自保1920号19頁
138	平成25年10月25日	仙台高裁第1民事部 平成24年(ネ)第547号	確定 (否定112の控訴審)	判例集未登載
139	平成25年10月28日	東京地裁民事第27部 平成24年(ワ)第17287号 平成25年(ワ)第19593号		自保1913号1頁、判例秘書
140	平成25年10月30日	東京高裁第5民事部 平成25年(ネ)第639号	上告 (否定118の控訴審)	自保1907号1頁 ※ICHD-3β判決1例目
141	平成25年10月31日	熊本地裁 平成24年(ワ)第135号	控訴後和解	自保1916号62頁
142	平成25年11月19日	東京地裁民事第27部 平成22年(ワ)第14028号		判例秘書
143	平成25年11月25日	東京地裁民事第27部 平成24年(ワ)第7401号 平成25年(ワ)第4628号	控訴	自保1914号60頁、判例秘書

〔参考資料３〕脳脊髄液減少症（低髄液圧症候群）関係判決一覧表

144	平成25年11月25日	東京地裁民事第27部 平成25年(ワ)第28486号	確定	自保1915号61頁、 判例秘書
145	平成25年11月27日	東京地裁民事部第27部 平成24年(ワ)第14857号		判例秘書
146	平成25年12月25日	名古屋地裁民事第３部 平成23年(ワ)第7578号	確定	自保1916号52頁
147	平成25年12月25日	東京地裁民事第27部 平成24年(ワ)第6320号		自保1917号46頁、 保険毎日新聞平 成26年５月１日 ５面、判例秘書
148	平成26年１月15日	東京高裁第11民事部 平成25年(ネ)第3188号	確定 （否定129の控訴審）	自保1912号１頁 ※ICHD-3β判 決２例目
149	平成26年１月17日	福島地裁いわき支部 平成23年(ワ)第161号	控訴後和解	自保1919号31頁
150	平成26年１月31日	大阪地裁第15民事部 平成23年(ワ)第9357号	控訴	自保1918号103頁 ※ICHD-3β判 決３例目
151	平成26年１月31日	千葉地裁 平成22年(ワ)第2955号 平成23年(ワ)第2551号	控訴	自保1917号14頁
152	平成26年２月27日	名古屋地裁民事第３部 平成25年(ワ)第1694号	確定	自保1919号53頁
153	平成26年３月６日	名古屋地裁民事第３部 平成23年(ワ)第2356号	控訴後和解	判例集未登載
154	平成26年３月12日	名古屋地裁民事第３部 平成23年(ワ)第7118号	確定	判例集未登載

●著者紹介●

杉田 雅彦（すぎた まさひこ）

中央大学法学部法律学科卒業

最高裁判所司法研修所修了（21期）

弁護士（静岡県弁護士会）

元青山学院大学法科大学院客員教授

吉本 智信（よしもと さとのぶ）

前公立学校共済組合関東中央病院脳神経外科部長

東京大学医学部卒業

東京大学医学部脳神経外科

東京警察病院脳神経外科医長

東京大学医学部非常勤講師など歴任。

医と法から検証した
脳脊髄液減少症（低髄液圧症候群）の理論と実務

平成26年8月6日　第1刷発行

定価　本体4,300円（税別）

著　者　杉田雅彦・吉本智信
発　行　株式会社　民事法研究会
印　刷　藤原印刷株式会社

発行所　株式会社　民事法研究会
　〒150-0013　東京都渋谷区恵比寿3-7-16
　　　〔営業〕TEL 03(5798)7257　FAX 03(5798)7258
　　　〔編集〕TEL 03(5798)7277　FAX 03(5798)7278
　　　http://www.minjiho.com/　info@minjiho.com

落丁・乱丁はおとりかえします。　ISBN978-4-89628-957-2 C2032　¥4300E
カバーデザイン　袴田峯男

■医学と法学の両面から論じた損害賠償の教科書！■

【「賠償科学概説」改題】

日本賠償科学会創立30周年記念出版
賠償科学 改訂版
―医学と法学の融合―

日本賠償科学会　編

Ａ５判・762頁・定価　本体6,500円＋税

▷▷▷▷▷▷▷▷▷▷▷▷▷▷▷▷　本書の特色と狙い　◁◁◁◁◁◁◁◁◁◁◁◁◁◁◁◁

▶各種の損害賠償問題について、同一テーマを医学と法学の専門家が複眼的思考により論じ、公正・妥当な損害賠償を探求する、類例のない画期的な書！

▶軽度外傷性脳損傷（MTBI）、脳脊髄液減少症（低髄液圧症候群）、線維筋痛症、複合性局所疼痛症候群（CRPS）、非器質性精神障害を新たに論究した改訂版！

▶わが国最高峰の執筆陣（研究者・医師・弁護士）が論証しつつ、新たな発展と変革を促す先端的課題を提起する関係者待望の書！

▶研究者や医師・弁護士などの実務家はもちろん、法科大学院や医学部で学ぶ学生など、賠償責任論に関わるすべての人に必携！

本書の主要内容

第１部　総論編
Ⅰ　賠償科学の概念・目的
Ⅱ　日本賠償科学会史
Ⅲ　賠償科学研究対象
Ⅳ　韓国の賠償科学
Ⅴ　諸外国の賠償科学
　　　－フランスの損害論を中心として
Ⅵ　賠償科学教育
Ⅶ　今後の賠償科学のあり方
第２部　各論編
第１章　むち打ち損傷問題
第２章　因果関係問題
第３章　ＰＴＳＤ問題
第４章　精神医学問題
第５章　高次脳機能障害問題
第６章　交通事故と医療過誤問題
第７章　交通事故と保険制度
第８章　医療水準論
第９章　診断書・死亡診断書・意見書・鑑定書問題
第10章　モラルリスク問題
第11章　逸失利益
第12章　インフォームド・コンセント
第13章　軽度外傷性脳損傷（ＭＴＢＩ）
第14章　脳脊髄液減少症（低髄液圧症候群）
第15章　線維筋痛症
第16章　複合性局所疼痛症候群（ＣＲＰＳ）
第17章　非器質性精神障害
第３部　参考資料編
【参考資料１】
賠償医学・賠償科学総目次（１号〜39号）
【参考資料２】　日本賠償科学会役員一覧

発行　民事法研究会

〒150-0013　東京都渋谷区恵比寿3-7-16
（営業）TEL. 03-5798-7257　FAX. 03-5798-7258
http://www.minjiho.com/　info@minjiho.com

■**専門家以外の方でも即活用できる実践的手引書！**■

わかりやすい紛争解決シリーズ②

わかりやすい 〔第2版〕
物損交通事故紛争解決の手引

園部　厚　著

A5判・258頁・定価　本体 2,400円＋税

本書の特色と狙い

▶物損交通事故による評価損、代車料、休車損などの基本事項から紛争解決に向けた裁判手続の進め方まで、事故に遭った一般の方が一人ででも解決できるよう簡潔ながらも具体的かつわかりやすく解説したハンディな手引書！

▶物損交通事故の紛争を解決するうえで重要な要素となる過失割合に関して、類型化・基準化されている基本過失割合および事故態様による修正要素・率を、豊富な経験を有する現役裁判官が具体的に図示しつつ実践的に解説！

▶第2版では、損害賠償の範囲や損害額の認定の際に考慮される過失割合とその修正要素について、さらに具体的な解説を加えるとともに、最新判例も反映！

▶裁判手続における要件事実を詳説しつつ書式を収録しているので、紛争を解決するうえでの実務的な指針が的確かつ明確に把握でき、弁護士、司法書士などの専門家にとっても実務上極めて至便！

本書の主要内容

第1章　損害および保険
第2章　損害賠償請求権者
第3章　物件損害〔物的損害、物損〕
第4章　その他の損害
第5章　因果関係
第6章　相殺禁止（民法509条）
第7章　被害者側の過失
第8章　損益相殺〔損害のてん補〕
第9章　不法行為における損害額の算定
第10章　使用者責任（民法715条）
第11章　共同不法行為
第12章　損害賠償請求権の期間制限
第13章　物損交通事故紛争解決のための手続

発行　民事法研究会

〒150-0013　東京都渋谷区恵比寿3-7-16
（営業）TEL. 03-5798-7257　FAX. 03-5798-7258
http://www.minjiho.com/　info@minjiho.com

■商法下での理論と実務を検証し、保険法下での紛争解決指針を明示！■

【専門訴訟講座❸】
保険関係訴訟

塩崎　勤・山下　丈・山野嘉朗　編

Ａ５判・791頁・定価　本体 6,800円＋税

本書の特色と狙い

▶商法・保険法ほか保険業法、各種約款および損害（火災・自動車等）、生命、傷害の各種保険の知識まで要する紛争分野について、研究者・実務家・裁判官が専門知識を駆使して解決の理論と実務指針を明示！
▶［第１部：法理編］では、研究者を中心に、紛争の中に活きる理論を解説し、新たな形での「理論と実務の架橋」を実現！
▶［第２部：実務編］では、保険企業法務に携わる弁護士、保険会社関係者により、各種保険の特徴から保険類型に応じた法的問題点、紛争防止の留意点を実践的に詳解！
▶［第３部：主張・立証責任編］では、裁判官・元裁判官により、各種保険類型別の主張・立証責任の所在と内容、留意点について判例を踏まえて解説！
▶保険法の平成22年４月１日施行に向けて、商法下の理論・実務を検証しつつ、保険法下での理論的問題点、実務的留意点を解説した弁護士、研究者、裁判官、保険会社関係者に必携の１冊！

本書の主要内容

第１部　保険関係訴訟の法理
第１章　序　説
第２章　損害保険
第３章　生命保険
第４章　第三分野の保険
第５章　保険募集規制

第２部　保険関係訴訟の実務
第１章　保険金請求に関する実務上の諸問題
第２章　火災保険訴訟の実務
第３章　自動車保険訴訟の実務
第４章　生命保険訴訟の実務
第５章　傷害保険訴訟の実務
第６章　損害保険訴訟と保険業法
第７章　生命保険訴訟と保険業法

第３部　保険関係訴訟の主張・立証責任
第１章　総　論
第２章　火災保険金請求と主張・立証責任
第３章　生命保険金請求と主張・立証責任
第４章　自動車損害保険金請求と主張・立証責任
第５章　傷害保険金請求と主張・立証責任
第６章　賠償責任保険金請求と主張・立証責任
資料編
（保険法・新旧対照表／保険法・旧新対照表　ほか）

発行　民事法研究会

〒150-0013　東京都渋谷区恵比寿3-7-16
（営業）TEL. 03-5798-7257　FAX. 03-5798-7258
http://www.minjiho.com/　info@minjiho.com

■紛争解決のための手続上の留意点、理論的・実務的指針を解説！■

【専門訴訟講座❹】

医療訴訟

浦川道太郎・金井康雄・安原幸彦・宮澤　潤　編

Ａ５判・744頁・定価　本体6,600円＋税

▷▷▷▷▷▷▷▷▷▷▷▷▷▷▷▷▷　**本書の特色と狙い**　◁◁◁◁◁◁◁◁◁◁◁◁◁◁◁◁◁

▶極めて専門性の高い専門的知識・能力を必要とされる医療訴訟について、研究者・実務家・裁判官がそれぞれの専門知識を駆使して紛争解決の理論と実務指針を明示！
▶［第１部：法理編］では、研究者を中心に、紛争の中に活きる理論を解説し、新たな形での「理論と実務の架橋」を実現！
▶［第２部：実務編］では、医療側代理人、患者側代理人それぞれの立場から訴訟提起前から受任、訴訟活動までの手続の流れに沿った紛争解決のノウハウと法的問題点のとらえ方を開示！
▶［第３部：審理編］では、東京地裁医療集中部出身の裁判官により、訴訟遂行上の留意点について最新の審理のあり方を踏まえて解説！
▶研究者・裁判官・弁護士・司法書士・法科大学院生に必携の１冊！

本書の主要内容

第１部　医療訴訟の法理
　第１章　序　説
　第２章　説明義務と責任
　第３章　医療過誤と責任
　第４章　医療情報と責任
　第５章　医療訴訟における損害論
第２部　医療訴訟の実務
　第１章　総　説
　第２章　訴訟提起前の活動
　第３章　医療訴訟の受任
　第４章　医療訴訟の法的論点
　第５章　医療訴訟の訴訟活動
第３部　医療訴訟の審理
　第１章　医療訴訟の審理の現状と課題
　第２章　医療訴訟における訴訟物と要件事実
　第３章　争点整理手続のあり方
　第４章　集中証拠調べの準備とその実施
　第５章　医学的知見の獲得のための方策
　第６章　医療訴訟の解決
資料編

発行　**民事法研究会**
〒150-0013　東京都渋谷区恵比寿3-7-16
（営業）TEL. 03-5798-7257　FAX. 03-5798-7258
http://www.minjiho.com/　　info@minjiho.com

■法令・ガイドライン等の改正や実務の最新動向に対応して大幅改訂！■

改題：実務 医事法講義

実務 医事法〔第2版〕

加藤良夫 編著

A5判・827頁・定価　本体6,600円＋税

▷▷▷▷▷▷▷▷▷▷▷▷▷▷▷▷▷ 本書の特色と狙い ◁◁◁◁◁◁◁◁◁◁◁◁◁◁◁◁◁

▶ 横断的・有機的に関連づけて医事法制全体を解説し、実務指針を示した実践的手引書の最新版！

▶ 医療契約上の問診・転医・説明に関する義務の考え方、医療過誤・医療事故において医師や医療機関が問われうる民事・刑事上の責任と裁判の争点がわかる！

▶ 技術の進歩に伴い注目される脳死・臓器移植、出生前診断、人工妊娠中絶、高齢者・小児医療等に関する法令・ガイドラインの改正等や実務の最新動向に対応！

▶ 弁護士等の法律実務家はもちろん、医師等の医療関係者にとっても有用な書！

❖❖❖❖❖❖❖❖❖❖❖❖❖❖❖❖ 本書の主要内容 ❖❖❖❖❖❖❖❖❖❖❖❖❖❖❖❖

第1章　患者の人権
　Ⅰ　インフォームド・コンセント
　Ⅱ　医療における情報の意義と機能ほか
第2章　医療契約
　Ⅰ　医療契約総論
　Ⅱ　医療水準ほか
第3章　医療訴訟
　第1節　医療訴訟の概要
　第2節　理論的な課題
　第3節　実務上の論点
第4章　生命倫理
　Ⅰ　生命倫理総説
　Ⅱ　生殖補助医療ほか
　Ⅲ　脳死と臓器移植
　Ⅳ　精神医療
　Ⅴ　安楽死・尊厳死
　Ⅵ　人工妊娠中絶
　Ⅶ　ゲノム研究のヒトへの応用
　Ⅷ　臨床試験
　Ⅸ　信仰に基づく輸血拒否
　Ⅹ　小児医療
第5章　医事法制
　Ⅰ　医事法制の概要
　Ⅱ　医師法ほか
第6章　医事刑法
　Ⅰ　医事刑法の意義
　Ⅱ　医事刑法の基本的視座ほか
第7章　医療政策・医療制度
　Ⅰ　公衆衛生行政と患者の人権
　Ⅱ　患者の権利を促進する医療政策上の原則と戦略
　Ⅲ　医療事故防止・患者安全政策の展開
　Ⅳ　高齢者医療・老人医療

発行　民事法研究会

〒150-0013　東京都渋谷区恵比寿3-7-16
（営業）TEL. 03-5798-7257　FAX. 03-5798-7258
http://www.minjiho.com/　info@minjiho.com